医学院校"十四五"规划教材

高职护理专业"互联网+"融合式教材

总主编 唐红梅

营养与膳食

主编◎李焕勇　颜秉霞

数字教材

使用说明：

1. 刮开封底二维码涂层，扫描后下载"交我学"APP

2. 注册并登录，再次扫描二维码，激活本书配套数字教材

3. 如所在学校有教学管理要求，请学生向老师领取"班级二维码"，
   使用APP扫描加入在线班级

4. 点击激活后的数字教材，即可查看、学习各类多媒体内容

5. 激活后有效期：1年

6. 内容问题可咨询：021-61675196

7. 技术问题可咨询：029-68518879

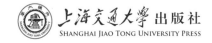
上海交通大学出版社
SHANGHAI JIAO TONG UNIVERSITY PRESS

内容提要

本教材是高职护理专业"互联网＋"融合式教材。全书以营养为主线,贯穿基础营养知识、食物营养特点、人群营养需求以及膳食指南、营养调查、常见疾病营养指导等多个方面,既关注知识架构的关联性和逻辑性,更注重知识运用的可行性和实用性,还兼顾专业学习的通俗性和趣味性,力求将营养学理论、传统膳食保健知识与现代健康理念有机结合,弘扬传统饮食文化,传播崭新健康理念。每章前设有学习目标、思维导图和案例导入,帮助学生明确学习目标,学有指导。扫描封底二维码,可学习教学 PPT、导入案例解析、在线课程、在线案例、拓展阅读等内容,并可进行在线复习与自测,利于开展线上线下混合式教学。

本教材既可供高职高专护理专业学生使用,还是其他医学专业的一部通识教材,更可作为全民营养教育的普及教材。

图书在版编目(CIP)数据

营养与膳食/李焕勇,颜秉霞主编. —上海:上海交通大学出版社,2023.8

高职护理专业"互联网＋"融合式教材/唐红梅总主编

ISBN 978 - 7 - 313 - 29181 - 3

Ⅰ.①营… Ⅱ.①李…②颜… Ⅲ.①营养学—高等职业教育—教材②膳食营养—高等职业教育—教材 Ⅳ.①R151

中国国家版本馆 CIP 数据核字(2023)第 144000 号

营养与膳食
YINGYANG YU SHANSHI

主　　编:	李焕勇　颜秉霞		
出版发行:	上海交通大学出版社	地　　址:	上海市番禺路 951 号
邮政编码:	200030	电　　话:	021 - 64071208
印　　制:	常熟市文化印刷有限公司	经　　销:	全国新华书店
开　　本:	787mm×1092mm　1/16	印　　张:	13
字　　数:	273 千字		
版　　次:	2023 年 8 月第 1 版	印　　次:	2023 年 8 月第 1 次印刷
书　　号:	ISBN 978 - 7 - 313 - 29181 - 3	电子书号:	ISBN 978 - 7 - 89424 - 347 - 8
定　　价:	58.00 元		

本书编委会

主　编

李焕勇　滨州职业学院

颜秉霞　滨州职业学院

副主编

曹新红　滨州职业学院

王海燕　山东现代学院

苏新俊　青岛市第八人民医院

编委名单

宋蜜蜜　滨州市人民医院

陈建勇　湖北中医药高等专科学校

李　科　重庆医药高等专科学校

李鹏飞　滨州职业学院

王俊翠　滨州市中医医院

庞　倩　滨州市中心血站

数字教材编委会

主　编

李焕勇　滨州职业学院

颜秉霞　滨州职业学院

副主编

曹新红　滨州职业学院

郭建镇　滨职职业学院

李鹏飞　滨州职业学院

编委名单

王海燕　山东现代学院

苏新俊　青岛市第八人民医院

王俊翠　滨州市中医医院

宋蜜蜜　滨州市人民医院

陈建勇　湖北中医药高等专科学校

李　科　重庆医药高等专科学校

出版说明

党的十八大以来，党中央高度重视教材建设，做出了顶层规划与设计，提出了系列新理念、新政策和新举措。习近平总书记强调"坚持正确政治方向，弘扬优良传统，推进改革创新，用心打造培根铸魂、启智增慧的精品教材"。这也为本套教材建设明确了前进方向，提供了根本遵循。

高职护理专业"互联网＋"融合式教材是由上海交通大学出版社联合上海健康医学院牵头组织编写。教材编写得到全国十余所职业院校的积极响应与大力支持，由护理教育专家、护理专业一线教师、出版社编辑组成"三结合"编写队伍。编写团队在前期调研的基础上，结合我国护理卫生职业教育教学特点，深入贯彻落实习近平总书记关于职业教育工作和教材工作的重要指示批示精神，全面贯彻党的教育方针，落实立德树人根本任务，突显高等职业教育护理专业的特点，在注重"三基（基本理论、基本知识、基本技能）、五性（思想性、科学性、时代性、启发性、适用性）、三特定（特定对象为三年制高职专科护理专业学生、特定要求为纸质教材与互联网平台资源有机融合、特定限制为教材总字数应与教学时数相适应）"基础上，以"十四五"时期全面推进健康中国建设对护理岗位工作实践提出的新要求为出发点，以教育部发布的《高等职业学校护理专业教学标准》

等重要文件为书目制订和编写依据,以打造具有护理职业教育特点的立体教材为特色,紧紧围绕培养理想信念坚定,具有良好职业道德和创新意识,能够从事临床护理、社区护理、健康保健等工作的高素质技术技能人才为目标。全套教材共 27 册,包括专业基础课 8 册,专业核心课 7 册,专业扩展课 12 册。

本套教材编写具有如下特色:

1. 统分结合,目标清晰

本套教材的编写团队由全国卫生职业教育教学指导委员会护理类专业教学指导委员会主任委员唐红梅研究员领衔,集合了国内十余家院校的专家、学者。教材总体设计围绕学生护理岗位胜任力和数字化护理水平提升为目标,符合三年制高职专科学生教育教学规律和人才培养规律,在保证单册教材知识完整性的基础上,兼顾各册教材之间的有序衔接,减少内容交叉重复,使学生的培养目标通过各分册立体化的教材内容得以全面实现。

2. 立德树人,全程思政

本套教材紧紧围绕立德树人根本任务,强化教材培根铸魂、启智增慧的功能,把习近平新时代中国特色社会主义思想及救死扶伤、大爱无疆等优秀文化基因融入教材编写全过程。教材编写团队通过精心设计,巧妙结合,运用线下、线上全时空渠道,将教材与护理人文、职业认同、专业自信等课程思政内容有机融合,将护理知识、能力、素质培养有机结合,引导学生树立正确的护理观、职业观、人生观和价值观,着眼于学生"德智体美劳"全面发展。

3. 守正创新,科学专业

本套教材编写坚持"三基、五性、三特定"的原则,既全面准确阐述护理专业的基本理论、基础知识、基本技能和理论联系实践体系,又能根据群众差异化的护理服务需求,构建全面全程、优质高效的护理服务体系需要,充分反映护理实践的变化、反映护理学科教学和科研的最新进展。教材编写内容科学准确、术语规范、逻辑清晰、图文得当,符合护理课程标准规定的知识类别、覆盖广度、难易程度,符合护理专业教学科学,具有鲜明护理专业职业教育特色,满足护理专业师生的教与学的要求。

4. 师生共创,共建共享

本套教材编写过程中广泛听取一线教师、护理专业学生对教材内容、形式、教学资源等方面的意见,再根据师生用书数据信息反馈不断改进编写策略与内容。师生用书过程中,还可以通过云端数据的共建共享、丰富教学资源、更新教与学的内容,为广大用书教师提供个性化、模块化、精准化、系统化、全方位的教学服务,助力教师成为"中国金师"。同时,教材为用书学生提供精美的视听资源、生动有趣的案例,线上、线下互动学习体验,助力学生护理临床思维养成,激发学生的学习兴趣及创新潜能。

5. 纸数融合,动态更新

本套教材纸质课本与线上数字化教学资源有机融合,以纸质教材为主,通过思维导图,便于学生了解知识点构架,明晰所学内容。依托纸媒教材,通过二维码链接多元化、动态更新的数字资源,配套"交我学"教学平台及移动终端 APP,经过一体化教学设计,为用书师生提供教学课件、在线案例、知识点微课、云视频、拓展阅读、直击护考、处方分析、复习与自测等内容丰富、形式多样的富媒体资源,为现代化教学提供立体、互动的教学素材,为"教师教好"和"学生学好"提供一个实用便捷、动态更新、终身可用的护理专业智慧宝库。

打造培根铸魂、启智增慧的精品教材不是一蹴而就的。本套融合式教材也需要不断总结、调整、完善、动态更新,才能使教材常用常新。希望全国广大院校在使用过程中能够多提供宝贵意见,反馈使用信息,以逐步完善教材内容,提高教材质量,为建设中国特色高质量职业教育教材体系做出更多有益的研究与探索。最后,感谢所有参与本套教材编写的专家、教师及出版社编辑老师们,因为有大家辛勤的付出,本套教材才能顺利出版。

前　言

　　《营养与膳食》是高等职业学校护理专业新形态教材之一。为深入贯彻党的二十大提出的"推进健康中国建设"重大决策,积极响应教育部高职高专教育教学改革的号召,基于护理专业培养目标及发展的新动向,紧密围绕护理专业的职业新要求,结合我国高职高专教育的现状而精心编写。

　　1. 教材编写注重编写队伍的多元化

　　编写人员有来自学校教学一线的教学能手,也有来自医院临床前沿的护理骨干;既有经验丰富的宿将,也有年轻有为的新秀,为保证教材质量打下坚实基础。

　　2. 教材编写注重使用对象的适应性

　　本教材紧紧围绕高职高专学生的知识结构、学习习惯和身心特点,采用通俗易懂的语言风格,内容结构上由简到繁,由浅入深。既有对基础知识的描述,也有对基本原理的解释,还有对基本操作的要点归纳。布局上设置了学前案例导入,学后思考环节,诱发学生的学习兴趣。

　　3. 教材编写注重内容结构的创新性

　　编写过程中尤其注重创新和更新:在教材形式方面,采用纸质版与数字版呼应的模式,二维码链接数字化教学。学生通过扫码,可以阅览穿插在正文中的知识拓展、在线案例、微视频等资料;在知识更新方面,关注当前国家最新公布的政策导向,追踪最新行业动态和专业标准,反映专业发展的新技术、新成果,如《中国居民膳食指南(2016)》和《中国居民营养与慢性病状况报告(2020 年)》等。

4. 教材编写注重知识技能的实用性

编写力争贴近教学实际、贴近临床实践,既注重理论知识的传授,又兼顾专业技能的强化。使理论与实践更好地结合,服务于"技能型人才"的培养目标。

5. 教材编写注重课程思政的趣味性

坚持立德树人的根本任务,贯彻课程思政的核心要求。在每个章节中设立"思政小课堂",并在学习目标中,体现素养目标。结合教学内容,有机嵌入思政元素,如政策发布、热点跟踪等,形式多样,贴近生活、贴近实际,更容易让学生产生共鸣。

6. 教材编写注重配套元素的多样性

为积极响应市场需求,此次教材编写工作高度重视教材配套资源的建设,使配套资料更加标准、规范、齐全。均配备有质量高、图文并茂的电子课件(PPT 版)、课内课后案例分析及习题答案。及时解决教学过程中遇到的问题,努力打造任课教师的好工具、好帮手。

本教材在编写过程中,引用和汲取了近年来许多营养学、护理学等相关学科的新知识、新观点和新理念,以及网络媒体新资料,在此对这些专家、作者表示诚挚感谢。本教材编者各负其责,团结协作,大胆尝试,凝聚了大家的智慧和汗水。本教材也得到了上海交通大学出版社领导和编辑的大力支持和热情帮助,在此一并感谢。

由于编写水平有限,加之时间紧迫,肯定存在不足之处,恳请各位专家、学者不吝指教,并希望广大读者提出宝贵意见和建议,帮助我们不断提高和改进。

编者

2023 年 6 月

目　录

第一章　绪论 001
　　第一节　营养学的基本概念及研究内容 003
　　第二节　营养学的发展和应用 004
　　第三节　中国居民营养与慢性病状况 007
　　第四节　学习本课程的意义 009

第二章　人体需要的能量和营养素 011
　　第一节　能量 013
　　第二节　蛋白质 016
　　第三节　脂类 021
　　第四节　糖类 023
　　第五节　膳食纤维 026
　　第六节　维生素 027
　　第七节　矿物质 039
　　第八节　水 046

第三章　食物营养与食品卫生 049
　　第一节　概述 051
　　第二节　粮谷类、薯类食物的营养价值 052
　　第三节　豆类、坚果类食物的营养价值 054
　　第四节　蔬菜、水果类食物的营养价值 057
　　第五节　动物性食物的营养价值 059
　　第六节　其他食物或食品的营养价值 063
　　第七节　食品卫生安全和要求 066

第四章　健康人群的营养与膳食指导 069
　　第一节　合理营养与膳食结构 070
　　第二节　膳食指南及平衡膳食宝塔 073
　　第三节　健康人群的营养与膳食指导 081

第五章　营养调查与膳食调配 098
　　第一节　营养调查与评价 100
　　第二节　膳食调配和食谱编制 113

第六章　医院膳食及营养支持 125
　　第一节　医院基本膳食 127
　　第二节　医院治疗膳食 129
　　第三节　医院诊断膳食 136
　　第四节　营养支持 139

第七章　常见疾病患者的营养与膳食调配 149
　　第一节　心血管疾病患者的营养与膳食调配 151
　　第二节　胃肠道疾病患者的营养与膳食调配 154
　　第三节　肝胆胰疾病患者的营养与膳食调配 158
　　第四节　肾脏疾病患者的营养与膳食调配 165
　　第五节　内分泌和代谢性疾病患者的营养与膳食调配 173
　　第六节　外科患者的营养与膳食调配 176
　　第七节　肿瘤患者的营养与膳食调配 179

实训一　参观医院营养科 183
实训二　老年人膳食指导 184
实训三　糖尿病患者的食谱编制 186
附录一　中国居民膳食营养素参考摄入量(2013版) 190
附录二　常用食物一般营养成分表 190
主要参考文献 191
中英文对照索引 192

第一章 绪 论

章前引言

　　人类生存离不开营养。人类在漫长的生活实践中,对饮食营养的认识由感性上升到理性,便产生了营养学。营养学的发展,经历了一个由简单到复杂、由宏观到微观的漫长而曲折的过程。

　　健康是人类永恒的追求,营养是健康的物质基础。随着社会经济和科学技术的迅速发展,营养学越来越受到人们的重视。营养学在维护人类健康、防病治病方面的作用也越来越得以凸显。

　　居民营养与慢性病状况是反映国家经济社会发展、卫生保健水平和人口健康素质的重要指标。一直以来,党中央、国务院高度重视我国居民的生活水平和营养状况改善,相继出台了一系列关于营养、卫生和健康的政策文件,持续完善了与之配套的法律法规,确保我国居民营养状况和健康水平不断提升。

学习目标

1. 理解营养、营养素以及膳食营养素参考摄入量等基本概念的涵义。
2. 全面阐述和深刻理解营养与健康的关系。
3. 描述目前中国居民面临的主要营养问题。
4. 联系我国居民目前的营养状况,分析判断今后努力的方向和任务。

▶ 思政小课堂　第十五届全国营养科学大会(15th CNSC)隆重开幕

思维导图

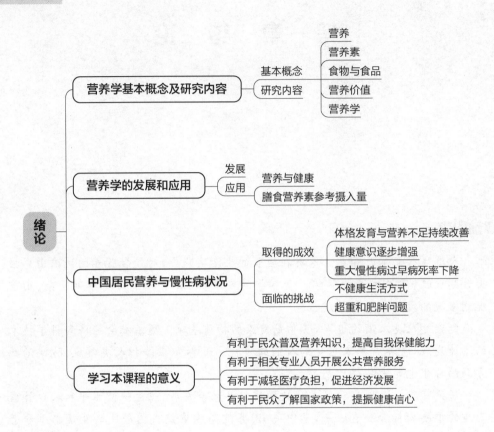

案例导入

世界卫生组织于2015年1月19日发表报告指出,中国每年有超过300万人因慢性非传染性疾病而过早死亡,呼吁中国加大努力"阻止慢性病海啸"。世界卫生组织发布的《2014年全球非传染性疾病现状报告》显示,2012年全球共有3 800万人死于非传染性疾病。其中42%的人,即1 600万人的死亡是本可避免的过早死亡,比2000年过早死亡人数1 460万人要多。中国在2012年因肺癌、肺卒中、心脏病和糖尿病等慢性非传染性疾病死亡的人数高达860万人。世界卫生组织还称,中国的很多关键性风险指标都高得令人担忧。

另外,从国务院新闻办公室于2020年12月23日举行的《中国居民营养与慢性病状况报告(2020年)》新闻发布会上获悉:我国营养改善和慢性病防控工作取得积极进展和明显成效。主要体现在以下几个方面:一是居民体格发育与营养不足问题持续改善,城乡差异逐步缩小;二是居民健康意识逐步增强,部分慢性病行为危险因素流行水平呈现下降趋势;三是重大慢性病患者过早病死率逐年下降,因慢性病导致的劳动力损失明显减少。

问题:

面对 2015 年和 2020 年关于我国慢性病现状的报告,你有何感想或判断?

第一节　营养学的基本概念及研究内容

一、基本概念

(一) 营养

营养(nutrition)从字义上讲,"营"是经营,即谋求、获得的意思;"养"为养生、养分的意思。营养就是谋求养生、获得养分的意思。从生理学角度来看,营养是指人体通过从外界摄取各种食物,经过消化、吸收、代谢和排泄,利用食物中的营养素和其他对身体有益的成分以维持机体生长发育和各种生理功能的生物学过程。营养是一个动态的过程,其中任何一个环节发生异常都会损害健康。

(二) 营养素

营养素(nutrient)是指食物中所含有的能维持生命、促进机体正常生长发育和新陈代谢的化学物质。简而言之,食物中所含的营养成分就是营养素。目前已知人体的必需营养素有 40 余种,营养学上将其分为七大类:蛋白质、脂类、糖类(俗称碳水化合物)、维生素、矿物质、水和膳食纤维。其中,蛋白质、脂肪、糖类由于摄入量大并有产能作用,所以称为宏量营养素或产能营养素;维生素和矿物质由于需要量较小,称为微量营养素;而水和膳食纤维则被列入其他营养素。随着营养学和相关科学的深入发展,人们逐渐发现了膳食纤维具有相当重要的生理作用。

(三) 食物与食品

食物(food)是指能够满足机体正常生理需求,并能延续正常寿命的物质。简单地说,含有营养素的物料统称为食物。食物按照来源一般分为植物性食物和动物性食物两大类。食品(food)是指以食物为原料经过加工制作的产品。食品种类繁多,分类方法多样。食品按照原料种类可分为:果蔬制品、肉禽制品、水产制品、乳制品、粮油制品等;按照保藏方法可分为:罐头食品、干制食品、冷冻食品或冻制食品、腌渍食品、烟熏食品等。

在营养学上,按照其营养特点分为五类:谷类及薯类、蔬菜水果类、动物性食物、豆类及其制品、纯热能食物。

（四）营养价值

营养价值(nutritive value)指食物营养素及能量满足人体需要的程度,如营养素种类是否齐全、数量是否充足、比例是否适宜等。一般来说,哪种食物(或食品)满足人体需要的程度越高,说明该食物的营养价值越高。营养价值反映的是特定食物(或食品)中的营养素及其质和量的关系。

（五）营养学

营养学(nutriology)属于生命科学的一个分支,也是预防医学的重要组成部分。营养学是研究人体营养过程、营养素需要和来源,以及营养与健康关系的一门学科。在理论方面,它与生物化学、病理学、临床医学、食品科学、农牧科学等学科均有密切联系。在应用方面,它可指导个体或群体的膳食安排,并参与指导国家的食品生产和加工,改善国民体质,促进社会经济发展。

二、研究内容

营养学的研究总体上分为食物营养和人体营养两大领域,即食物中对人体有益的成分及人体摄取和利用这些成分增进健康这两个领域。具体来说,大体包括以下主要内容:

（1）基础营养知识,包括各类营养素的生理功能及其对人体健康、疾病的作用。

（2）食物营养与卫生,包括各类食物(或食品)的营养价值与合理营养。

（3）不同生理阶段人群的营养需求特点。

（4）食物资源的开发利用和新型食品的研发。

（5）营养学的临床应用,包括医院膳食、疾病营养、营养缺乏症的防治等。

（6）开展各种与营养有关的研究。

第二节　营养学的发展和应用

一、营养学的发展

营养学的发展,经历了一个由简单到复杂、由宏观到微观的漫长而曲折的过程。公元前400年至18世纪中期,许多营养学家称这段时期为营养学发展的自然主义时期,即为古代营养学发展时期。在这一时期,人们虽然知道要生存就必须饮食,但对食物的认识非常模糊,不少观念源于医道或一些经验积累,也有的是出于迷信。

在5000多年的中华文明史中,我国的饮食文化源远流长,可以说我国是最早提出膳食指导的国家。西周时期,官方医政制度将医学分为四大类:食医、疾医、疡医和兽医。食医排在诸医之首,专管调和食味、注意营养、防止疾病、确定四时的饮食,可以说是世界上最早的营养师。在先秦至西汉时期编写的中医经典著作《黄帝内经》中,集纳古代学派的先进观点,以朴素的辩证思想提出了许多至今仍然有益的见解:"五谷为养,五果为助,五畜为益,五菜为充,气味合而服之,以补精益气。"这就是说,人们必须要以谷、肉、果、菜等类食物的互相配合以补充营养、增强体质。又提及:"谷肉果菜,食养尽之,无使过之,伤其正也。"也就是说,谷、肉、果、菜等虽是养生之物,但若过食偏食,非但不能补益,反而有伤正气,于健康不利。上述论点可以看作是世界上最早的膳食指南。

现代营养学奠基于18世纪中叶。中国现代营养学初创于20世纪早期,其发展可以分四个历史阶段。这些阶段的形成既受到国际营养学和其他相关科学发展的影响,也和我国不同时期的政治、经济和社会生活密切联系在一起。第一阶段:萌芽时期,20世纪初到1923年;第二阶段:成长时期,1924—1937年;第三阶段:动荡时期,1938—1949年;第四阶段:发展时期,1949年中华人民共和国成立后,中国营养学进入一个空前发展时期,在建立专业机构队伍、开展科学研究、防治营养缺乏症等方面做了大量工作,取得显著成绩。营养学研究经过长期的发展,已经形成了一个系统的、包含多个研究领域的独立学科。宏观和微观两个方面的研究工作都得到不断的扩展和深入。

中华人民共和国成立初期,营养工作主要针对当时比较紧迫的实际问题展开,先后进行了"粮食适宜碾磨度""军粮标准化""5410豆制代乳粉"以及"野菜营养"等研究。1952年我国出版第一版《食物成分表》,至今已多次更新和改进;1956年创刊了《营养学报》;1959年对全国26个省市的50万人进行了四季膳食调查;1962年提出了中华人民共和国成立后第一个营养素供给量建议;1982—2002年,每隔十年进行一次全国性营养调查;1988年中国营养学会修订了每人每天膳食中营养素供给量,并于1989年又制定了《中国居民膳食指南》。在此期间,我国的营养工作者进行了一些重要营养素缺乏病的防治研究工作,包括癞皮病、脚气病、碘缺乏病及佝偻病等,并结合对克山病及硒中毒病的防治研究,提出了人体硒需要量,得到各国营养学界的认可和采用。中国营养学会在1997年修订了《中国居民膳食指南》,并发布了"中国居民平衡膳食宝塔",广泛开展了营养知识的普及宣传。2000年发布了我国第一版《中国居民膳食营养素参考摄入量》,标志着我国营养学在理论研究和实践运用的结合方面又迈出了重要的一步。从2010年开始,中国营养学会将修订工作列为第七届理事会的重点任务,2013年完成了《中国居民膳食营养素参考摄入量》修订,增加了与非传染性慢性病(non-communicable chronic disease)有关的3个参数:宏量营养素可接受范围、预防非传染性慢性病的建议摄入量和某些膳食成分的特定建议值。从理论研究的角度,我国营养工作者开展了广泛而深入的工作。在宏观研究方面,我国营养工作者对营养素生理功能的认识逐步趋于完善和系统化。一方面,对营养素缺乏所造成的身体和智力损害有了更深入的了解;另一方面,对膳食成分和营养素摄入在预防慢性疾病、提高机体适应能力以及延缓衰老等方面的意义有诸多发现。在微观研究方面,对营养素生理作用的认识已由器官组织水平推进到亚细胞结构及分子水平。对叶酸、维生素 B_{12}、维生素 B_6 与出生缺陷、心血管疾病相关的研究,以及肥胖等慢性病的发病机制研究已深入到分子水平;对维生素E、维生素 C、胡萝卜素及硒、锌等在体内的抗氧化作用及有关细胞机制和分子机制的研究也都有新的进展。

二、营养学的应用

(一) 营养与健康

营养对人体健康的影响和作用,可归纳为以下几个方面。

1. 构成机体组织　营养素是人体的物质基础。任何组织都是由营养素组成的,因此生长发育、组织修复、延缓衰老都与营养状况有关。从胎儿期直至成年,营养对组织器官的正常发育甚为重要。充足的营养素可以在体内储备,以应对各种特殊情况下的营养需求。

2. 维持生理功能　首先要保证能量需要,其中基础代谢消耗的能量是生命活动所必需的。其次,各种器官的正常功能均有赖于营养素通过神经系统、酶、激素来调节,特别是脑功能、心血管功能、肝肾功能和免疫功能。再次,食物中含有的许多生物活性物质,虽然不属于营养素范畴,但它们具有调节多种生理功能的作用,所以备受关注。

3. 促进心理健康　所谓身心健康就是指除保持正常器官的生理功能以外,还要保持较好的心理承受能力。现已证明营养素不仅构建神经系统的组织形态,而且直接影响各项神经功能的形成。在儿童时期表现为学习认知能力(即智力的发育),成人则表现为日常应激适应能力及对恶劣环境的耐受能力。当今社会竞争激烈,较快的工作节奏、复杂的人际关系、巨大的工作压力等因素造成的心理应激很强,在这种情况下心理因素会诱发器质性病变。因此,维持心理健康显得尤为重要。

4. 预防疾病发生　营养素的缺乏或摄入过多都会引发疾病。营养素缺乏可以是摄入不足的原发性缺乏,也可以是其他原因引起的继发性缺乏。在临床上,除了直接由缺乏引起的各种症状外,还可诱发其他并发症。营养素过多会引起急、慢性中毒反应,也可以引起许多非传染性慢性病的发生。肥胖是营养素过剩最普遍的表现,而肥胖又是心脑血管病、糖尿病、肿瘤等慢性病的危险因素。合理摄入营养素,防止缺乏或摄入过多,也就预防了营养素缺乏诱发的并发症或摄入过多引起的慢性病。营养对健康的影响必须通过食物与膳食以营养素及其他食物活性物质的形式发挥作用。脱离食物与膳食谈营养与健康是空洞的,而且营养对健康的影响必须通过正常的生理过程发挥作用。

(二) 膳食营养素参考摄入量

膳食营养素参考摄入量(dietary reference intake, DRI)是中国营养学会为了满足实际应用需要,经过科学调研,在每日膳食营养素推荐供给量(recommended dietary allowance, RDA)的基础上发展起来的一组每日平均膳食营养素摄入量的参考值。

膳食营养素参考摄入量这一新概念,是评价膳食营养素供给量能否满足人体需要、是否存在过量摄入风险以及有利于预防某些非传染性慢性病的一组参考值。《中国居民膳食营养素参考摄入量(2013版)》包含7个指标:平均需要量、推荐摄入量、适宜摄入量、可耐受最高摄入量、宏量营养素可接受范围、预防非传染性慢性病的建议摄入量、特定建议值。

1. 平均需要量(estimated average requirement，EAR) 是群体中各个体需要量的平均值，即某一特定性别、年龄及生理状况的群体中50%个体需要量的摄入水平。这一摄入水平不能满足群体中另外50%个体对该营养素的需要。EAR是制订RNI的基础。

2. 推荐摄入量(recommended nutrient intake，RNI) 也称为安全摄入量，相当于传统使用的RDA，是可以满足某一特定性别、年龄及生理状况的群体中绝大多数(97%～98%)个体需要量的摄入水平，它是个体每日摄入某营养素的目标值。长期摄入RNI水平，可以满足身体对该营养素的需要，保持健康和维持组织中有适当的储备。个体摄入量低于RNI时，并不一定表明该个体未达到适宜营养状态。

3. 适宜摄入量(adequate intake，AI) 当个体需要量的研究资料不足以求得RNI时，可用AI来代替RNI。AI是通过观察或实验获得的健康人群某种营养素的摄入量。如纯母乳喂养的足月健康婴儿，从出生到6个月，其营养全来自母乳，母乳中供给的各种营养素量就是其AI值。AI的主要用途是作为个体营养素摄入量的目标值。

AI与RNI相似之处是二者都用作个体摄入量的目标，能够满足目标人群中几乎所有个体的需要。AI和RNI的区别在于AI的准确性远不如RNI，可能明显高于RNI。因此，使用AI时要比使用RNI更加小心。

4. 可耐受最高摄入量(tolerable upper intake level，UL) 是平均每日可以摄入某营养素的最高限量。这个量对一般人群中的几乎所有个体都不至于损害健康，但当摄入量超过UL时，其损害健康的危险性将随之加大。UL主要用途是检查个体摄入量过高的可能，避免发生中毒。

目前，许多营养素由于没有足够的资料来制订它们的UL值，所以没有UL值并不意味着过多摄入没有潜在危害的存在。

📖 拓展阅读1-1 营养素摄入不足和过多的危险性

第三节 中国居民营养与慢性病状况

目前，我国已全面建成小康社会，居民的营养与健康状况正处于快速变迁时期。2015—2019年，国家卫生健康委员会组织中国疾病预防控制中心、国家癌症中心、国家心血管病中心开展了新一轮的中国居民慢性病与营养监测，覆盖全国31个省(区、市)近6亿人口，现场调查人数超过60万，具有国家和省级代表性，根据监测结果编写形成

《中国居民营养与慢性病状况报告（2020 年）》（简称《报告》）。

一、取得的成效

《报告》结果显示，近年来随着健康中国建设和健康扶贫等民生工程的深入推进，我国营养改善和慢性病防控工作取得积极进展和明显成效，主要体现在以下几个方面。

一是居民体格发育与营养不足持续改善，城乡差异逐步缩小。居民膳食能量和宏量营养素摄入充足，优质蛋白摄入不断增加。成人平均身高继续增长，儿童青少年生长发育水平持续改善，6 岁以下儿童生长迟缓率、低体重率均已实现 2020 年国家规划目标，特别是农村儿童生长迟缓问题已经得到根本改善。居民贫血问题持续改善，成人、6～17 岁儿童青少年、孕妇的贫血率均有不同程度下降。

二是居民健康意识逐步增强，部分慢性病行为危险因素流行水平呈现下降趋势。近年来，居民吸烟率、二手烟暴露率、经常饮酒率均有所下降。家庭减盐取得成效，人均每日烹调用盐 9.3 g，与 2015 年相比下降了 1.2 g。居民对自己健康的关注程度也在不断提高，定期测量体重、血压、血糖、血脂等健康指标的人群比例显著增加。

三是重大慢性病患者过早病死率逐年下降，因慢性病导致的劳动力损失明显减少。2019 年，我国居民因心脑血管疾病、癌症、慢性呼吸系统疾病和糖尿病等四类重大慢性病导致的过早病死率为 16.5%，与 2015 年的 18.5% 相比下降了 2 个百分点，降幅达 10.8%，提前实现 2020 年国家规划目标。

二、面临的挑战

随着我国经济社会发展和卫生健康服务水平的不断提高，居民人均预期寿命不断增长。但随着慢性病患者生存期的不断延长，加之人口老龄化、城镇化、工业化进程加快和行为危险因素流行对慢性病发病的影响，我国慢性病患者基数仍将不断扩大。同时，因慢性病死亡的人口比例也会持续增加。2019 年我国因慢性病导致的死亡人数占总死亡人数的 88.5%，其中心脑血管疾病、癌症、慢性呼吸系统疾病患者的病死率为 80.7%，防控工作仍面临巨大的挑战。挑战主要体现在以下两个方面。

一是居民不健康的生活方式仍然普遍存在。膳食脂肪供能比持续上升，农村首次突破 30% 推荐上限。家庭人均每日烹调用盐和用油量仍远高于推荐值。同时，居民在外就餐比例不断上升，食堂、餐馆、加工食品中的油、盐应引起关注。儿童青少年经常饮用含糖饮料问题已经凸显，15 岁以上人群吸烟率、成人 30 天内饮酒率超过 1/4，身体活动不足问题普遍存在。

二是居民超重和肥胖问题不断凸显，慢性病患病/发病仍呈上升趋势。城乡各年龄组居民超重肥胖率继续上升，有超过一半的成年居民超重或肥胖，6～17 岁、6 岁以下儿童青少年超重、肥胖率分别达到 19% 和 10.4%。高血压、糖尿病、高胆固醇血症、慢性阻塞性肺疾病患病率和癌症发病率与 2015 年相比有所上升。

面对当前仍然严峻的慢性病防控形势,党中央、国务院高度重视,将实施慢性病综合防控战略纳入《"健康中国 2030"规划纲要》,将合理膳食和重大慢病防治纳入健康中国行动,进一步聚焦当前国民面临的主要营养和慢性病问题,从政府、社会、个人(家庭)三个层面协同推进,通过普及健康知识、参与健康行动、提供健康服务等措施,积极有效应对当前挑战,推进实现全民健康。

⊟ 拓展阅读1-2 中国居民营养与慢性病状况报告(2015)

⊟ 微视频1-1 营养相关概念

第四节 学习本课程的意义

开展营养学知识的学习,促进健康,利国利民。特别是对在校的师生员工和医院的医护工作者,大力倡导和积极推进"普及营养知识,开展健康教育"行动,其意义更人,收效更佳。

一、有利于民众普及营养知识,提高自我保健能力

人人成为自己的健康管理师,做到合理营养平衡膳食,全面提升全民健康水平。真正实现全民身体健康、心情舒畅、健康长寿。

二、有利于相关专业人员开展公共营养服务

如开展临床营养治疗和社区健康管理等工作,提高治疗效果,特别是对于慢性病来说,营养治疗意义更重大;开展营养与健康调查,收集基础数据,科学分析人群营养、膳食现状与机体健康状况的关系,为正确制订营养改善计划、开展营养教育提供科学依据。

三、有利于减轻医疗负担,促进经济发展

对于疾病来说,治疗成本远远高于预防成本。于个人层面,身体健康可以有效防止因病返贫、因病致贫;于国家层面,国民健康可以减轻医疗服务压力,节约经费从事更多利民项目建设。

四、有利于民众了解国家政策,提振健康信心

一直以来,党中央、国务院高度重视全民健康问题,根据不同时期的需要,相继出台了一系列政策,如《中国营养改善行动计划(1996—2000)》《中国食物与营养发展纲要(2014—2020)》、《国民营养计划(2017—2030)》和《"健康中国 2030"规划纲要》等。让民众了解国家政策,积极参与国家健康行动,从而增强全民体质,提高劳动生产率,增添

干事创业的动力。

（李焕勇、苏新俊）

数字课程学习

○PPT课件   ○导入案例解析   ○复习与自测   ○更多内容……

第二章　人体需要的能量和营养素

章前引言

　　人体所必需的七大营养素是蛋白质、脂类、糖类、维生素、矿物质、膳食纤维和水。人体需要的营养素中,蛋白质、脂类和糖类需要量大,被称为宏量营养素。因为它们又能提供能量,所以又称产能营养素。

学习目标

　　1. 阐述能量、必需氨基酸、蛋白质互补作用、必需脂肪酸的相关概念。

　　2. 知道能量单位与换算;蛋白质、脂类、糖类的分类、生理功能和食物来源;食物蛋白质、脂类营养价值的评价。

　　3. 具备分析膳食中蛋白质、脂类、糖类、能量的供给合理性的能力。

　　4. 具备平衡膳食、食物多样化、健康膳食理念,培养节约食物、减少浪费的品德。

🔹 **思政小课堂**　中国药学家屠呦呦等人获诺贝尔生理学或医学奖

思维导图

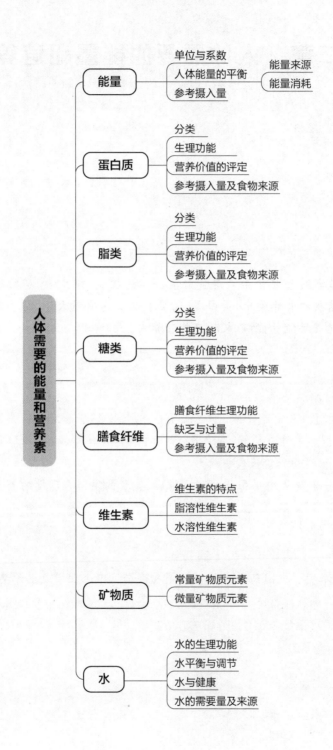

能量
- 单位与系数
- 人体能量的平衡
  - 能量来源
  - 能量消耗
- 参考摄入量

蛋白质
- 分类
- 生理功能
- 营养价值的评定
- 参考摄入量及食物来源

脂类
- 分类
- 生理功能
- 营养价值的评定
- 参考摄入量及食物来源

糖类
- 分类
- 生理功能
- 营养价值的评定
- 参考摄入量及食物来源

膳食纤维
- 膳食纤维生理功能
- 缺乏与过量
- 参考摄入量及食物来源

维生素
- 维生素的特点
- 脂溶性维生素
- 水溶性维生素

矿物质
- 常量矿物质元素
- 微量矿物质元素

水
- 水的生理功能
- 水平衡与调节
- 水与健康
- 水的需要量及来源

人体需要的能量和营养素

> **案例导入**
>
> 　　某小学一年级学生,身高110 cm,体重16 kg。近期该儿童出现易感冒、口角糜烂、阴囊皮肤瘙痒到医院就诊。检查发现阴囊皮肤边缘鲜明的红斑,覆以灰色或棕褐色薄痂,表面粗糙,将痂剥去后,露出微红的皮肤,无显著浸润。该儿童自幼不喜欢食用蔬菜水果,幼儿园期间在老师和家长的监督下勉强食用,自上小学住校后,无人监督,基本很少食用。
>
> **问题:**
>
> 1. 你能否对该儿童的营养状况做出初步评价?
> 2. 针对该儿童缺乏的营养素,你建议多吃哪些食物?

第一节　能　量

一、单位与系数

(一) 单位

能量的国际单位为焦耳(joule, J),它相当于以1牛顿的力将1千克(kg)重的物体水平移动1米(m)所需要的能量,营养学上以它的1000倍即千焦(kJ)为常用单位。传统应用的能量单位是卡(cal)或千卡(kcal)。1千卡相当于把1升(L)水加热,其温度从15℃上升到16℃所需要的能量。能量单位换算关系为1 kcal＝4.184 kJ,1 kJ＝0.239 kcal。

(二) 系数

人体需要的热能主要来自食物中的产能营养素,包括糖类、脂类和蛋白质。这些产能物质是人们每日膳食的主要部分。它们进入机体后,通过生物氧化,将其内在的化学能变成热能并释放出来。每克糖类、脂肪和蛋白质在体内氧化分解(或在体外燃烧)时所产生的能量值称为能量系数或食物的热价(energy coefficient/calorific value)。主要的产能营养素的能量系数蛋白质为16.7 kJ/g(4 kcal/g),脂肪为37.7 kJ/g(9 kcal/g),糖类为16.7 kJ/g(4 kcal/g)。

二、人体能量的平衡

人体能量的平衡包括能量摄入与能量消耗之间的平衡、一天三餐能量供给比例的平衡,以及能量来源的平衡。

机体通过食物摄入的能量与活动消耗的能量趋于相等的状况,营养学上称为能量平衡。当机体能量的摄入大于能量消耗时,即能量过剩时,称为能量正平衡,过剩的能量可在体内转化为脂肪沉积于体内脂肪组织中,导致体重增加而超标,并可能引起诸如肥胖、高血压和高血脂等心血管疾病以及糖尿病、癌症发病风险的增加。机体摄入能量小于消耗能量的状况称为能量负平衡,表明摄入的能量不足以满足机体需要,这时体内储存的脂肪会被动员分解提供能量,严重时蛋白质也会被消耗,导致机体消瘦、体重减轻,儿童青少年发育迟缓或停顿。长期能量供给不足可能导致器官功能退化,甚至危及生命。因此,保持能量平衡、维持正常体重是非常必要的。

(一) 能量来源

人体进行各项生命活动和从事各种劳动或社会活动时都需要消耗能量,这些能量都来源于食物的供给,体内的供能物质包括糖类、脂肪和蛋白质,它们通称为三大产能营养素。三大产能营养素供给热能要有适当的比例。目前,一般建议糖类提供能量占总能量的 55%~65%,脂肪占 20%~30%,蛋白质占 10%~15%。临床上,如果蛋白质供能比例不足,易引起水肿、生长发育障碍等蛋白质营养不良症;如果脂肪供能比例过高会引起肥胖,诱发高血压、冠心病等疾病。

(二) 能量消耗

人体热能的需要取决于基础代谢、劳动和各种活动以及食物特殊动力作用所消耗的能量。儿童生长期还要增加生长发育所需的能量。

1. **基础代谢**(basal metabolism) 是维持生命最基本活动所必需的能量消耗。即在 18~25 ℃室温下,机体处于清醒、空腹、安静状态下维持体温、心跳、呼吸、各器官组织和细胞基本功能所需的能量。基础代谢是人体能量消耗的主要部分,占人体总能量的 60%~70%。基础代谢受性别、年龄、体表面积、内分泌、气候、疾病等因素的影响。机体产生的能量最终全部转变为热能通过体表散发。因此,为了比较不同个体能量代谢的水平,可用机体每小时每平方米体表面积散发的热量[kJ/(h·m²)],即基础代谢率(basal metabolic rate, BMR)来表示。BMR 指的是单位时间内人体每平方米体表面积所消耗的基础代谢能量。成年男性每平方米体表面积每小时基础代谢耗能约 0.16 MJ 或每千克体重每小时约 4.18 kJ。女性 BMR 比男性约低 5%,儿童青少年 BMR 比成人高,成人 BMR 比老人高。婴儿时期,因为身体组织生长旺盛,BMR 最高。

按体表面积进行基础能量消耗(basal energy expenditure, BEE)计算。

男性:S(体表面积,m²)=0.006 07×身高(cm)+0.012 7×体重(kg)−0.069 8

女性:S(体表面积,m²)=0.005 86×身高(cm)+0.012 6×体重(kg)−0.046 1

BEE=S×BMR×24(h)

2. **身体活动** 包括职业活动、交通活动、家务活动、休闲活动等。通常各种身体活动所消耗能量占人体总能量消耗的 15%~30%。不同身体活动所消耗的能量不同,其能量的消耗与劳动强度、劳动持续时间以及工作的熟练程度有关。静态或轻体力活动者,其身体活动的能量消耗约为基础代谢的 1/3,而重体力活动者的总能量消耗可达到基础代谢的 2 倍或以上。

影响身体活动能量消耗的因素包括：①活动强度越大，持续时间越长，则能量消耗越多；②体重越重者，做相同的活动所消耗能量越多；③肌肉越发达者，活动时能量消耗越多；④工作越不熟练者，消耗能量也会越多。

中国营养学会专家委员会修订《中国居民膳食营养素参考摄入量（2013 年）》时，将我国居民的成人体力活动水平（physical activity level，PAL）强度分为三级（见表 2-1），即轻体力活动水平（PAL＝1.50）；中体力活动水平（PAL＝1.75）和重体力活动水平（PAL＝2.00）。如果有明显的体育运动或重体力休闲活动者，PAL 增加 0.3。

表 2-1 我国成年人体力活动水平(PAL)强度分级

PAL 强度	活动方式	从事的职业	PAL 值
轻度	静态生活方式/坐位工作，很少或没有重体力的休闲活动；静态生活/坐位工作，有时需走动或站立，但很少有重体力的休闲活动	办公室职员或精密仪器机械师；实验室助理、司机、学生、装配线工人	1.50
中度	主要是站着或走着工作	家庭主妇、销售人员、侍应生、机械师、交易员	1.75
重度	重体力职业或重体力休闲活动方式；体育运动量较大或重体力休闲活动次数多且持续时间较长	建筑工人、农民、林业工人、矿工；运动员	2.00 (+0.3)

注 成人能量推荐摄入量可由基础能量消耗与体力活动水平(PAL)的乘积来估算

3. 食物特殊动力作用（specific dynamic action，SDA） 也称食物的热效应，是指人体摄取食物过程中对营养素进行消化、吸收、代谢、转化等引起的额外能量消耗。三种不同营养素在摄食过程中所消耗的能量不同，如蛋白质耗能为其产能的 30%，脂肪为5%～6%，糖类为 4%～5%。一般情况下摄入混合膳食，每日由于食物特殊动力作用而额外增加的能量消耗相当于基础代谢的 10% 左右。

4. 生长发育 处于生长发育阶段的婴幼儿、儿童等的能量消耗还必须考虑新组织生长所需要的能量。研究表明，新组织每长 1 g 约需 20 kJ 的能量。孕妇怀孕后期也要考虑这部分能量消耗。

三、参考摄入量

根据我国居民以植物性食物为主、动物性食物为辅的饮食习惯，一般成人三大产能营养素占总能量比分别是：蛋白质占 10%～15%，脂肪占 20%～30%，糖类占 55%～65%。年龄越小者，脂肪供能占总能量的比重应适当增加；但成年人脂肪摄入量不宜超过总能量的 30%。健康成人摄入的能量应与消耗的能量保持平衡，摄入过多引起超重或肥胖，摄入过少则导致体重减轻。我国营养学会推荐的成年人群能量需要量（estimated energy requirement，EER）标准见表 2-2。在满足总能量平衡的基础上，还要调整适宜的三餐能量比例，一般健康成年人推荐三餐能量比例是 3：4：3。

表 2-2　我国成年人群能量需要量标准(EER, kcal)

人群	男性	女性
年龄		
18~49 岁	2 250	1 800
50~64 岁	2 100	1 750
65~79 岁	2 050	1 700
≥80 岁	1 900	1 500
孕产妇		
孕早期	—	1 800
孕中期	—	2 100
孕晚期	—	2 250
哺乳期	—	2 300

第二节　蛋白质

蛋白质(protein)是氨基酸按一定顺序结合形成的一条或几条多肽链按照特定方式结合而形成的高分子化合物。蛋白质由碳、氢、氧、氮元素组成,一般蛋白质可能还会含有磷、硫、铁、锌、铜、硼、锰、碘等元素。这些元素在蛋白质中的组成百分比为碳 50%、氢 7%、氧 23%、氮 16%、硫 0~3%,其他为微量元素。

一、分类

(一) 氨基酸分类

构成人体蛋白质的氨基酸有 20 种(不包括胱氨酸),根据其是否能通过人体合成和合成速度是否满足机体需要分为三类。

1. 必需氨基酸(essential amino acid)　是指人体不能合成或合成速度不能满足机体需要,必须从食物中获得的氨基酸。构成人体蛋白质的必需氨基酸有 9 种(成年人有 8 种,婴幼儿有 9 种),即异亮氨酸、亮氨酸、赖氨酸、蛋氨酸、苯丙氨酸、苏氨酸、色氨酸、缬氨酸和组氨酸,组氨酸是婴幼儿的必需氨基酸。

2. 条件必需氨基酸(conditional essential amino acid)　半胱氨酸和酪氨酸在体内分别由蛋氨酸和苯丙氨酸转变而成。如果膳食中能直接提供半胱氨酸和酪氨酸,则人体对蛋氨酸和苯丙氨酸的需要可分别减少 30% 和 50%。因此,半胱氨酸和酪氨酸这类可减少人体对某些必需氨基酸需要量的氨基酸,称为条件必需氨基酸,或半必需氨基酸。在计算食物必需氨基酸组成时,通常将半胱氨酸和蛋氨酸、苯丙氨酸和酪氨酸合并计算。

3. 非必需氨基酸(nonessential amino acid)　是指人体可以自身合成满足机体需要,不必从食物中直接供给的氨基酸。

(二) 蛋白质分类

根据食物蛋白质中必需氨基酸的种类是否全面,以及必需氨基酸的比例是否接近人体蛋白质氨基酸模式,将蛋白质分为以下三类。

1. 完全蛋白质(complete protein) 含必需氨基酸种类齐全,氨基酸模式与人体蛋白质氨基酸模式接近,营养价值较高,不仅可维持成人的健康也可促进婴幼儿生长发育的蛋白质,又称优质蛋白质。如动物性食物中的蛋、奶、肉所含蛋白质以及大豆蛋白等。其中,鸡蛋蛋白质与人体蛋白质氨基酸模式最接近。在实验中常用鸡蛋蛋白质作为参考蛋白。参考蛋白是指可用来评定其他蛋白质质量的标准蛋白。

2. 半完全蛋白质(partially complete protein) 有些食物蛋白质中虽然含有种类齐全的必需氨基酸,但氨基酸模式与人体蛋白质氨基酸模式差异较大。其中一种或几种必需氨基酸相对含量较低,导致其他的必需氨基酸在体内不能被充分利用而浪费,造成其蛋白质营养价值降低。虽可维持生命,但不能促进生长发育,这类蛋白质被称为半完全蛋白质。大多数植物蛋白是半完全蛋白质,而这些含量相对较低的必需氨基酸称为限制性氨基酸。植物蛋白往往相对缺少下列必需氨基酸:赖氨酸、蛋氨酸、苏氨酸和色氨酸,所以其营养价值相对较低。如大米和面粉蛋白质中赖氨酸含量最少。为了提高植物蛋白的营养价值往往将 2 种或 2 种以上的食物混合食用,从而达到以多补少、提高食物中蛋白质营养价值的目的。这种不同食物间相互补充其必需氨基酸不足的作用称为蛋白质互补作用,如肉类和大豆蛋白可弥补米面蛋白质中赖氨酸的不足。

3. 不完全蛋白质(incomplete protein) 含必需氨基酸种类不全,既不能维持生命又不能促进生长发育的食物蛋白质称。如玉米胶蛋白、动物结缔组织中的胶原蛋白等。

二、生理功能

(一) 构成、修补和更新机体组织

蛋白质是构成细胞、组织和器官的主要成分。成人体内蛋白质含量占体重的 $16\%\sim19\%$,人体各组织无一不含蛋白质。体内蛋白质处于不断分解、重建及修复的动态平衡中,因此机体必须摄入足够的蛋白质才能维持组织的修补、更新。正常成年人每天约有 3% 的蛋白质被更新。婴幼儿、青少年及孕妇和哺乳期妇女,除了维持组织蛋白质更新外,还要合成新的组织。另外,蛋白质还参与人体损伤组织的修复。

(二) 构成体内各种重要生理活性物质,参与调节生理功能

体内新陈代谢过程中起催化作用的酶,调节生长、代谢的各种激素以及有免疫功能的抗体都是由蛋白质构成的。此外,肌肉收缩、血液凝固、物质的运输等生理功能也是由蛋白质来实现的。各种可溶性蛋白(白蛋白等)参与和维持渗透压的平衡、体液平衡和酸碱平衡。

(三) 供给能量

蛋白质是三大产能营养素之一。1 g 蛋白质在体内氧化分解可产生约 16.7 kJ

(4.0 kcal)的热能。当食物中糖类与脂肪供给不足，或摄入蛋白质过多超过身体合成蛋白质的需要时，食物蛋白质就会被当作能量来源氧化分解并释放热能。

三、营养价值评定

各种食物中蛋白质营养价值的高低，受很多因素的影响，主要是食物中蛋白质的含量及其组成与性质。评定一种食品中蛋白质的营养价值有很多方法，但总的来说，是从"量"的角度和从"质"的角度来评价食品中蛋白质被利用的程度。但任何一种方法都是以某一种现象作为观察评定指标，往往具有一定的局限性，所表示的营养价值也是相对的。具体评定一种食品蛋白质营养价值时，应该根据不同方法综合考虑。常用的几种评价指标有蛋白质含量、蛋白质消化率、蛋白质利用率。

（一）蛋白质含量

食物中蛋白质含量的多少，固然不能决定一种食物蛋白质营养价值的高低，但评定一种食物蛋白质营养价值时应以含量为基础，不能脱离含量而单纯考虑营养价值。因为即使营养价值很高但含量太低亦不能满足机体需要，无法发挥优良蛋白质应有的作用。

食物中蛋白质含量的测定一般可通过凯氏定氮法测定其含氮量。蛋白质是机体氮元素的唯一来源，通常以氮平衡来测试人体蛋白质的需要量和评价人体蛋白质的营养状况。多数蛋白质的平均含氮量为 16%，将测得的含氮量乘以 6.25，即为蛋白质含量。虽然各种食物蛋白质中的含氮量略有差别，按 16% 粗略计算，与实际出入不大。

一般动物性食物蛋白质的含量高于植物性食物（大豆类除外）。日常每 100 g 食物中蛋白质含量，粮谷类约含蛋白质 8 g，豆类含 30 g，蔬菜含 1～2 g，肉类含 16 g，蛋类含 12 g，鱼类含 10～12 g。

（二）蛋白质消化率

蛋白质消化率（digestibility of protein）是指食物蛋白质可被消化酶分解的程度。蛋白质消化率越高，则被机体吸收利用的可能性越大，其营养价值也越高。食品中蛋白质的消化率可以用蛋白质中能被消化吸收的氮的数量与该种蛋白质含氮总量的比值来表示。

$$蛋白质消化率（\%）= \frac{吸收氮}{摄入氮} \times 100\%$$

$$吸收氮 = 摄入氮 -（粪氮 - 粪代谢氮）$$

摄入氮是指从食物中摄入的氮，粪氮是指从粪便中排出的氮。从粪中排出的氮实际上有两个来源，一部分来自未消化吸收的食物蛋白质，另一部分是来自脱落的肠黏膜细胞，死亡的肠道微生物以及由肠黏膜分泌的消化液氮被称为粪代谢氮。进行人体测定时，如果受试者完全不吃含氮食物，在无氮膳食期间测得的粪氮即为粪代谢氮。在计算蛋白质消化率时，如果不考虑内源性粪代谢氮，所得的结果称为表观消化率。从粪氮中减去无氮膳食期的粪代谢氮，才是摄入食物中真正未被消化吸收的部分，此时所得的结果称为蛋白质的真消化率。

食物蛋白质消化率受到食物所含蛋白质性质、膳食纤维、多酚类物质和酶反应等因素影响。一般来说，动物性食物蛋白质的消化率高于植物性食物，破坏或去除纤维素后，即可以提高植物蛋白质的消化率。例如大豆蛋白质的消化率为 60％，加工成豆腐后可提高到 90％以上。用一般烹调方法加工的食物蛋白质消化率分别为：鸡蛋 98％、牛奶 97％～98％、肉类 92％～94％、大米 82％、马铃薯 74％。

（三）蛋白质利用率

衡量蛋白质利用率的指标很多，各指标分别从不同角度反映蛋白质被利用的程度。

1. **蛋白质生物学价值**（biological value，BV） 简称生物价，表示食物蛋白质吸收后在体内被利用的程度。食物蛋白质中必需氨基酸比值与人体组织蛋白质中氨基酸比值越接近，该食物蛋白质的生物价越高。

$$生物价 = \frac{储留氮}{吸收氮} \times 100$$

$$吸收氮 = 摄入氮 - （粪氮 - 粪代谢氮）$$

$$储留氮 = 吸收氮 - （尿氮 - 尿内源氮）$$

人体蛋白质与各种食物的蛋白质在所含有的必需氨基酸种类和数量上存在差异。在营养学上把蛋白质中各种必需氨基酸的比值称为必需氨基酸模式，即以含量最少的色氨酸为 1，计算出的蛋白质中必需氨基酸含量的相应比值，为必需氨基酸模式。食物蛋白质氨基酸模式与人体蛋白质氨基酸模式越接近，必需氨基酸被机体利用的程度越高，食物中蛋白质的营养价值越高。鸡蛋蛋白质氨基酸模式与人体蛋白质氨基酸模式最接近，常以它作为参考蛋白。当食物蛋白质缺乏一种或几种必需氨基酸，与人体蛋白质氨基酸模式差异较大时就会影响该食物蛋白质被机体吸收利用，使蛋白质营养价值降低，通常把这些缺乏的必需氨基酸称为限制氨基酸。根据缺乏的程度分为第一限制氨基酸、第二限制氨基酸等。例如玉米的第一限制氨基酸为赖氨酸，第二限制氨基酸为亮氨酸。2 种或 2 种以上食物混合食用时，其中的必需氨基酸互相补充，使之接近人体所需要的必需氨基酸模式，提高蛋白质的利用率，这种作用被称为蛋白质的互补作用。例如豆类和谷类混合食用，豆类蛋白质中丰富的赖氨酸可补充谷类蛋白质中赖氨酸的不足，谷类可以补充豆类中蛋氨酸的不足，从而提高谷类和豆类蛋白质的利用率。

2. **蛋白质净利用率**（net protein utilization，NPU） 是反映食物中蛋白质被机体利用程度的指标。

$$蛋白质净利用率（\%） = 消化率 \times 生物价 = \frac{储留氮}{摄入氮} \times 100\%$$

3. **蛋白质效率比**（protein efficiency ratio，PER） 是指在实验期内，幼龄动物体重增加与摄入蛋白质的量的比值，是反映蛋白质营养价值的指标。该指标被广泛用作婴幼儿食品中蛋白质的评价。实验时，饲料中被测蛋白质是唯一蛋白质来源，占饲料的

10%,实验期为 28 天。

$$蛋白质效率比 = \frac{同期动物增加体重(g)}{实验期间动物摄入食物蛋白质(g)}$$

4. 氨基酸评分(amino acid score,AAS) 指被测食物蛋白质的必需氨基酸与理想或参考蛋白质必需氨基酸的比值。被测食物蛋白质的第一限制氨基酸与参考蛋白质中同种必需氨基酸的比值即为该蛋白质的氨基酸评分。氨基酸评分是最简单的评估蛋白质质量的方法。不同年龄人群的氨基酸评分模式不同,得到的食物氨基酸评分也不相同。

$$氨基酸评分 = \frac{被测蛋白质中氨基酸量(mg)}{理想模式或参考蛋白质中氨基酸量(mg)} \times 100$$

几种常见食物蛋白质质量评价指标见表 2-3。

表 2-3 几种常见食物蛋白质质量评价指标

食物	生物价(BV)	蛋白质净利用率(NPU)(%)	蛋白质效率比(PER)	氨基酸评分(AAS)
全鸡蛋	94	84	3.92	1.00
全牛奶	87	82	3.09	0.98
鱼	83	81	4.55	1.00
牛肉	74	73	2.30	1.00
大豆	73	66	2.32	0.63
精制面粉	52	51	0.60	0.34
大米	63	63	2.16	0.59
土豆	67	60	—	0.48

四、参考摄入量及食物来源

(一) 参考摄入量

人体每天必须摄入一定量的蛋白质满足机体的需要,长期摄入蛋白质不足会引起蛋白质营养不良,而过多的蛋白质在体内不能储存,被代谢成氨、尿素或尿酸等排出体外,增加肝脏和肾脏的负担,而过多的含硫蛋白代谢则会加重骨骼缺钙。因此,应根据机体需要摄入适量蛋白质。

不同人群、不同生理状态下的蛋白质需要量各不相同。不同国家蛋白质的推荐摄入量(RNI)标准不一,我国居民可参照中国营养学会新修订的蛋白质 RNI。中国营养学会推荐成人蛋白质的 RNI 为:男性为每日 65 g,女性为每日 55 g,摄入量应占总能量的 10%～15%。

(二) 食物来源

食物中的蛋白质来源于植物性食物和动物性食物。食物蛋白质的氨基酸模式越接近人体蛋白质的氨基酸模式,则这种蛋白质越容易被人体吸收利用,称为优质蛋白质。例如,动物性食物中的蛋、奶、肉、鱼蛋白质等以及植物性食物中的大豆蛋白质。在蛋白质总量满足需要的同时,其中优质蛋白质的摄入量不应低于蛋白质总摄入量的 1/3。

一般情况下,动物性蛋白质的营养价值优于植物蛋白质。但从我国目前的膳食结构看,膳食蛋白质主要来源于植物蛋白。因此,要充分发挥粮谷类与大豆蛋白质的互补作用,提高蛋白质的利用率。

第三节　脂　类

一、分类

(一) 脂类分类

脂类(lipid)是一大类具有重要生物学作用,溶于有机溶剂而不溶于水的化合物,是人体需要的重要营养素之一,是脂肪和类脂的总称。脂肪即中性脂肪,由一分子甘油和三分子脂肪酸构成,故脂肪又称三酰甘油(triglyceride, TG)。脂类包括磷脂(phospholipid)、糖脂(glycolipid)、固醇类(steroids)、脂蛋白(lipoprotein)等。营养学上重要的脂类有脂肪(即三酰甘油或甘油三酯)、磷脂和固醇类。食物中的脂类 95% 是三酰甘油,5% 是其他脂类。人体内贮存的脂类中,三酰甘油高达 99%。

(二) 脂肪酸分类

脂肪是由一分子甘油和三分子脂肪酸组成的三酰甘油。按其所含脂肪酸链的长短可分为长链脂肪酸(14 碳以上)、中碳链脂肪酸(8～12 碳)和短链脂肪酸(6 碳以下)。按脂肪酸碳链的饱和程度可分为饱和脂肪酸、单不饱和脂肪酸和多不饱和脂肪酸。

拓展阅读2-1　反式脂肪酸

二、生理功能

(一) 供给能量和储能

脂肪是体内供能和储能的重要物质。每克脂肪在体内发生氧化可释放 37.7 kJ(9 kcal)的能量,是浓缩的能源。

(二) 构成机体组织细胞

类脂中的磷脂、胆固醇等是多种组织和细胞的组成成分,它们与蛋白质结合成脂蛋白,构成细胞膜。细胞膜中含有大量的脂肪酸,是细胞维持正常结构和功能不可缺少的重要成分。

(三) 提供必需脂肪酸

必需脂肪酸(essential fatty acid, EFA)是指人体不可缺少而自身又不能合成,必须由食物供给的多不饱和脂肪酸。n-6系列中的亚油酸和n-3系列中的α-亚麻酸是人体必需的两种脂肪酸。必需脂肪酸的重要生理功能有：①构成磷脂、线粒体和生物细胞膜；②是合成前列腺素的原料；③降低血浆胆固醇和三酰甘油水平；④维持正常视觉功能；⑤对X射线引起的一些皮损有保护作用。

（四）维持体温和保护内脏

皮下脂肪可防止热能过多向外散失，也可阻止外界热能传导到体内，有维持正常体温的作用。内脏器官周围的脂肪垫有缓冲外力冲击的保护内脏的作用。

（五）促进脂溶性维生素的吸收

脂肪是脂溶性维生素A、D、E、K的良好溶剂，这些维生素随着脂肪的吸收同时被吸收。

（六）促进食欲，增加饱腹感

脂肪能改善食物色、香、味，增强食欲；脂肪在胃内停留时间长，所以有增加饱腹感的作用。

三、营养价值评定

（一）消化率

脂类消化率与其熔点密切相关，熔点高于50℃的脂肪不易被消化。脂肪熔点越低，越容易被消化。中链脂肪酸容易水解吸收和运输，临床上常作为肠道吸收障碍患者的脂类来源。

（二）必需脂肪酸的含量

一般植物油中亚油酸含量高于动物脂肪，其营养价值优于动物脂肪。但椰子油、棕榈油的亚油酸含量很低，饱和脂肪酸含量高。

（三）脂溶性维生素含量

动物肝脏脂肪、牛奶、蛋、鱼肝油含维生素A、D丰富，动物的储存脂肪几乎不含维生素，植物油中富含维生素E。

（四）脂类的稳定性

脂类的稳定性与不饱和脂肪酸和维生素E的含量有关。不饱和脂肪酸不稳定，容易氧化、酸败。维生素E有抗氧化作用，可防止脂类酸败。

四、参考摄入量及食物来源

（一）参考摄入量

脂肪摄入过多容易引起肥胖或与肥胖有关的疾病，如高脂血症、高血压、冠心病、胆石症及癌症等，甚至影响寿命。但脂肪摄入过少会引起必需脂肪酸和脂溶性维生素的缺乏。我国推荐脂肪供热可占总热能的 20％～30％,不宜超过 30％。必需脂肪酸的摄入量不少于总热能的 3％,饱和脂肪酸、单不饱和脂肪酸、多不饱和脂肪酸的比例为1∶1∶1。

(二) 食物来源

动物性来源主要是各种动物性油脂和肉、禽、奶油、蛋黄等食品;植物性来源主要有植物油和坚果类食品,如豆油、棉油、菜籽油、花生油等。动物性脂肪中饱和脂肪酸含量较高,脑、肝、肾等内脏中胆固醇含量较高。鱼油中维生素 A、维生素 D、二十碳五烯酸(eicosapentaenoic acid, EPA)和二十二碳六烯酸(docosahexoenoic acid, DHA)含量较为丰富。有些海产鱼油中含有丰富的 EPA 和 DHA,这两种多不饱和脂肪酸有扩张血管、降低血胆固醇、防止血栓形成、减少动脉硬化的作用,同时还有改善大脑功能、提高学习记忆的能力。

第四节　糖　类

糖类(carbohydrate)是由碳、氢和氧三种元素组成的一种有机化合物,是多羟基醛或多羟基酮及其缩聚物和某些衍生物的总称。大多数糖的构成能用碳水化合物的通式$[C_n(H_2O)m]$表示,故可以把糖类狭义地理解为碳水化合物。但也有例外,比如鼠李糖($C_6H_{12}O_5$)、脱氧核糖是糖类却不符合这一通式,而符合这一通式的如甲醛(HCHO)、乙酸(CH_3COOH)却不是糖类。

一、分类

糖类有多种分类方法。联合国粮食及农业组织和世界卫生组织于 1998 年根据化学结构和生理作用将糖类分为单糖(1～2 个单糖)、寡糖(3～9 个单糖)和多糖(≥10 个单糖)。

(一) 糖

1. 单糖　是糖类中最小的分子,无法再水解成为更小的碳水化合物。根据分子中功能性碳原子的数目,可依次命名为乙糖、丙糖、丁糖、戊糖、己糖和庚糖。常见的单糖有葡萄糖、果糖、半乳糖等。

1) 葡萄糖　一种具还原性的醛糖,是构成食物中各种糖类的最基本单位,可分为右旋(D)和左旋(L)两种,人体只能代谢右旋葡萄糖。

2) 果糖　一种酮糖,以游离形式存在于水果和蜂蜜中,在人体肝脏内可代谢为葡萄糖被人体利用。在人工合成的玉米糖浆中果糖含量很高,可达 90％,是饮料、果冻、糖果蜜饯生产的主要原料。

3) 半乳糖　是乳糖的组成成分,很少以单糖的形式存在于食物中,在体内需转化为葡萄糖被利用,母乳中的半乳糖是在体内合成的。

2. 双糖　由两个单糖分子通过脱水反应,以糖苷键连接而成的糖类,常见的有蔗糖、乳糖和麦芽糖等。

1)蔗糖　由一个葡萄糖分子与一个果糖分子组成,是存量最为丰富的双糖,也是植物体内存在的最主要的糖类。红糖、白糖、冰糖等都是由蔗糖加工制成的。蔗糖易被口腔中的微生物发酵产酸,容易导致龋齿。

2)乳糖　是由一分子半乳糖与一分子葡萄糖形成的双糖,广泛地存在于天然产物中,如哺乳动物的乳汁中。

3)麦芽糖　由两分子葡萄糖连接而成,存在于谷类种子的胚芽部分,尤其是麦芽中。人体内的麦芽糖则主要来自淀粉的分解。

3. 糖醇　是单糖的衍生物,如山梨醇、木糖醇等,可在体内转化为葡萄糖。糖醇在肠道内吸收比葡萄糖慢,食后不引起血糖迅速上升,适用于糖尿病患者的食物制备。

以上糖类具有甜味,但甜度不一。通常将蔗糖的甜度设定为 100,则果糖为 175,是最甜的糖;葡萄糖为 74,麦芽糖为 32,而乳糖只有 20。所以母乳和纯牛奶的甜度都不高。

(二)寡糖

寡糖又称低聚糖,是由 3～9 个单糖经糖苷键缩聚而成的低分子糖类聚合物。由于人体肠道内没有水解这些低聚糖的酶,因此它们经过肠道时不能被消化而直接进入大肠,可以优先被肠道内的双歧杆菌利用,能够使大肠内的双歧杆菌有效地增殖,从而促进人体健康。因为低聚糖的独特生理功能,故又被称为功能性低聚糖。功能性低聚糖包括甘露低聚糖、水苏糖、棉籽糖、低聚果糖、低聚木糖、低聚半乳糖等。低聚糖味稍甜,因不被人体直接吸收,糖尿病等人群可以正常食用。

(三)多糖

多糖是由 10 个及以上单糖聚合而成的大分子糖类,其中一部分可被人体消化吸收,如淀粉;另一部分则不能,如纤维素、果胶等。

1. 淀粉　占膳食中糖类的绝大部分,是人类获取热能的主要来源。因聚合方式不同分为直链淀粉和支链淀粉。直链淀粉遇碘呈蓝色反应,易使食物老化,形成难消化的抗性淀粉;支链淀粉遇碘呈棕色反应,易使食物糊化,从而提高消化率。淀粉存在于植物种子、根茎以及干果中,在消化道可缓慢分解为麦芽糖和葡萄糖而被人体消化吸收。淀粉在日常生活中应用广泛,可直接食用,也可用于酿酒,还可作为烹调辅料。

2. 糖原　实际上就是储备在体内的少量动物性淀粉,由 3 000～60 000 个葡萄糖单位组成。糖原与植物性淀粉不同,具有水溶性,需要在酶的作用下分解为葡萄糖,主要储存在动物肝脏中的称为肝糖原,储存在肌肉中的称为肌糖原。糖原在人体需要的时候可以迅速分解供能。

3. 膳食纤维　人体不易被消化的多糖被统称为膳食纤维,主要来自植物的细胞壁,包括纤维素、半纤维素、树脂、果胶及木质素等。详见本章第五节。

二、生理功能

(一) 供给能量

糖类是人体最主要、最经济的能量来源,在体内氧化迅速、供能快,是神经系统和心肌的主要能源。1 g 糖类在体内氧化可产生 16.7 kJ(4 kcal)能量。

(二) 构成机体组织细胞的重要物质

糖类是细胞膜的糖蛋白、神经组织的糖脂以及传递遗传信息的脱氧核糖核酸(deoxyribonucleic acid, DNA)的重要组成成分。

(三) 节约蛋白质的作用

当膳食中能够提供满足需要的糖类,就可减少蛋白质分解提供热能,使之发挥更重要的功能,从而节约蛋白质。

(四) 抗生酮作用

若糖类不足,脂肪酸不能被彻底氧化而产生酮体,过多的酮体则会引起酮血症,影响机体的酸碱平衡。人体每天需要 50～100 g 糖类才可防止酮血症的产生。

(五) 解毒

糖类代谢可产生葡萄糖醛酸,葡萄糖醛酸能与体内毒素(如药物、胆红素)结合促使其排出体外进而解毒。

(六) 提供膳食纤维

膳食纤维虽然不能被人体消化吸收,但有重要的生理功能。详见本章第五节。

三、参考摄入量及食物来源

(一) 参考摄入量

膳食中糖类的摄入量主要由民族饮食习惯、经济条件、劳动强度和环境因素决定。按我国目前糖类的实际摄入量,中国营养学会 2013 年修订的《中国居民膳食营养素参考摄入量》中建议我国成年人每日糖类的平均需要量为 120 g,可接受的范围为占总能量的 50%～65%,每日膳食纤维的适宜摄入量为 25～30 g。世界卫生组织建议添加糖,如蔗糖、糖浆等,提供的能量要控制在总能量的 10% 以内,即每日不超过 50 g。另外,每日应至少摄入 50～100 g 可消化的糖类以预防糖类缺乏症。

(二) 食物来源

食物中的糖类主要来自粮谷类、薯类、豆类及含淀粉多的坚果。如谷类含糖类 70%～75%,薯类含糖类 20%～25%,豆类含糖类 50%～65%。纯糖类食物还包括糖果、酒类、饮料等。膳食纤维广泛存在于植物性食物中,如粗粮、根茎类、豆类、蔬菜水果类,尤以芹菜、韭菜、毛笋等蔬菜中膳食纤维含量较多。

拓展阅读 2-2　升糖指数

微视频 2-1 糖类的合理摄入

第五节　膳食纤维

膳食纤维(dietary fiber)是植物的可食部分、不能被人体小肠消化吸收、对人体健康有意义、聚合度≥3 的糖类。其组分非常复杂,包括纤维素、半纤维素、木质素、果胶、菊糖。木质素虽然不是糖类,但因检测时不能排除木质素,故仍将它包括在膳食纤维中。

一、分类

膳食纤维根据其水溶性不同,可分为水溶性和非水溶性膳食纤维。水溶性膳食纤维包括果胶和树胶。果胶是不可消化的多糖,多存在于水果蔬菜的软组织中。果胶类物质均溶于水,与糖类、酸在适当条件下形成凝冻,一般用作果冻、冰激凌等食品的稳定剂。非水溶性膳食纤维包括纤维素、半纤维素和木质素,存在于植物细胞壁中。谷物的麸皮、全谷粒、干豆、干蔬菜和坚果类等食物含有较多的非水溶性膳食纤维。

二、膳食纤维的生理作用

膳食纤维不仅本身具有重要的功能,而且在益生元的作用下发酵所产生的短链脂肪酸具有改变人体健康的作用。

(一) 增加饱腹感

膳食纤维进入消化道内,在胃内吸水膨胀,增加胃内容物的容积;而可溶性膳食纤维黏度高,使胃排空速率减缓,延缓胃中内容物进入小肠的速度,同时使人产生饱腹感,有利于糖尿病和肥胖症患者减少进食量。

(二) 促进排便

非水溶性膳食纤维可组成肠内容物的核心,由于其吸水性可增加粪便体积,以机械刺激使肠壁蠕动;可被结肠细菌发酵产生短链脂肪酸和气体以化学刺激肠黏膜,从而促进粪便排泄。膳食纤维可增加粪便的含水量,降低粪便的硬度,利于排便。

(三) 降低血糖和血胆固醇

膳食纤维可以减少小肠对糖类的吸收,使血糖不致因进食而快速升高,因此也可减少体内胰岛素的释放。而胰岛素可刺激肝脏合成胆固醇,所以胰岛素释放的减少可以使血浆胆固醇水平受到影响。各种纤维因可吸附胆酸,使脂肪、胆固醇等吸收率下降,也可达到降血脂的作用。

(四) 改变肠道菌群

进入大肠的膳食纤维能部分地、选择性地被肠内细菌分解与发酵,所产生的短链脂肪酸可降低肠道 pH 值,从而改变肠内微生物菌群的构成与代谢,诱导益生菌大量繁殖。不仅对肠道健康有重要作用,而且具有其他重要功能。

三、缺乏与过量

(一) 缺乏

机体缺乏膳食纤维易导致痔疮、便秘,增加患结肠癌和肥胖的概率。另外,小肠壁肌肉会因刺激减少而变得较弱,易形成憩室症;如果出现细菌感染,则会引发憩室炎。

(二) 过量

正确把握膳食纤维的适宜摄入量是充分有效发挥膳食纤维生理功能的关键。膳食纤维过量导致钙质流失。过多的膳食纤维使食物通过肠道的速度加快,会导致钙的吸收率降低。研究表明:成年人如果从食用纤维含量低的精面包改为每顿食用纤维含量过高的粗面包,再摄入其他高纤维的食物,钙(镁、锌和磷)会出现负平衡。膳食纤维的摄入量过多或过少都不利于人体健康,以摄入适量为宜。过量的膳食纤维对人体健康具有较大的不良反应:一方面,大量的膳食纤维不仅会引起肠黏膜的不良刺激,其在结肠内酵解产生气体,引起腹胀;另一方面,过量的膳食纤维可能导致人体某些营养素(如无机盐中的钙、铁、锌以及脂溶性维生素中的维生素 A 等)的不足甚至缺乏。

四、参考摄入量及食物来源

美国防癌协会推荐标准是每人每日应该摄入 30～40 g 膳食纤维。而欧洲共同体食品科学委员会推荐标准是每人每日应该摄入 30 g 膳食纤维。联合国粮食及农业组织建议正常人群的膳食纤维摄入量为每人每日 27 g。中国营养学会提出中国居民摄入的食物纤维量及范围为:低能量饮食 1 800 kcal(每日 25 g),中等能量饮食 2 400 kcal(每日 30 g),高能量饮食 2 800 kcal(每日 35 g)。

膳食纤维的食物来源非常丰富,但多存在于植物的种皮和外表皮,如谷类、豆类、薯类、蔬菜、水果等。

　微视频 2 - 2　膳食纤维的生理功能

第六节　维生素

一、特点

维生素(vitamin)是维持人体正常生命活动所必需的一类低分子有机化合物。在体内的含量极微,但在机体的代谢、生长发育等过程中起重要作用。其共同特点如下。

(1) 均以维生素本体或前体化合物(维生素原)的形式存在于天然食物中。

（2）非机体结构成分，不提供能量。

（3）一般不能在体内合成（维生素 D 例外）或合成量太少，须由食物提供。

（4）人体只需少量即可满足，但绝不能缺少，缺乏可引起维生素缺乏症。

（5）各种维生素在机体代谢、生长发育过程中各具独特的作用。

维生素种类很多，按其溶解性分为脂溶性和水溶性维生素两大类。脂溶性维生素有维生素 A、D、E、K；水溶性维生素有维生素 B 族（包括维生素 B_1、维生素 B_2、维生素 B_6、烟酸、叶酸、泛酸等）和维生素 C。脂溶性维生素大部分储存在脂肪组织中，通过胆汁缓慢排出体外；大量摄入时，由于排出较少，可致体内积存超负荷而造成中毒。水溶性维生素在体内仅有少量储存，常以原形从尿中排出体外，几乎无毒性，但摄入过大（非生理）剂量时，常干扰其他营养素的代谢且易排出体外，必须每天通过食物供给，供给不足时易出现缺乏症。

📖 拓展阅读 2-3　临床和亚临床维生素缺乏

二、脂溶性维生素

（一）维生素 A

维生素 A 的化学名为视黄醇（retinol），包括所有具有视黄醇生物活性的一类物质，即动物性食物来源的维生素 A_1 与维生素 A_2、植物性食物来源的 β 胡萝卜素及其他类胡萝卜素。

1. 理化性质　维生素 A 属脂溶性维生素，在高温和碱性的环境中比较稳定，一般在烹调和加工过程中不致被破坏。但是维生素 A 极易氧化，特别在高温条件下，紫外线照射可以按酯、醇、醛、酸顺序加快氧化破坏。因此，维生素 A 或含有维生素 A 的食物应避光在低温条件下保存效果更好。食物中如含有磷脂、维生素 E、维生素 C 和其他抗氧化剂时，其中的视黄醇和胡萝卜素较为稳定。

2. 生理功能

1）维持正常视觉功能　视网膜上对暗光敏感的杆状细胞含有感光物质视紫红质，是 11-顺式视黄醛与视蛋白结合而成，为暗视觉的必需物质。经光照漂白后，11-顺式视黄醛转变为全反式视黄醛并与视蛋白分离。此过程产生电能刺激视神经形成视觉。全反式视黄醛经还原为全反式视黄醇，经过酶的作用重新转化为 11-顺式视黄醛，在暗光下 11-顺式视黄醛与视蛋白结合，再次形成视紫红质，维持着视觉功能。在此过程中，有部分视黄醛变成视黄醇被排泄，所以必须不断地补充维生素 A，才能维持视紫红质的合成和整个暗光视觉过程。缺乏维生素 A 时眼暗适应能力下降，严重时可致夜盲症。

2）维持皮肤黏膜层的完整性　维生素 A 对上皮细胞的细胞膜起稳定作用，维持上皮细胞的形态完整和功能健全。故维生素 A 缺乏的初期会出现上皮组织干燥，继而使正常的柱状上皮细胞转变为角状的复层鳞状上皮，形成过度角化变性和腺体分泌减少，累及全身上皮组织。最早受影响的是眼睛的结膜和角膜，出现眼干燥症，表现为结膜或角膜干燥、软化甚至穿孔,以及泪腺分泌减少。皮肤改变则为毛囊角化,皮脂腺、汗腺萎缩。消化道表现为舌味蕾上皮角化、肠道黏膜分泌减少、食欲减退等。呼吸道黏膜上皮萎缩、干燥,纤毛减少,抗病能力减退。消化道和呼吸道感染性疾病的危险性提高,且感染常迁延不愈。泌尿和生殖系统的上皮细胞也同样改变,影响其功能。

3) 促进生长发育和维护正常生殖功能 维生素 A 参与细胞的 RNA、DNA 合成,对细胞的分化、组织更新有一定影响;参与软骨内成骨,缺乏时长骨形成和牙齿发育均受影响。维生素 A 缺乏还会导致男性睾丸萎缩,精子数量减少、活力下降;也可影响胎盘发育。

4) 维持和促进免疫功能 维生素 A 对许多细胞功能活动的维持和促进作用,是通过其在细胞核内的特异性受体视黄酸受体实现的。对基因的调控结果可以提高免疫细胞产生抗体的能力,也可以增强细胞免疫的功能,促进 T 淋巴细胞产生某些淋巴因子。维生素 A 缺乏时免疫细胞内视黄酸受体表达相应下降,影响机体的免疫功能。

5) 防癌 近年来的研究证明,维生素 A 及其衍生物有防癌作用。

3. 吸收与代谢 胡萝卜素的吸收为物理扩散性,吸收量与摄入多少相关。胡萝卜素的吸收部位在小肠,小肠细胞内含有胡萝卜素双氧化酶,在其作用下进入小肠细胞的胡萝卜素被分解为视黄醛或视黄醇。维生素 A 则为主动吸收,需要能量,吸收速率比胡萝卜素快 7～30 倍。胡萝卜素或维生素 A 在小肠细胞中转化成棕榈酸酯,与乳糜微粒结合通过淋巴系统进入血液循环,大部分转运到肝脏储存。维生素 A 在体内氧化后转变为视黄酸,视黄酸是维生素 A 在体内发生多种生物作用的重要活性形式,进入细胞的视黄酸与视黄酸结合蛋白结合后,可以进一步与特异性核内受体结合,并介导细胞的生物活性。

4. 过量危害与毒性

1) 维生素 A 过多症 摄入过多可引起维生素 A 过多症,维生素 A 过量会降低细胞膜和溶酶体膜的稳定性,导致细胞膜受损、组织酶释放,引起皮肤、骨、脑、肝等多种脏器组织病变。脑受损可使颅压增高;骨组织变性引起骨质吸收、变形,骨膜下新骨形成,血钙和尿钙都上升;肝组织受损则引起肝脏肿大,肝功能改变。

2) 胡萝卜素血症 因摄入富含胡萝卜素的食物(如胡萝卜、南瓜、橘子等)过多,使大量胡萝卜素不能充分、迅速地在小肠黏膜细胞中转化为维生素 A 而引起。因摄入的 β 胡萝卜素在体内仅有 1/6 发挥维生素 A 的作用,故大量摄入胡萝卜素一般不会引起维生素 A 过多症,但可使血中胡萝卜素水平增高,致使黄色素沉着在皮肤和皮下组织内。停止大量摄入富含胡萝卜素的食物后,胡萝卜血症可在 2～6 周内逐渐消退,无须特殊治疗。

5. 营养状况评价

1) 血浆维生素 A 测定 血浆维生素 A 浓度为 $0.35\sim0.70\ \mu\mathrm{mol/L}$ 是摄入不足的界限。但当血浆维生素 A 浓度 $>0.70\ \mu\mathrm{mol/L}$ 时,还有一些个体有不足表现。由于肝储备水平个体差异很大,故血浆维生素 A 浓度极低时,可确定为维生素 A 营养状况欠佳;浓度在正常范围内,尚不能肯定维生素 A 营养状况良好。

2）维生素 A 耐量　当补充维生素 A 后,血浆中维生素 A 高峰出现的时间和高度可反映肝内维生素 A 的储存状况。也可用视黄醇体库反应法,即以空腹与维生素 A 补充 3.5 h 后血中维生素 A 含量的差数除以补充后维生素 A 含量的百分比表示。

3）血浆视黄醇结合蛋白(retinol-binding protein, RBP)测定　能比较敏感地反映体内维生素 A 的营养状态,正常值为 23.1 mg/L,低于此值有缺乏的可能。

4）暗适应能力　用暗适应计和视网膜电流变化检查,如发现暗光视觉异常,有助诊断。

5）生理盲点　当维生素 A 供给不足时,盲点扩大;补充后即缩小至正常范围。

6. 参考摄入量　中国营养学会推荐摄入量(RNI):成人男性为每日 800 μgRE;成年女性为每日 700 μgRE,可耐受最高摄入量(UL)为每日 3 000 μgRE,孕妇为每日 2 400 μgRE。

视黄醇当量(retinol equivalems, RE)的换算:

$1\,\mu$gRE$=1\,\mu$g 视黄醇$=6\,\mu$g β 胡萝卜素$=12\,\mu$g 其他类胡萝卜素$=3.33$ IU 来自视黄醇的维生素 A 活性$=10$ IU 来自 β 胡萝卜素的维生素 A 活性。

7. 食物来源

1）动物性食物来源　动物内脏、蛋类、乳类中含量丰富。

2）植物性食物来源　红、黄、绿三种深颜色的蔬菜水果中胡萝卜素含量丰富,如胡萝卜、杧果、橘子、枇杷、西兰花、菠菜、苋菜、生菜、油菜、荷兰豆等。

(二) 维生素 D

维生素 D 是一族来源于类固醇的环戊氢烯菲环结构相同,但侧链不同的复合物的总称。目前已知的维生素 D 至少有 10 种,最重要的是维生素 D_2(麦角骨化醇)和维生素 D_3(胆钙化醇)。$25-(OH)-D_3$ 和 $1,25-(OH)_2-D_3$ 是其在体内的代谢物,其中 $1,25-(OH)_2-D_3$ 具有类固醇激素的作用。

1. 理化性质与体内分布　维生素 D_2 是由紫外线照射植物中的麦角固醇产生,但在自然界的存量很少。维生素 D_3 则由人体表皮和真皮内含有的 7-脱氢胆固醇经日光中紫外线照射转变而成。维生素 D 溶于脂肪溶剂,对热、碱较稳定,对光及酸不稳定。维生素 D 在肝和各种组织都有分布,特别在脂肪组织中有较高的浓度,但代谢较慢。在组织中大约一半是以维生素 D 的形式存在,其余一半中 $25-(OH)-D_3$ 所占比例较大,约为总量的 20%。在血浆中 $25-(OH)-D_3$ 占绝对优势,也存在于其他组织中,如肾、肝、肺、主动脉和心脏。

2. 生理功能与缺乏症　维生素 D 的主要功能是提高血浆钙和磷的水平到超饱和的程度,以适应骨矿化的需要,主要通过以下机制实现。

1）促进肠道对钙、磷的吸收　维生素 D 作用的最原始点是在肠细胞的刷状缘表面,能使钙在肠腔中进入细胞内。此外 $1,25-(OH)_2-D_3$ 可与肠黏膜细胞中的特异受体结合,促进肠黏膜上皮细胞合成钙结合蛋白,对肠腔中的钙离子有较强的亲和力,对钙通过肠黏膜的运转有利。维生素 D 也能激发肠道对磷的转运过程,这种运转是独立的,与钙的转运不相互影响。

2) 对骨钙的动员　与甲状旁腺协同,维生素 D 使未成熟的破骨细胞前体转变为成熟的破骨细胞,促进骨质吸收;使旧骨中的骨盐溶解,钙、磷转运到血内,以提高血钙和血磷的浓度;另一方面刺激成骨细胞促进骨样组织成熟和骨盐沉着。

3) 促进肾脏重吸收钙、磷　促进肾近曲小管对钙、磷的重吸收,以提高血钙、血磷的浓度。

4) 维生素 D 缺乏　在婴幼儿可引起维生素 D 缺乏症,以钙、磷代谢障碍和骨样组织钙化障碍为特征,严重者出现骨骼畸形,如方头、鸡胸、漏斗胸、膝内翻(O 形腿)和膝外翻(X 形腿)等。在成人,维生素 D 缺乏使成熟骨矿化不全,表现为骨质软化症,特别是妊娠和哺乳妇女及老年人容易发生,常见症状是骨痛、肌无力,活动时加剧,严重时骨骼脱钙引起骨质疏松,发生自发性或多发性骨折。

3. 吸收与代谢　维生素 D 吸收最快的部位在小肠近端即十二指肠和空肠,维生素 D 最大的吸收量可能在回肠。维生素 D 像其他的疏水物质一样,通过胶体依赖被动吸收。大部分的维生素 D(约 90% 的吸收总量)与乳糜微粒结合进入淋巴系统,其余仅与球蛋白结合,维生素 D 的这种吸收过程有效性约为 50%。乳糜微粒可直接或在乳糜微粒降解的过程中与血浆中的蛋白质结合,没有结合的血浆维生素 D 随着乳糜微粒进入肝脏,在肝脏中再与蛋白质结合进入血浆。皮肤中的维生素 D 可与维生素 D 结合蛋白(DBP)结合直接进入循环,而口服维生素 D 是以 DBP 复合物和乳糜微粒进入。口服维生素 D 在肝中停留时间较长,可导致 $25-(OH)-D_3$ 的水平非常高,易引起中毒。但紫外线照射很少引起 $25-(OH)-D_3$ 的血浆浓度过高,未见紫外线照射引起的高维生素 D 血症。当 $25-(OH)-D_3$ 的血浆浓度正常时,仅有少量从血浆池中释放进入组织。因此,$25-(OH)-D_3$ 的循环水平是维生素 D 营养状况的评价指标。维生素 D 以几种不同的方式被分解,许多其他的代谢物包括葡萄糖苷和亚硫酸盐已被确定,大多数通过胆汁从粪便排出,有 2%～4% 出现在尿中。

4. 过量危害与毒性　一般认为膳食来源的维生素 D 不会引起中毒;但摄入过量维生素 D 补充剂或强化维生素 D 的奶制品,有发生维生素 D 过量和中毒的可能。准确的中毒剂量还不清楚,一些学者认为长期每日摄入 25 μg 维生素 D 可引起中毒,这其中可能包含一些对维生素 D 较敏感的人。但长期每日摄入 125 μg 的维生素 D 则肯定会引起中毒。目前普遍接受维生素 D 的每日摄入量不宜超过 25 μg。维生素 D 中毒时,可出现厌食、呕吐、头痛、嗜睡、腹泻、多尿、关节疼痛和弥漫性骨质脱矿化等症状。随着血钙和血磷水平长期升高,最终导致钙、磷在软组织沉积,特别是心脏和肾脏,其次为血管、呼吸系统和其他组织,引起功能障碍。高维生素 D 摄入的危险也与钙、磷摄入有关。

5. 营养状况评价　$25-(OH)-D_3$ 是血浆中的主要存在形式。测定血浆 $25-(OH)-D_3$ 的浓度是评价个体维生素 D 营养状况最有价值的指标。它的半衰期约 3 周,在血浆中的浓度稳定,是几周甚至是几个月来自膳食和通过紫外线照射产生的总和。血浆 25-(OH)-D_3 的正常值为 35～200 nmol/L,低于 25 nmol/L 为维生素 D 缺乏。

6. 参考摄入量 由于维生素 D 既可由膳食提供,又可经暴露在日光下的皮肤合成,而皮肤合成量的多少又受到纬度、暴露面积、阳光照射时间、紫外线强度、皮肤颜色等影响,因此维生素 D 的需要量很难确切估计。2013 年中国营养学会推荐维生素 D 摄入量:0～64 岁为每日 10 μg,65 岁以上为每日 15 μg。

7. 维生素 D 的来源 一为外源性,依靠食物获得;另一为内源性,通过阳光(紫外线)照射由人体皮肤合成。

1) 食物来源

(1) 动物性食物来源:主要含有维生素 D_3,以鱼肝和鱼油含量最丰富,其次在鸡蛋、牛肉、黄油和咸水鱼(如鲱鱼、鲑鱼和沙丁鱼)中含量相对较高,牛乳和人乳的维生素 D 含量较低。

(2) 植物性食物来源:蔬菜、谷物和水果中几乎不含维生素 D,只是在蘑菇、蕈类中含有维生素 D_2。

2) 内源性来源 人体的表皮和真皮内含有 7-脱氢胆固醇,经阳光或紫外线照射后形成前维生素 D_3,然后再转变为维生素 D_3。内源性维生素 D 产生量的多少与季节、纬度、紫外线强度、年龄、暴露皮肤的面积和时间长短有关。所以多接触阳光,可使维生素 D 满足身体需要。

三、水溶性维生素

(一) 维生素 B_1

维生素 B_1 又称硫胺素,也称抗脚气病因子、抗神经炎因子等,是由一个含氨基的嘧啶环和一个含硫的噻唑环组成的化合物。

1. 理化性质与体内分布 维生素 B_1 常以盐酸盐的形式出现,为白色结晶,极易溶于水,不易溶于其他有机溶剂。维生素 B_1 固态形式比较稳定,一般在烹调温度下很少被破坏。水溶液呈酸性时稳定,在碱性环境中不耐热易被氧化失活,二氧化硫、亚硫酸盐等在中性介质中能加速维生素 B_1 分解破坏。不宜用亚硫酸盐作为防腐剂,或以二氧化硫熏蒸谷仓。正常成年人体内维生素 B_1 的含量为 25～30 mg,其中约 50% 在肌肉中。心脏、肝、肾和脑组织中含量亦较高。体内的维生素 B_1 中 80% 以焦磷酸硫胺素(thiaminpyrophosphate,TPP)形式贮存,10% 为三磷酸盐硫胺素(thiamintriphosphate,TTP),其他为单磷酸硫胺素(thiamin monophoshpate,TMP)。体内维生素 B_1 的生物半衰期为 9～18 天。如果膳食中缺乏维生素 B_1,在 1～2 周后人体组织中的维生素 B_1 含量就会降低。为保证维持组织中维生素 B_1 的正常含量,需要定期供给。

2. 生理功能与缺乏

1) 构成辅酶,维持体内正常代谢 维生素 B_1 在硫胺素焦磷酸激酶的作用下,与腺苷三磷酸(adenosine triphosphate,ATP)结合形成硫胺素焦磷酸(thiamine pyrophosphate,

TPP)。TPP是维生素B_1的活性形式,在体内构成α-酮酸脱氢酶体系和转酮醇酶的辅酶。

2) 抑制胆碱酯酶的活性,促进胃肠蠕动　维生素B_1可抑制胆碱酯酶对乙酰胆碱的水解。乙酰胆碱为副交感神经化学递质,有促进胃肠蠕动的作用。维生素B_1缺乏时胆碱酯酶活性增强,乙酰胆碱水解加速,因而胃肠蠕动缓慢、腺体分泌减少、食欲减退。

3) 对神经组织的作用　维生素B_1对神经组织的确切作用还不清楚,只是发现在神经组织以TPP含量最多,大部分位于线粒体,10%在细胞膜。目前认为硫胺素三磷酸酯(TrP)可能与膜钠离子通道有关。当TTP缺乏时渗透梯度无法维持,引起电解质与水转移。

4) 维生素B_1缺乏　由于维生素B_1摄入不足或机体吸收利用障碍,以及其他各种原因引起需要量增加等因素引起。维生素B_1缺乏初期症状轻,常有疲乏、淡漠、食欲差、恶心、忧郁、急躁、沮丧、腿麻木和心电图异常,一般分为:①干性脚气病,以多发性神经炎症状为主;②湿性脚气病,以水肿和心脏症状为主;③婴儿脚气病,以2～5月龄婴儿出现水肿、心脏扩大、心力衰竭、强直痉挛甚至死亡为主。

3. 吸收与代谢　食物中的维生素B_1有3种形式:游离形式、硫胺素焦磷酸酯和蛋白磷酸复合物。结合形式的维生素B_1在消化道裂解后被吸收,吸收的主要部位是空肠和回肠;浓度高时为被动扩散,浓度低时为主动吸收。主动吸收时需要钠离子及ATP,缺乏钠离子及ATP酶可抑制其吸收。大量饮茶会降低肠道对维生素B_1的吸收。酒中含有抗维生素B_1物质,摄入过量,也会降低维生素B_1的吸收和利用。此外,叶酸缺乏可导致吸收障碍。

维生素B_1进入小肠细胞后,在三磷酸腺苷作用下磷酸化成酯,其中约有80%磷酸化为TPP,10%磷酸化为胸苷三磷酸(thymidine triphosphate,TTP),其余为胸苷一磷酸(thymidine monophosphate,TMP)。在小肠的维生素B_1被磷酸化后,经门静脉被运送到肝脏,然后经血转运到各组织。血液中的维生素B_1约90%存在于血细胞中,其中90%在红细胞内。血清中的维生素B_1有20%～30%与白蛋白结合在一起。维生素B_1由尿排出,不能被肾小管再吸收,罕见人体维生素B_1的中毒现象,由尿中排出的多为游离型。尿中维生素B_1的排出量与摄入量有关。尿中维生素B_1的排出量随摄入量的增加而升高,并呈直线关系。

4. 营养状况评价

1) 红细胞转酮酶活力与TPP效应测定　维生素B_1不足,TPP效应在16%以上,＞25%为缺乏,＜15%为正常。

2) 尿负荷试验　成人一次口服5 mg维生素B_1后,收集测定4 h尿维生素B_1排出量。评价标准:＜100 μg为缺乏,100～199 μg为不足,≥200 μg为正常,≥400 μg为充足。

3) 24 h尿中维生素B_1排出量　40～150 μg为不足,＜40 μg为缺乏。

4) 任意一次尿中维生素B_1排出量与肌酐的比值　成人评价标准:＜27为缺乏,

27~65 为不足,66~129 为正常,>130 为充足。

5. 膳食参考摄入量 根据国内外研究结果,2013 年中国营养学会的《中国居民膳食营养素参考摄入量》提出,成人男性和女性维生素 B_1 的 RNI 分别为每日 1.4 mg 和 1.2 mg,UL 为每日 50 mg。

6. 食物来源

1) 动物性食物来源 维生素 B_1 含量丰富的有动物内脏(肝、心及肾)、瘦猪肉类。

2) 植物性食物来源 维生素 B_1 最为丰富的来源是葵花子仁、花生、大豆粉;其次为粗粮、小麦粉、小米、玉米、大米等谷类食物,蔬菜和水果中含量较少。

(二) 维生素 B_2

维生素 B_2 又称核黄素(riboflavine),由异咯嗪加核糖醇侧链组成,并有许多同系物。

1. 理化性质与体内分布 维生素 B_2 在水中的溶解性较差,在 27.5 ℃时每 100 ml 可溶解 12 mg。但其在 pH 值<1 时形成强酸盐,在 pH 值>10 时可形成强碱盐而易溶于水。维生素 B_2 的中性和弱碱性溶液为黄色。维生素 B_2 在强酸性溶液中稳定,碱性溶液中较不稳定。游离维生素 B_2 对光敏感,特别是紫外光照射下,可引起不可逆的分解。膳食中大部分维生素 B_2 是以黄素单核苷酸和黄素腺嘌呤二核苷酸辅酶形式和蛋白质结合形成黄素蛋白,一般在加工烹调过程中损失较少。进入胃后,在胃酸的作用下,黄素单核苷酸和黄素腺嘌呤二核苷酸与蛋白质分离,并通过磷酸化与脱磷酸化的主动过程快速吸收;进入血液后,一部分与白蛋白结合,大部分与其他蛋白质如免疫球蛋白结合运输。维生素 B_2 在生理浓度下,通过特殊载体蛋白进入人体组织器官细胞,高浓度情况下可通过扩散进入人体器官细胞。在体内大多数组织器官细胞内,一部分转化为黄素单核苷酸(flavin mononucleotide,FMN),大部分转化为黄素腺嘌呤二核苷酸(flavin adenine dinucleotide,FAD),然后与黄素蛋白结合。前者占维生素 B_2 量的 60%~95%,后者占维生素 B_2 量的 5%~22%,游离维生素 B_2 仅占 2%以下。肝、肾和心脏中结合型维生素 B_2 浓度最高;在视网膜、尿和奶中有较多的游离维生素 B_2;脑组织中维生素 B_2 的含量不高,其浓度相当稳定。

2. 生理功能与缺乏

1) 生理功能 维生素 B_2 以黄素酶辅酶形式参与许多代谢中的氧化还原反应,在细胞呼吸链中的能量产生中发挥作用,或直接参与氧化反应,或参与复杂的电子传递系统。黄素蛋白催化不同的化学反应,有依赖于嘧啶核苷酸和不依赖于嘧啶核苷酸的脱氢反应、含硫化合物的反应、羟化反应、氧化脱羧反应、氧气还原为过氧化氢等。很多黄素蛋白化合物含有金属,如铁、钼及锌,黄素通过与金属的结合调节单电子与双电子供体之间的传递。维生素 B_2 在氨基酸、脂肪酸和糖类的代谢中均起重要作用,可归纳如下几方面。

(1) 参与体内生物氧化与能量生成:维生素 B_2 在体内以 FAD、FMN 与特定蛋白质结合形成黄素蛋白,通过三羧酸循环中的一些酶及呼吸链等参与体内氧化还原反应与能量生成。

（2）FAD 和 FMN 分别作为辅酶参与色氨酸转变为烟酸和维生素 B_2 转变为磷酸吡哆醛的过程。

（3）FAD 作为谷胱甘肽还原酶的辅酶，参与体内抗氧化防御系统，维持还原性谷胱甘肽的浓度。由维生素 B_2 形成的 FAD 被谷胱甘肽还原酶及其辅酶利用，并有利于稳定其结构，还原型烟酰胺腺嘌呤二核苷酸磷酸（reduced nicotinamide adenine dinucleotide phosphate，NADPH）在一磷酸己糖旁路中由葡萄糖-6-磷酸脱氢酶产生，谷胱甘肽还原酶在 NADPH 消耗时，将氧化型谷胱甘肽转化为还原型谷胱甘肽，恢复其还原作用，如将过氧化氢转化为水等。

（4）与细胞色素 P450 结合，参与药物代谢，提高机体对环境应激反应能力。

2）维生素 B_2 缺乏　常引起眼球结膜充血，角膜周围血管增生，角膜与结膜相连处有时发生水泡。严重时角膜下部有溃疡，有睑缘炎、羞光、视物模糊、流泪等；口角湿白、裂隙、疼痛、溃疡（口角炎）；唇肿胀、裂隙、溃疡及色素沉着（唇炎）；舌疼痛、肿胀、红斑及舌乳头萎缩（舌炎），典型者全舌呈紫红色或红紫相间，出现中央红斑，边缘界线清楚的如地图样变化（地图舌）。部分患者还可能有阴囊炎或阴唇炎的表现；脂溢性皮炎，常见于鼻唇沟、下颌、眉间、腋下、腹股沟等处。维生素 B_2 缺乏还干扰铁在体内的吸收，引起缺铁性贫血。此外，严重维生素 B_2 缺乏可引起免疫功能低下和胎儿畸形。

3. 吸收与代谢　食物中维生素 B_2 与蛋白质形成的结合物进入消化道后，先在胃酸、蛋白酶的作用下，水解释放出黄素蛋白；然后在小肠上端磷酸酶和焦磷酸化酶的作用下，水解为游离维生素 B_2。维生素 B_2 在小肠上端以依赖 Na^+ 的主动转运方式吸收，饱和剂量为 $66.5\ \mu mol$（25 mg）。吸收后的维生素 B_2 中，绝大部分又很快在肠黏膜细胞内被黄素激酶磷酸化为 FMN，这一过程需由 ATP 供能。大肠也吸收一小部分维生素 B_2。许多因素可影响维生素 B_2 的吸收，如胃酸、胆汁酸盐有促进维生素 B_2 吸收的作用。维生素 B_2 摄入量与其吸收量成正比。氢氧化铁和氢氧化镁、酒精等可以干扰维生素 B_2 的肠道吸收。其他如咖啡因、糖精、铜、锌、铁离子等也影响维生素 B_2 的吸收。外周血液中的维生素 B_2 大部分与蛋白质结合，有小部分与免疫球蛋白 G（IgG）相结合转运。在生理浓度下，维生素 B_2 通过特异性载体蛋白进入细胞内；但在高浓度时，可通过扩散进入细胞内。正常成年人从膳食中摄入的维生素 B_2 有 $60\%\sim70\%$ 从尿液中排出。维生素 B_2 摄入过量后也很少在体内储存，主要随尿液排出；还可以从其他分泌物如汗液中排出，汗中维生素 B_2 的排出量约为摄食量的 3%。

4. 摄入过量的危害与毒性　从膳食中摄取过量维生素 B_2 的情况未见报道。有人一次性服用 60 mg 并同时静脉注射 11.6 mg 的维生素 B_2 未出现不良反应，这可能与人体对维生素 B_2 的吸收率低有关。机体对维生素 B_2 的吸收有上限，大剂量摄入并不能无限增加机体对维生素 B_2 的吸收。此外，过量吸收的维生素 B_2 也很快从尿中排出体外。

5. 营养状况评价

1）红细胞内谷胱甘肽还原酶活性测定　谷胱甘肽还原酶活性系数（AC 值）是指加 FAD 后谷胱甘肽还原酶活力除以不加 FAD 时谷胱甘肽还原酶活力的值，所得结果以活性系数 AC 表示。AC<1.2 为维生素 B_2 营养水平正常,1.2~1.3 为不足,>1.4 为缺乏。此法为灵敏的功能性指标,被广泛应用。

2) 负荷试验　口服 5 mg 维生素 B_2 后测定 4 h 负荷尿中维生素 B_2 排出量,评价机体维生素 B_2 的营养状况。以维生素 B_2>1 300 μg 为充裕,800~1 300 μg 为正常,400~799 μg 为不足,<400 μg 为缺乏。

3) 尿中维生素 B_2 与肌酐含量比值　在任意一次尿中,维生素 B_2 与肌酐比值<27 为缺乏,27~79 为不足,80~269 为正常,>270 为充足。

6. 膳食参考摄入量　机体维生素 B_2 需要量应从蛋白质和能量摄入量及机体代谢状况 3 个方面来考虑。有研究表明:体力活动增加,则尿中维生素 B_2 排出减少,血中红细胞谷胱甘肽还原酶活性系数下降;低脂肪、高糖类膳食使机体对维生素 B_2 需要量减少,高蛋白、低糖类膳食或高蛋白、高脂肪、低糖类膳食可使机体对维生素 B_2 需要量增加。中国营养学会推荐维生素 B_2 摄入量:成年男性为每日 1.4 mg,女性为每日 1.2 mg。

7. 食物来源

1) 动物性食物来源　维生素 B_2 含量丰富的主要有奶类、蛋类、各种肉类、动物内脏等。

2) 植物性食物来源　维生素 B_2 含量丰富的主要有谷类、蔬菜和水果等。

▣ 微视频 2-3　烟酸的膳食摄入与保健

▣ 拓展阅读 2-4　癞皮病

(三) 维生素 C

维生素 C 又称抗坏血酸,是一种含有 6 个碳原子的酸性多羟基化合物,具有有机酸的性质。

1. 理化性质与体内分布　维生素 C 在自然界有 L 型、D 型两种,D 型无生物活性。维生素 C 呈无色、无臭的片状结晶体,易溶于水。在酸性环境中稳定,遇空气中的氧、热、光、碱性物质,特别是有氧化酶及痕量铜、铁等金属离子存在时,可促进维生素 C 氧化破坏。氧化酶一般在蔬菜中含量较高,特别是黄瓜和白菜类;在柑橘类中含量较低。蔬菜在储存过程中,维生素 C 都有不同程度损失。但在某些植物中,特别是枣、刺梨等水果中含有生物类黄酮,能保护食物中维生素 C 的稳定性。在正常摄入量情况下,体内可贮存维生素 C 1.2~2.0 g,最大贮量为 3 g。维生素 C 分布在各个组织器官中,其中以肾上腺、脑、胰、脾、唾液腺及睾丸含量最高。

2. 生理功能与缺乏

1) 还原作用　维生素 C 是一种较强的还原剂,在体内氧化还原反应过程中发挥重要作用。主要作用包括:①促进抗体形成;②促进铁的吸收;③促进四氢叶酸形成;④维持巯基酶的活性;⑤清除自由基。

2) 胶原合成　维生素 C 可使脯氨酸羟化酶和赖氨酸羟化酶复合体中的铁为 2 价形式而保持酶的活性,并使脯氨酸和赖氨酸转化成羟脯氨酸与羟赖氨酸,后两者是胶原蛋白的重要成分。

3）降低胆固醇 维生素 C 还可在体内将胆固醇转变为溶于水的硫酸盐而增加排泄；参与肝中胆固醇的羟化作用，形成胆酸，从而降低胆固醇含量。

4）维生素 C 缺乏 可致坏血病。维生素 C 缺乏的早期症状是倦怠、疲乏、急躁、呼吸急促、牙龈疼痛出血、伤口愈合不良、关节肌肉短暂性疼痛、易骨折等；典型症状是牙龈肿胀出血、牙床溃烂、牙齿松动、毛细血管脆性增加；病情严重时可致皮下、肌肉和关节出血及血肿形成，出现贫血、肌肉纤维衰退、心脏衰竭，有致猝死的危险。维生素 C 缺乏还可引起胶原合成障碍，使骨有机质形成不良而导致骨质疏松。

3. 吸收与代谢 食物中的维生素 C 被人体小肠上段吸收，吸收量与其摄入量有关。摄入量为 30～60 mg 时，吸收率可达 100%；摄入量为 90 mg 时，吸收率降为 80% 左右；摄入量为 1 500、3 000 和 12 000 mg 时，吸收率分别下降至 49%、36% 和 16%。维生素 C 一旦被吸收，就分布到体内所有的水溶性结构中，其中以肾上腺、脑、胰、脾、唾液腺及睾丸含量最高。在正常情况下，维生素 C 绝大部分在体内经代谢分解成草酸或与硫酸结合随尿液排出，汗、粪便中也有少量。尿中排出量常受摄入量、体内储存量以及肾功能的制约，当大量维生素 C 摄入，而体内维生素 C 代谢池达饱和时，尿中排泄量与摄入量呈正相关。

4. 过量危害与毒性 尽管维生素 C 的毒性很小，但服用量过多可引起渗透性腹泻。当维生素 C 摄入量＜1 g 时，一般不引起高尿酸尿症；当维生素 C 摄入量≥1 g 时，尿酸排出明显增加。研究发现，每日服用 4 g 维生素 C，可使尿液中尿酸的排出增加 1 倍，并因此形成的尿酸盐结石增多。过量的维生素 C 还可引起宫颈黏液中糖蛋白二硫键改变，阻止精子穿透，造成不育。妊娠期服用过量的维生素 C 可能影响胚胎的发育。当每日摄入的维生素 C 在 2～8 g 时，可出现恶心、腹部痉挛、铁吸收过度、红细胞破坏及泌尿道结石等不良反应。

5. 营养状况评价 维生素 C 的营养状况可根据膳食摄入水平、临床缺乏症状、血和尿中的含量等进行评价。

1）血中维生素 C 含量 可测定血浆和白细胞中维生素 C 的含量。血浆维生素 C 的含量能反映近期维生素 C 摄入情况，但不能反映体内储存状况。血浆总维生素 C 含量评价为：＞4.0 mg/L 为正常，＜2.0 mg/L 可出现坏血病症状。白细胞中维生素 C 的含量能反映组织中维生素 C 的储存情况，不反映近期内维生素 C 的摄取量，一般认为每 10 g 白细胞中维生素 C 含量＜2 μg 为不足。

2）尿维生素 C 含量 可测定全日尿维生素 C 的含量和进行 4 h 负荷试验。4 h 负荷试验方法为：口服 500 mg 维生素 C 测定 4 h 尿中总维生素 C 的含量，＜3 mg 为缺乏，＞10 mg 为正常。

6. 膳食参考摄入量 维生素 C 需要量的研究结果显示，预防成人明显症状维生素 C 缺乏病的每日最低必需量是 10 mg。但这个摄入水平使体内维生素 C 储存很少。根据国内外调查研究资料，中国营养学会推荐维生素 C 摄入量：婴幼儿为每日 40～

50 mg，儿童为每日 65～90 mg，青少年和成人为每日 100 mg，孕妇为每日 100～115 mg，哺乳期妇女为每日 150 mg。

7. 食物来源

1) 动物性食物来源　在动物的内脏中也含有少量的维生素 C。

2) 植物性食物来源　维生素 C 的主要食物来源是新鲜蔬菜与水果。蔬菜中，如辣椒、茼蒿、苦瓜、豆角、菠菜、土豆、韭菜等中含量丰富；水果中，如酸枣、鲜枣、草莓、柑橘、柠檬等中含量最多。

四、其他维生素

其他维生素的理化性质、生理功能、缺乏症和主要食物来源见表 2-4。

表 2-4　其他几种维生素的理化性质、功能、缺乏症和主要食物来源

名称	理化性质	主要生理功能	缺乏症	主要食物来源
维生素 E（生育酚）	脂溶性，易氧化，酸性或无氧条件下稳定	(1) 抗氧化作用 (2) 保持红细胞完整性 (3) 调节体内某些物质的合成	(1) 新生儿溶血性贫血 (2) 红细胞脆性增加	(1) 肉奶蛋及鱼肝油含有，量较少 (2) 油料种子及植物油丰富，谷类、坚果、蔬菜有一定量
维生素 K	脂溶性	(1) 合成凝血因子 (2) 促进血液凝固	(1) 凝血过程障碍 (2) 凝血时间延长 (3) 新生儿颅内出血	(1) 动物肝 (2) 菠菜、甘蓝菜
维生素 PP（烟酸或尼克酸）	水溶性，对酸、碱、光、热稳定	(1) 是辅酶的组成成分 (2) 是氧化还原反应的递氢者	癞皮病	(1) 肝、肾、畜肉、鱼、奶、蛋等 (2) 粮谷类、花生、玉米
维生素 B₆	水溶性，空气中、酸性环境下稳定，易为碱破坏	(1) 参与氨基酸、脂肪酸代谢，参与色氨酸转变为烟酸 (2) 与某些激素有关	(1) 精神抑郁、易激动 (2) 脂溢性皮炎 (3) 婴儿出血等	(1) 肝脏、鱼类、畜禽类、蛋黄等 (2) 豆类、谷类、蔬菜
维生素 B₁₂（钴胺素）	水溶性、对热稳定；对强酸、强碱和光照敏感	(1) 参与一碳单位代谢 (2) 参与红细胞成熟 (3) 参与胆碱等合成	(1) 神经系统疾患 (2) 巨幼红细胞贫血	(1) 肝、肾、肉类 (2) 发酵食品
叶酸	水溶性	(1) 一碳单位的载体 (2) 促进红细胞生成 (3) 参与氨基酸代谢	(1) 巨幼红细胞贫血 (2) 神经系统疾患 (3) 胎儿畸形	(1) 牛肉、肝、肾、蛋 (2) 绿叶菜、土豆、菜花 (3) 酵母

拓展阅读2-5　类维生素物质

第七节　矿物质

人体是由多种元素组成的,除碳、氢、氧、氮构成蛋白质、脂类、糖类等有机物及水外,其余元素无论含量多少,统称为矿物质(mineral),亦称无机盐。凡体内含量在人体重量 0.01% 以上,每日需要量在 100 mg 以上的矿物质,称为常量元素,有钙、磷、镁、钾、钠、氯、硫 7 种。各种常量元素在人体新陈代谢过程中,每日都有一定量随各种途径,如粪、尿、汗、头发、指甲、皮肤及黏膜的脱落排出体外,因此必须通过膳食补充。凡体内含量在人体体重 0.01% 以下的矿物质,称为微量元素,有铜、铁、锌、锰、钴、硒等。

一、分类

按其生物学作用,联合国粮食及农业组织和世界卫生组织将矿物质分为以下三类。

(1) 人体必需微量元素,包括碘、锌、硒、铜、钼、铬、钴、铁共 8 种。

(2) 人体可能必需的微量元素,包括锰、硅、镍、硼、钒 5 种。

(3) 具有潜在毒性,但在低剂量时对人体可能具有必需功能的微量元素,包括氟、铅、镉、汞、砷、铝、锂及锡等。

人体必需微量元素是生物体内各种激素、维生素及核酸的重要组成部分,是许多酶系统的活化剂或辅助因子,参与生命物质的代谢过程。在美容护肤方面,也起着重要作用。当体内供应不足时,能引起体内新陈代谢障碍,造成皮肤功能障碍,影响人体皮肤健美。

二、常量矿物质元素

(一) 钙

钙是人体内最重要的且含量最多的元素成分之一,在人体内的总量达 1 200 g,其含量仅次于碳、氢、氧、氮,居第 5 位,约占人体质量的 1.4%。钙是生物必需的元素,对人体而言,无论肌肉、神经、体液和骨骼中,都有与 Ca^{2+} 结合的蛋白质。因此,人体中钙含量不足或过剩都会影响生长发育和健康。

1. 生理功能

1) 钙是构成骨骼和牙齿的成分　身体中 99% 的钙储存在人体的骨骼和牙齿中,剩余 1% 大部分呈离子状态存在于血液和软组织中。在成人骨骼内,成骨细胞与破骨细胞仍然活跃,钙的沉淀与溶解一直在不断进行。成人每日有 700 mg 钙在骨中进出,随着年龄的增加钙沉淀逐渐减慢。到了老年,钙的溶出占优势,因而骨质缓慢减少,就可能出现骨质疏松的现象。

2) 维持细胞膜的稳定性　钙对维持细胞膜的通透性及完整性是十分必要的。钙与细胞膜的某些蛋白质结合,能降低毛细血管和细胞膜的通透性,防止液体渗出,控制炎症与水肿。很多过敏性疾病,如哮喘、荨麻疹、湿疹都与缺钙有关。

3) 促进细胞信息传递 钙离子参与神经递质过程,当机体受到外界刺激时神经末梢就会释放出去甲肾上腺素和多巴胺-β-羟化酶,使神经系统处于兴奋状态。在神经冲动的传递过程中,轴突的电位变化也与钙离子有关,影响神经-肌肉的相互作用。

4) 参与凝血过程 钙作为凝血因子Ⅳ参与血液凝固,可催化凝血酶原,使其成为有活性的凝血酶,发挥凝血作用;将血纤维蛋白原转变为不溶性的血纤维蛋白的网状物,发挥止血功能。

5) 对多种酶有激活作用 钙离子对于许多参与细胞代谢的酶具有重要的调节作用,体内许多酶系统(如 ATP 酶、琥珀脱氢酶、脂肪酶、蛋白质分解酶等)在钙激活作用下活性增强。

6) 其他 钙能维持体液酸碱平衡及调节细胞的正常生理功能,参与激素的分泌,并增强骨骼肌和心肌的收缩力。

2. 缺乏与过量

1) 缺乏 人体中钙缺乏,在儿童可导致佝偻病,出现方颅、鸡胸、牙齿缺损等症;在成人则发生骨质疏松、骨质软化症,并可出现神经紧张、脾气急躁、烦躁不安等症;老年人则易患骨质疏松。血清钙含量不足可使神经肌肉兴奋性增高,引起抽搐。

2) 过量 钙摄入过量对人体会造成一定的损害。①引起奶碱综合征,典型症状包括高血钙症、碱中毒和肾功能障碍;②可使肾结石的发病危险性增加;③钙摄入过量还会干扰铁、锌、镁、磷等营养素的吸收和利用。

3. 人体各成长阶段需钙情况

1) 胎儿期 从胎儿第三个月开始,胎儿对钙的需要量骤然增加,母体低钙将直接影响胎儿的身高、体重、头颅、脊椎及四肢的发育。若母体继续缺钙,孕期会造成腿抽筋、流产、难产、骨盆畸形,甚至出现严重的产科并发症,如妊娠高血压、癫痫、蛋白尿、水肿等,严重危及胎儿和母亲的生命。孕妇孕期钙摄入量为每日 800~1 200 mg。当膳食钙摄入不足时,要及时补充。

2) 新生儿期(出生后 28 天内) 此阶段新生儿需要从母乳中摄取大量的钙营养,由于母乳中缺少维生素 D,如在出生 2 周后未及时补充,可能会出现低钙、惊厥、哮喘等危险症状。

3) 婴幼儿期出生至 3 岁 此阶段为人一生中代谢最旺盛的时期,大脑和身体迅速发育,乳牙长出,此时体内的钙量将直接影响到前期的生长发育。如果缺钙可能出现出牙迟、厌食、多汗、枕秃、鸡胸、膝内翻、膝外翻,并会发生上呼吸道感染、消化不良、肠炎等,给生活和成长带来不便。

4) 学龄前期至青少年期(3~18 岁) 此阶段人成长速度较快,脑的重量增加,脑的内部结构发育完全,恒牙长出,神经系统发育成熟。到青春期后,骨骺逐渐愈合,身高的增长开始变慢并逐渐停止,补钙错过这个阶段,将直接影响到成年后的健康状态。

5）成人期（18～45 岁）　此阶段体内骨钙储存达到最高峰,但由于工作、学习、生活的压力加大,会消耗掉体内大量的钙,这一时期如果不及时补钙,将会引发各种老年性疾病。

6）中老年期（45 岁以后）　随着年龄的增长,体内大量的钙营养被消耗,需从骨骼中将钙调入血液,骨密度下降导致骨质疏松症。老年人骨钙丢失可达 30%～50%,长期地将骨钙调入血液,可能导致血管、组织、细胞内的钙量增加。随之,血管壁、心肌、肾脏中钙沉积,导致周身麻木、神经衰弱、情感淡漠、便秘、嗜睡、性功能减退、动脉硬化、冠心病、糖尿病、结石症、肿瘤等多种老年性疾病。此时,甲状腺的 C 细胞会分泌降钙素促进骨钙还原,在还原过程中又形成了游离钙在大骨节边缘的异位沉积,即骨质增生。也就是说,骨质增生是由于缺钙而引起的。这些病理和生理变化致使很多中老年人的生活受到困扰。

4. 影响因素

1）促进吸收的因素　维生素 D 是促进钙吸收的重要因素。某些氨基酸（如赖氨酸、精氨酸等）能与钙形成可溶性钙盐,有利于钙的吸收;乳糖能与钙螯合成低分子可溶性物质,促进钙吸收;膳食中钙、磷比例适宜时,也有利于两者的吸收。

2）妨碍吸收的因素　谷类和某些蔬菜中的植酸、草酸等与钙结合成不溶性的钙盐,降低钙的吸收率;脂肪过多或脂肪消化不良时,未被吸收的脂肪酸与钙结合成钙皂而影响其吸收;某些药物（如抗酸药、四环素等）也可干扰钙的吸收;不良的饮食习惯（包括吸烟、喝酒、碳酸饮料、高盐摄食等）也能够阻止人体对钙的吸收或促使体内钙的流失增多。

5. 参考摄入量与食物来源　2013 年中国营养学会钙的推荐摄入量:成人为每日 800 mg,孕妇为每日 800～1 200 mg,哺乳期妇女为每日 1 200 mg。成人钙的可耐受最高摄入量为每日 2 000 mg。

食物来源中奶及奶制品含钙量丰富且吸收率高。小虾皮、鱼、海带、坚果类、芝麻酱中含钙量也很高,豆类特别是黄豆、黑豆中含钙量丰富。绿色蔬菜如甘蓝菜、花椰菜也是钙的较好来源,必要时可补充钙剂。谷物、肉类和禽类含钙不多。充分磨碎的动物骨粉是一种可利用的钙源,因为其含钙量约为 20%,吸收率约为 70%。蛋壳粉含大量钙,把蛋壳磨成粉末撒到食物或水中食用,可以很好地补充钙。

（二）磷

磷是人体含量较多的元素之一,成人体内磷含量约为 650 g,约占体重 1%。磷是细胞膜和核酸的组成成分,也是骨骼的必需构成物质。人体内的磷有 85%～90% 以羟基磷灰石形式存于骨骼和牙齿中,其余 10%～15% 与蛋白质、脂肪、糖类及其他有机物结合,分布在细胞膜、骨骼肌、皮肤、神经组织及体液中。在细胞膜和软组织中的磷大部分以有机磷脂形式存在,少部分以磷蛋白和磷脂等形式存在,而骨骼中的磷主要为无机磷酸盐。

1. 生理功能

1）构成骨骼和牙齿　磷和钙一样,也是构成骨骼和牙齿的重要材料。钙与磷结合为磷酸钙,存在于骨骼中。少量的磷还与蛋白质、脂肪、糖类及其他有机物质结合构成软组织。

2）构成细胞的原料　磷是组成细胞核蛋白质的一种主要成分,尤其以神经细胞最为需要。另外,磷也是磷脂、辅酶等的组成原料。如磷是核糖核酸和脱氧核糖核酸的组成成分,磷脂是细胞膜的必需成分。

3）参与代谢过程　磷是体内 ATP、GTP、CTP 等核苷酸的组成部分,对于能量代谢有直接的影响。此外,磷还是体内许多酶反应的辅助因子之一,能促进蛋白质、脂肪和糖类等物质的代谢,对于新陈代谢起到重要调节作用。

4）参与酸碱平衡的调节　磷可以磷酸盐的形式存在,对维持血液的酸碱平衡有重要作用。

2. 缺乏与过量

1）缺乏　几乎所有食物均含有磷,所以磷缺乏较少见。临床所见磷缺乏患者大多是长期使用大量抗酸药或禁食者。当人体因消化吸收不好或肾脏病排磷过多时,就会出现缺磷,主要表现为衰弱、食欲下降、骨骼疼痛,并可导致佝偻病和骨质软化症,甚至造成组织缺氧、细胞破裂出血。缺磷可通过补充维生素 D 得到调节。

2）过量　过量的磷酸盐可引起低血钙症,导致神经兴奋性增强,手足抽搐和惊厥。如果磷每日摄取量超过 12 g 时,就会在人体内产生毒性而引起低钙血症。如果长期过量摄取,就会破坏人体内其他矿物质的平衡,从而出现骨质疏松等各种相关疾病。体内的磷长期过量,可能会造成精神不振,严重者甚至会精神崩溃。

3. 适宜摄入量、吸收影响因素及食物来源　2013 年中国营养学会推荐:成人磷的 RNI 为每日 720 mg,考虑妊娠期因机体对磷的吸收增加及哺乳期无须增加磷的摄入量,所以孕妇和哺乳期妇女磷的 AI 也定为每日 720 mg。理论上膳食中钙、磷比例维持在 1:1～1:5 较好,不宜低于 0.5。

影响磷吸收的因素很多,总体上说和影响钙吸收的因素有很多相似之处。例如,维生素 D 可以促进吸收。

磷在食物中广泛存在,瘦肉、禽、蛋、鱼、坚果、油料种子、豆类等均是磷的良好食物来源。谷类食物中的磷主要以植酸磷形式存在,其与钙结合不易吸收。

三、微量矿物质元素

(一) 铁

铁是人体中必需微量元素含量最多的一种,也是微量元素中最容易缺乏的元素。成人体内含有 3～5 g,60%～70% 存在于血红蛋白中,1% 存在含铁酶类、辅助因子及运载体中,被称为功能性铁,其余 26%～30% 为贮备铁。体内储备性铁有两种形式,即铁蛋白和含铁血黄素,主要存在于肝、脾和骨髓中。近端小肠(十二指肠和空肠)是铁吸收的主要部位,也是调节铁平衡的一个关键环节。铁蛋白反映机体铁的贮量,是衡量人体铁营养状况的指标。含铁血黄素为机体铁过量的表现形式,多见于溶血性贫血。

1. 生理功能

1）参与体内氧的运送和组织呼吸过程　铁是构成血红蛋白、肌红蛋白、细胞色素以及多种氧化酶的重要成分,因此铁在参与体内氧的运送和组织呼吸过程中起着十分重要的作用。血红蛋白为红细胞的主要成分,具有携带氧的功能,参与体内氧的交换及组织呼吸,为细胞提供生命活动的能量来源。肌红蛋白是在肌肉组织中起转运和储存氧的作用;细胞色素为含血红素的化合物,对细胞呼吸和能量代谢具有重要作用。铁缺乏会引起血红素及血红蛋白合成障碍,使血液中氧的运输发生障碍,导致组织低氧,并引起小细胞低色素性贫血。铁还参与体内氧化-还原反应和质子、电子的传送作用,在呼吸链中亦发挥重要功能。

2) 维持正常的造血功能 红细胞中的铁约含机体总量的 2/3,缺铁可影响血红蛋白质的合成甚至幼红细胞的增殖。所以,铁能够维持正常的造血功能。很多研究表明,缺铁时肝脏内脱氧核糖核酸(DNA)的合成将受到抑制,肝脏的发育减慢,肝细胞及其他细胞内的线粒体与微粒体发生异常,细胞色素 C 的含量减少,造成蛋白质的合成和能量减少,进而发生贫血和身高、体重发育不良等。

3) 维持正常的免疫功能 铁与免疫的关系也比较密切。有研究表明,铁可以提高机体的免疫力,增加中性粒细胞和吞噬细胞的吞噬功能,同时也可使机体的抗感染能力增强。缺铁可引起淋巴细胞减少和自然杀伤细胞活性降低,在补充铁后免疫功能可以得到改善。

2. 缺乏与过量

1) 缺乏 机体缺铁会导致缺铁性贫血,特别是婴幼儿、孕妇及哺乳期妇女更易发生。临床表现为食欲减退、烦躁、乏力、面色苍白、头晕、眼花、指甲脆薄、反甲、免疫功能低下等;儿童还可出现虚胖、肝脾肿大、精神不能集中等。

2) 过量 长期摄入过量或误服过量的铁制剂可导致急、慢性铁中毒。

(1)急性铁中毒:多发生在儿童,主要原因是误服。临床主要表现为上腹部不适、腹痛、恶心呕吐、腹泻黑便。

(2)慢性铁中毒:多发生在中老年人,主要原因是长期服用铁制剂或从食物中摄铁过多,使体内铁总量超过正常的 10～20 倍。临床主要表现为肝、脾有大量铁沉着,肝硬化、骨质疏松、软骨钙化、皮肤呈棕黑色或灰暗、胰岛素分泌减少而导致糖尿病。

3. 适宜摄入量、吸收影响因素及食物来源 中国营养学会建议铁的适宜摄入量:成人男性为每日 12 mg,女性为每日 20 mg;孕妇及乳母为每日 24～29 mg;老年人为每日 12 mg;成人可耐受最高摄入量为每日 42 mg。

影响铁吸收的因素非常多,胃酸与胆汁都具有增进铁吸收的功效。维生素 C、半胱氨酸、肉鱼禽类中的肉类因子、核黄素、葡萄糖和柠檬酸等也有促进铁吸收的作用。动物性食品中的铁主要以血红素铁的形式存在,吸收率较高;而植物性食品中的铁以非血红素铁的形式存在,易与植酸和草酸结合形成不溶性铁盐,故吸收率低。胃中胃酸缺乏或服用抗生素、酸性药物时,不利于 Fe^{3+} 的释放,阻碍了铁的吸收。

铁的良好来源为动物肝脏、动物全血、畜禽肉类、鱼类等。蔬菜、牛奶及奶制品含铁量不高,而且生物利用率低。

（二）锌

成年人体内含锌量为 2～2.5 g，在皮肤中的含量占全身含量的 20%，还有部分存在于骨骼、牙齿、肌肉、肝、肾、心、胰、睾丸、肺、脑、肾上腺等器官，血液中的锌主要存在于含锌酶中。

1. 锌的生理功能及缺乏症

1）参与体内酶的构成　锌是人体许多金属酶的组成部分或激活剂，碳酸酐酶、碱性磷酸酶、乳酸脱氢酶、羧肽酶、RNA 聚合酶、DNA 聚合酶等多种酶的活性与锌相关，这些酶在组织呼吸、能量代谢及抗氧化过程中发挥重要作用。

2）促进生长发育和组织再生　锌参与体内蛋白质和核酸合成，以及细胞生长、分裂和分化的过程。缺锌可引起 RNA、DNA 及蛋白质的合成障碍，细胞分裂减少，导致生长停滞。锌对胎儿生长发育、促进性器官和性机能发育均具有重要调节作用。临床上缺锌时会引起食欲减退、生长发育停滞、性器官发育不全、性功能低下、创伤愈合迟缓。

3）促进机体免疫功能　锌能增强体液及细胞免疫功能，加强吞噬细胞的吞噬能力及趋向性，并可促成淋巴细胞有丝分裂，通过控制免疫调节因子的分泌和产生，增加 T 细胞的数量和活力，所以对机体免疫功能具有调节作用。缺锌可引起胸腺萎缩，脾脏减轻，胸腺激素生成减少，使淋巴细胞、自然杀伤细胞、中性粒细胞的功能减弱，细胞介导免疫改变。

4）维持细胞膜结构　锌可与细胞膜上各种基团、受体等作用，增强膜稳定性和抗氧自由基的能力。缺锌可造成细胞膜的氧化损伤、结构变形，以及膜内载体和运载蛋白的功能改变。对于糖尿病患者而言，锌缺乏时胰岛素活性降低，细胞膜稳定性下降，胰腺细胞溶酶体的外膜破裂造成细胞自溶，加重患者病情。

此外，锌与唾液蛋白结合成味觉素可增进食欲。儿童缺锌可表现为生理性生长缓慢、食欲降低，甚至异食癖。锌对视力和皮肤具有保护作用，缺锌可导致夜盲症，严重时会造成角膜炎。人体缺锌会导致皮肤干燥粗糙和上皮角化。急性锌缺乏时，以皮肤症状为主，四肢末端、口腔周围、眼睑、肛门周围或外阴部以及易受机械刺激的部位糜烂、形成水疱和脓疱，并出现毛发脱落。慢性锌缺乏时，皮肤干燥粗糙，易生痤疮，伤口愈合缓慢。

2. 锌的参考摄入量及食物来源　中国营养学会膳食参考锌推荐摄入量：成年男性为每日 12.5 mg，女性为每日 7.5 mg；孕妇（中后期）为每日 9.5 mg，哺乳期妇女为每日 12 mg。

锌在食物中的来源很广泛，存在于各种自然食物中，一般情况下完全可以满足人体对锌的基本需求而不会引起缺乏。但一般植物性食物和蔬菜水果中锌含量较低。贝壳类海产品、红色肉类和动物内脏都是锌的良好来源，如牡蛎、鲱鱼等海产品含锌丰富，其次是肉、肝、蛋类食品。干果类、谷类胚芽、麦麸、奶酪、虾、燕麦和花生等也富含锌。

（三）硒

硒在人体内总量为 14～20 mg，广泛分布于组织和器官中，在肝和肾中浓度最高，其次为肌肉、骨骼与血液,脂肪组织中硒的浓度最低。血液、毛发及末梢神经组织(如指甲)中的硒常可反映体内硒的营养状况。体内大部分硒主要以硒半胱氨酸和硒蛋氨酸两种形式存在。硒蛋氨酸在体内不能合成,主要来自膳食。硒半胱氨酸为具有生物活性的化合物。

1. 硒的生理功能及缺乏症

1)抗氧化作用　硒是构成谷胱甘肽过氧化酶(glutathione peroxidase,GSH - PX)的重要组成成分。GSH - PX 是维护健康、防治某些疾病所必需,在体内具有抗氧化功能,能够清除体内脂质过氧化物、阻断活性氧和自由基的损伤作用,使得细胞膜和细胞免于过氧化物的损害,保证了细胞的正常分裂过程,维持细胞功能正常。

2)对有毒重金属的解毒作用　硒和部分有毒的重金属(汞、铅、镉等)有较强的亲和力,硒与其形成金属-硒-蛋白质复合物而起到解毒作用,并促进有毒金属排出体外。

3)保护心血管和心肌的健康　调查发现,心血管疾病的发病与低硒有关。动物实验证明,硒可防止心肌纤维化,改善心室收缩和舒张性能,调整心律。硒降低血液胆固醇及三酰甘油水平,防止动脉粥样硬化,降低血黏度,减少血栓形成。调查发现,机体缺硒可引起以心肌损害为特征的克山病,硒的缺乏还可以引起脂质过氧化反应增强,导致心肌纤维坏死、心肌小动脉和毛细血管损伤。

此外,硒还有促进生长、抗衰老、提高免疫力、抗肿瘤作用,能够保护视觉器官,改善和提高视力。当体内硒含量不足时,可能诱发晶状体混浊而致白内障。流行病学调查发现,硒缺乏地区肿瘤发病率明显增高。

2. 硒的参考摄入量及食物来源　中国营养学会膳食参考硒推荐摄入量:成人为每日 $60\,\mu g$,孕妇为每日 $65\,\mu g$。成人可耐受硒的最高摄入量为每日 $400\,\mu g$。

硒的良好来源是海洋食物和动物的肝、肾及肉类。谷类和其他种子的硒含量依赖其生长的土壤,因环境不同而差异较大。蔬菜和水果含硒量甚微。日常生活中,可在海产品、动物内脏、谷类、禽、鱼、肉、奶类、蛋、香菇、木耳、芝麻等食物中获得硒。

(四)其他矿物质

人体所需矿物质包括必需常量矿物质(如钙、镁、钾、钠、磷、硫、氯)和必需微量矿物质(如铁、锌、铜、锰、钴、钼、硒、碘、铬、硅、氟、矾、锡、镍等)。表 2 - 5 列举了部分其他矿物质的主要生理功能及食物来源。

表 2 - 5　部分矿物质的主要生理功能及食物来源

名称	主要生理功能	来源
镁	构成骨牙,调节神经、肌肉兴奋性,激活多种酶,维持酸碱平衡	粮谷类、大豆、紫菜、动物内脏
钠	参与人体内水分的代谢维持细胞内外渗透压、酸碱平衡,对肌肉和心脏活动也起着调节作用	烹调用盐、酱油、盐腌食品

（续表）

名称	主要生理功能	来源
钾	细胞内液主要正离子,维持渗透压、调节酸碱平衡,维持心肌的兴奋性、传导性、自律性	蔬菜、水果、豆类等植物性食物
氯	氯和钠、钾形成化合物在体内维持血液酸碱平衡,调节渗透压,胃酸主要成分,激活唾液淀粉酶	食盐、酱油、盐腌食品、鱼类、肉类、植物类食品
硫	参与构成蛋氨酸、胱氨酸、半胱氨酸等多种蛋白质和营养物质	肉禽鱼蛋类、谷类、豆类、薯类、坚果、蔬菜、天然水
碘	甲状腺素成分,参与能量代谢,缺乏病主要是地方性甲状腺肿和地方性克汀病	碘化食盐、海带、紫菜、海参、海鱼等海产食物
铜	含铜金属酶、酮蛋白成分,促进血红蛋白合成	牡蛎、动物肝、鱼、绿色蔬菜
锰	为多种酶辅基成分,与性激素有关,与蛋白质及DNA合成有关	粮谷、豆类、绿色蔬菜
铬	糖耐量因子,激活胰岛素,参与核蛋白合成	啤酒酵母、肝、牛肉、粗粮
钴	维生素 B_{12} 成分,促进红细胞生成	肉、肝、肾、白菜、小米
氟	骨骼和牙齿的成分	饮水、茶叶

第八节　水

水是维持生命的重要物质,是构成机体的主要成分之一,具有调节人体生理功能的重要作用。

一、水的生理功能

(一) 构成机体组织的重要成分

水是人体中含量最多的营养素。成人体内水分含量约占体重的 65%（新生儿含水量可达体重的 80%）,血液中含水量占 80% 以上。水广泛分布在组织细胞内外,是人体内环境的主要组成。

(二) 参与机体新陈代谢

水的溶解力很强,可使水溶性物质以溶解状态和电解质离子状态存在,甚至一些脂肪和蛋白质也能在适当条件下溶解于水中,构成乳浊液或胶体溶液;水不仅是体内生化反应的介质,而且水本身也参与体内氧化、还原、合成、分解等化学反应;水具有较强的流动性,在消化、吸收、循环、排泄过程中,可协助加速营养物质的运送和废物的排泄,使人体内新陈代谢和生理化学反应得以顺利进行。

（三）调节机体体温

水的比热值大，1 g 水升高或降低 1 ℃需要约 4.2 J 的能量，大量的水可吸收代谢过程中产生的能量，使体温不至于显著升高。水的蒸发热大，在体温 37 ℃的条件下，蒸发 1 g 水可带走 2.4 kJ 的能量。因此，在高温下体热可随水分经皮肤蒸发散热，以维持人体体温的恒定。当人体缺水时，多余的能量就难以及时散出，从而引发中暑。

（四）润滑滋润

在关节、韧带、肌肉以及胸腔、腹腔和胃肠道等部位，都存在一定量的水分。由于水的黏度小，可作为润滑剂使体内摩擦部位润滑，减少体内脏器的摩擦，防止损伤，对器官、关节、肌肉、组织能起到缓冲、润滑、保护的作用。

同时水还有滋润功能，使身体细胞经常处于湿润状态，保持肌肤丰满柔软。定时、定量补水，会让皮肤特别水润、饱满、有弹性。

（五）稀释和排毒

机体代谢不可避免地会产生一些毒素（或有害成分），人体排毒必须有水的参与。没有足够的水，毒素就难以有效排出，淤积在体内，就容易引发痤疮。

此外，水分还能够维持机体的渗透压和酸碱平衡。

二、人体水平衡及调节

在正常情况下，人体摄入的水和排出的水保持着动态平衡，每日约为 2 500 ml 左右。人体内储留过多的水或失水过多，都会影响人体正常生理功能。

（一）水的摄入

人体水分的摄入主要有饮用水、食物水和代谢水 3 条途径。

1. 饮用水　成人每日饮用水、茶、汤、乳制品或其他饮料，人体可获得水约 1 200 ml。

2. 食物水　人体摄入的食物中含有一定量的水分，成人一般每日从食物中可获得水约 1 000 ml。

3. 代谢水　是体内蛋白质、脂肪、糖类代谢时氧化产生的水。据测定每 100 g 蛋白质产生 41 ml 水，每 100 g 脂肪产生 107 ml 水，每 100 g 糖类产生 60 ml 水。每日体内代谢水的总量约为 300 ml。

（二）水的排出

人体水分主要通过尿液、粪便、皮肤和呼吸 4 条途径排出体外，其中主要以尿液方式排出。一般成人每日通过尿液排出水分约 1 500 ml，通过粪便排出水分约 150 ml，通过皮肤蒸发水分约 500 ml，通过肺部呼吸排出水分约 350 ml。每日总排水量约为 2 500 ml。

（三）水平衡的调节

通常情况下，人体每日都要摄入和排出一定量水分，当摄入水与排出水的量相当时,机体水分即处于平衡状态。体内水平衡是一个动态平衡。

体内水的平衡受下丘脑分泌、神经垂体释放的抗利尿激素及肾调节。在特殊条件下(如高温环境)或特殊人群(如胃肠道炎症患者),由于体内失水过多时就会引起细胞外液渗透压升高,刺激下丘脑渗透压感受器,一方面产生兴奋并传至大脑皮层,通过产生口渴的感觉直接激发饮水行为;另一方面刺激由下丘脑神经细胞分泌并由垂体后叶释放的抗利尿激素增加,促进肾小管和集合管对水的重吸收来减少水的排出。相反,当机体内水分过多时,则排尿量增加。

电解质与体内水的平衡也有重要关系。如细胞内钠含量增大时,水进入细胞引起水肿;反之,当出汗过多钠丢失严重时,水量减少而引起机体缺水。钾则与钠有拮抗作用。

三、水与健康

水是生命之源,对机体健康有着特殊意义。机体断食至体脂和蛋白质耗损 50% 时才会死亡,而失水 10% 即可危及生命。除此以外,水还有治疗常见病的功能。比如,清晨一杯凉的白开水可治疗色斑;餐后半小时喝一些水,可以减肥;热水具有按摩作用,是强效安神剂,可以缓解失眠;大口大口地喝水可以缓解便秘;睡前一杯水对心脏有好处;恶心的时候可以用盐水催吐。

水质不良可以引起健康损害及疾病。如水质硬度过高容易导致结石,受污染的水源能够传播介水传染病等。

▱ 拓展阅读 2-6　饮用水的基本卫生要求

▱ 微视频 2-4　水的平衡与调节

四、水的需要量及来源

机体水的需要量受年龄、体重、身体活动情况、膳食、外界温度以及健康状况等因素影响。一般年龄越大每千克体重需要的水量相对较少。中国营养学会颁布的《中国居民膳食营养素参考摄入量(2013)》推荐,成人每日饮水 1 500～1 700 ml。

▱ 拓展阅读 2-7　植物化合物

(陈建勇、曹新红、李焕勇)

数字课程学习

▱ ○PPT 课件　○导入案例解析　○复习与自测　○更多内容……

第三章　食物营养与食品卫生

章前引言

　　食物是人类获取各种营养素和能量的基本来源,是人类赖以生存发展的物质基础。自然界中存在着数百种可供人类食用的天然食物,主要来源有两种:动物性食物和植物性食物。人类利用天然食物作为原料又生产出多种多样、不同特色的加工食物。不同种类的食物提供的营养价值也各不相同,除了母乳能满足4～6月以内婴儿的营养需求外,几乎没有任何一种单一类别的食物能提供满足人体营养需求的所有营养物质。不同食物的营养缺陷与优势各不相同,科学搭配、充分利用不同食物资源的互补作用、最大限度减少食物中营养素的流失,显得颇为重要。因此,提倡人们广泛食用多种食物、科学规划食物搭配、合理配置平衡膳食,以促进机体健康、预防各类疾病。

学习目标

1. 描述各类常见食物的营养特点。
2. 判断加工、烹调方式对食物营养价值的影响。
3. 简述食品污染的常见原因以及危害。
4. 简述食物中毒的常见原因及其预防措施。
5. 正确选购无公害农产品、绿色食品和有机食品。
6. 指导老年人合理选择安全食品。

▶ 思政小课堂　中国人的饭碗要端在自己手中

思维导图

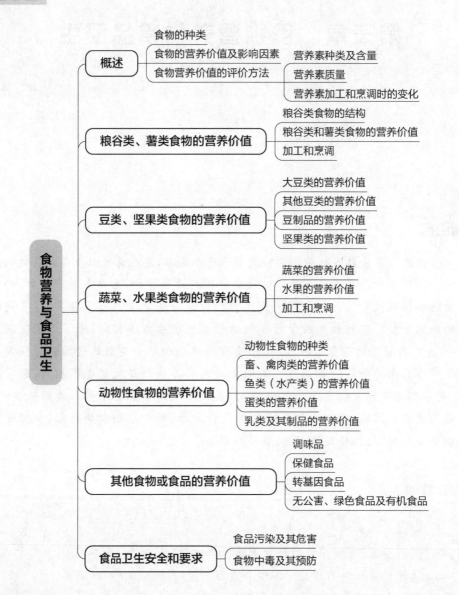

案例导入

  《中国居民膳食指南科学研究报告(2021)》中指出,受社会经济发展水平不平衡、人口老龄化和不健康饮食生活方式等因素的影响,我国仍存在一些亟待解决的营养健康问题。膳食不平衡的问题突出,如高油高盐摄入在我国仍普遍存在,全谷物、深色蔬菜、水果、奶类、鱼虾类和大豆类摄入普遍不足。此外,城乡之间发展不平衡,农村居民奶类、水果、水产品等食物的摄入量仍明显低于城市居民。各类食物摄入量过高或过低与疾病风险密切相关。因此,正确把握各类食物的营养价值、合理搭配,对居民健康意义重大。

问题:

1. 常见的膳食结构有哪些? 膳食结构与慢性病发生之间有什么联系?
2. 合理膳食的基本要求有哪些?

第一节　概　述

一、食物的种类

在营养学上,一般将食物分为谷薯类、豆类和坚果类、蔬菜和水果类、动物性食物、纯能量食物五大类。

第一类为谷薯类。谷类(grain)包括小麦、大米、玉米等,薯类(tuber)包括马铃薯、甘薯、木薯等。此类食物主要为机体提供糖类、蛋白质、膳食纤维、矿物质及 B 族维生素。

第二类为豆类和坚果类。豆类包括大豆类和其他豆类两种。其中大豆类和坚果类主要包括黄豆、黑豆、青豆、花生、腰果、核桃等,主要为机体提供蛋白质、脂肪、膳食纤维、矿物质、B 族维生素和维生素 E。其他豆类如红小豆、绿豆、芸豆、花豆等常作为主食的材料,与谷薯类的营养特点相似。

第三类为蔬菜和水果类。此类食物主要为机体提供膳食纤维、矿物质和必需的多种维生素等。

第四类为动物性食物,包括畜、禽、乳、蛋类、水产品等。此类食物主要为机体提供蛋白质、脂肪、矿物质、B 族维生素、维生素 A 和维生素 D。

第五类为纯能量食物,包括动植物油、淀粉、食用糖和酒类,主要为机体提供能量。

二、食物的营养价值及影响因素

食物的营养价值是指某种食物所含营养素和能量能满足人体营养需求的程度。食物营养价值的高低取决于该食物中营养素的数量是否充足、种类是否齐全、各营养素之间的配比是否适宜,以及各类营养素是否易于被消化吸收。

除此之外,食物营养价值的高低很大程度上还受到食物的产地、品种、气候、加工、烹调和储藏方法的影响。食物经过加工和烹调,可以起到杀菌和增进食物色、香、味的作用,提高营养素的消化吸收率。同时也可能破坏了某些重要的营养素,从而降低食物的营养价值。食物在储藏期间,营养素的含量可能会发生变化,某些特殊食物因储藏不当会导致鲜度和品质均发生改变,大大降低食物的营养价值。因此,应尽可能选择合理的加工、烹调及储藏方法,最大限度保护食物中的营养素,提高食物的营养价值。

三、食物营养价值的评价方法

食物的营养价值可以从营养素的种类、含量、质量、加工烹调过程中营养素的变化等几个方面来进行评价。

(一)营养素种类及含量

在评价食物的营养价值时,首先考虑的是食物中营养素的种类和含量。若食物中含有的营养素种类和含量与人体的需求较为吻合,该食物的营养价值就较高。通常可以采用化学分析法、仪器分析法、查阅食物成分表等方法初步评定食物的营养价值。

(二)营养素质量

食物中营养素的种类和含量是重要的评价指标,营养素的质量也同等重要。评价营养素质量高低的标准是机体对营养素进行消化、吸收与利用的程度。

营养质量指数(index of nutrition quality,INQ)是常用的评价食物营养价值的重要指标,是指某食物中营养素能满足人体营养需要的程度(营养素密度)与该食物能满足人体能量需要的程度(能量密度)的比值。具体公式如下:

$$INQ = \frac{某营养素密度}{能量密度} = \frac{某营养素含量 / 该营养素参考摄入量}{所产生能量 / 能量参考摄入量}$$

INQ=1,说明食物中该营养素的供给能力与能量供给能力达到平衡。INQ>1,表示食物中该营养素的供给量高于能量,为营养价值高。INQ<1,说明此食物中该营养素的供给量少于能量供给量,为营养价值低;若长期食用此类食物,机体可能发生营养素不足或能量过剩。

(三)营养素加工烹调时的变化

食物经过加工和烹调,可能起到改变其感官性状,有利于消化吸收的作用;同时也可能损失某些重要的营养素,从而降低食物的营养价值。如米、面在加工过程中过于精细化,或者食用前频繁淘洗都会大大减少B族维生素的含量;蔬菜和水果先切后洗会丢失一部分维生素C。因此,食物的加工与烹调方法会影响其营养价值的高低。

第二节　粮谷类、薯类食物的营养价值

粮谷类食物在我国居民膳食中膳食的构成比例较大,占有重要的地位。主要包括小麦、大米、玉米、小米及高粱等,北方以小麦为主,南方以大米为主,也被称为主食。

一、粮谷类食物的结构

各种谷类籽粒组织结构基本相似,从外向内由4个部分组成:谷皮、糊粉层、胚乳和谷胚(图3-1)。谷皮外面包裹着种皮和谷壳,加工时一般会做脱壳处理。

谷皮是谷粒的外壳,主要由纤维素、半纤维素等组成,含有较多矿物质和脂肪。糊粉层位于谷皮与胚乳之间,含有较多蛋白质、矿物质及多种B族维生素,但在碾磨处理中易与谷皮同时脱落,降低其营养价值。胚乳是谷类的主要部分,含有大量淀粉和较多蛋白质以及少量的脂肪和矿物质。谷胚位于谷粒一端,富含脂肪、蛋白质、矿物质、B族维生素和维生素E,胚芽质地较软而有韧性,不易粉碎,加工时易与胚乳脱离而混入糠麸,降低其营养价值。

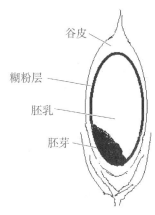

图3-1 谷类籽粒的结构图

谷皮
糊粉层
胚乳
胚芽

二、粮谷类和薯类食物的营养价值

(一)粮谷类食物的营养价值

1. **蛋白质** 含量通常为7.5%～15%,因品种、气候、地区及加工方法的不同而异。根据溶解度分类,蛋白质主要分为四种类型,即清蛋白、球蛋白、醇溶蛋白、谷蛋白,其中醇溶蛋白和谷蛋白含量丰富。通常谷类蛋白质的必需氨基酸组成不平衡,赖氨酸含量低,是谷类食物的第一限制氨基酸;有些谷类中苏氨酸、色氨酸、苯丙氨酸等含量也偏低。因此,谷类蛋白的营养价值往往低于动物性食物。由于谷类食物在居民膳食中占比较高,也是蛋白质的重要来源,为提高谷类蛋白质的营养价值,通常用蛋白质互补和氨基酸强化的方法。如将谷类与赖氨酸含量丰富的豆类同食,还可采用基因调控的方式培育出高赖氨酸的谷类杂交品种,提高谷类蛋白质的营养价值。

2. **糖类** 谷类食物中含有丰富的糖类,约占总量的70%以上,主要为淀粉,是人体最理想、最经济的能量来源。此外,还有糊精、戊聚糖、葡萄糖和果糖等。淀粉可分为直链和支链淀粉,不同品种中其含量亦不同,进而影响食用风味和营养价值。直链淀粉易溶于水,较黏稠,不易消化;支链淀粉则相反。支链淀粉的血糖生成指数高于直链淀粉。

3. **脂肪** 谷类中脂肪含量较低,如大米、小麦中脂肪含量为1%～2%,玉米和小米约含4%。脂肪主要集中在糊粉层和胚芽,在加工处理中易脱落而混入糠麸中,降低其营养价值。玉米和小麦胚芽中脂肪含量可达10%以上,因此常被提取制作玉米和小麦胚芽油。其中不饱和脂肪酸含量高达80%以上,主要包括亚油酸和油酸,具有降低血清胆固醇和防止动脉粥样硬化的作用。

4. **矿物质** 谷类中矿物质含量为1.5%～3.0%,主要集中在谷皮和糊粉层,加工过程中易损失。含量较高的主要是磷和钙,且多以植酸盐形式存在,消化吸收较差。

5. **维生素** 谷类富含丰富的B族维生素,是重要的膳食来源,如维生素B_1、维生素

B_2、维生素 PP、泛酸和维生素 B_6。玉米中含有的维生素 PP 为结合型形式,不易被人体利用,加工过程中常使之转变为游离型维生素 PP 形式。维生素主要分布在糊粉层和谷胚部分,加工的过程中精细程度越高,糊粉层和谷胚损失越多,维生素损失就越多。此外,玉米和小米中含少量胡萝卜素,玉米和小麦胚芽中含较多的维生素 E。

(二) 薯类食物的营养价值

常见的薯类有马铃薯、甘薯、紫薯、芋头、山药等,它们共同的营养特点是既含有丰富的淀粉(含量仅次于谷类)和膳食纤维,又富含维生素 C、胡萝卜素和多种矿物质,蛋白质和脂肪含量较低。所以薯类既类似粗粮,又不输于普通蔬菜。薯类食物中含有某些特殊的营养保健成分,如黏蛋白等,是其营养价值和生物学作用的物质基础。

三、加工和烹调

(一) 谷类的加工

谷类在加工过程中,常需去除杂质和谷皮,加工精度越高,营养素的损失就越大,尤以 B 族维生素的损失尤为显著。若谷类加工过于粗糙,虽然营养素损失减少,但感官性状较差,消化吸收利用率也降低。长期食用精白面、精白米可能会引起 B 族维生素缺乏。我国于 20 世纪 50 年代初制造出标准米(九五米)和标准粉(八五粉),比精白米和面能保留较多的 B 族维生素、膳食纤维和矿物质,能预防营养素缺乏疾病。此外,还要提倡粗细粮搭配的方法。

(二) 谷类的烹调

谷类在食用前必须经过淘洗,这个过程中会损失部分水溶性维生素和矿物质,且营养素损失的程度与淘洗次数、浸泡时间、用水的量与温度等密切相关。如淘米时淘洗次数越多、水温越高、浸泡时间越长,营养素损失就越大。面食烹调方法推荐蒸、烤、烙等方式,米类食物在烹调过程中建议采用煮、焖、蒸等方法,因米汤中含有丰富的营养素,尽量避免采用弃米汤的捞蒸方式以减少 B 族维生素的损失,矿物质则损失不大。一般来说,随着烹调时间的延长,一些 B 族维生素的损失也逐渐增多。

(三) 谷类的储存

谷类在避光、通风、干燥及阴凉的环境中可以较长时间地储存。当温度和湿度升高时,真菌生长繁殖从而引起谷类霉变,还可能产生真菌毒素,危害人体健康。

第三节　豆类、坚果类食物的营养价值

豆类由于其较高的营养价值和良好的口感越来越受到人们的欢迎,是我国居民膳食中重要的食物。豆类分为大豆类和其他豆类。大豆类常见的有黄豆、黑豆、青豆等,其他豆类主要包括豌豆、蚕豆、绿豆、红豆、豇豆、芸豆等。

一、大豆类的营养价值

大豆类富含优质蛋白质,糖类较少,是植物蛋白质的主要来源。

(一)营养成分及特点

大豆中蛋白质的含量为 35%～40%,是蛋白质含量最高的植物性食品。其氨基酸模式与人体所需接近,属优质蛋白,营养价值较高。大豆蛋白中富含赖氨酸,常与谷类搭配食用,可发挥蛋白质互补作用,提高食物的营养价值。

大豆中脂肪含量为 15%～20%,其脂肪酸组成模式较好,不饱和脂肪酸占 85%。其中亚油酸含量最多,高达 50%以上;亚麻酸占 2%～10%。黄豆和黑豆的油脂中含量较高,可用来榨油,是我国居民常用的烹调用油。

大豆中糖类含量为 25%～30%。其中一半为可被利用的阿拉伯糖、半乳聚糖、蔗糖和少量淀粉;而另一半为人体无法消化吸收的棉籽糖和水苏糖,主要存在于大豆细胞壁,进入肠道可发酵产生二氧化碳和氨,导致腹胀。此外,大豆还富含钙、铁、维生素 B_1、维生素 B_2 以及维生素 E。

(二)天然活性成分

大豆除能提供质优价廉的蛋白质以外,还富含多种对人体有益的天然活性成分。

1. **大豆异黄酮**　是大豆生长中形成的一类次级代谢产物,结构与雌激素相似,因此称为植物雌激素。大豆异黄酮的雌激素作用可影响激素分泌、蛋白质合成、生长因子活性等,是天然的癌症化学预防剂。

2. **大豆多肽**　指大豆蛋白质经蛋白酶作用后,再经特殊处理而得到的蛋白分解产物。与传统大豆蛋白相比,大豆多肽具有易消化吸收、能迅速给机体提供能量、无蛋白变性、无豆腥味、无残渣等特性,可以在肠道内直接吸收。大豆多肽具有良好的保健作用,如降低人体血清胆固醇和降血压,还与减少肥胖的发生有关。

3. **大豆低聚糖**　成熟后的大豆约含有 10%低聚糖,其中约 1%是棉籽糖,4%是水苏糖。大豆低聚糖不能被人体消化吸收,属于水溶性膳食纤维,具有膳食纤维的部分生理功能,如降低血清胆固醇和预防结肠癌等。

4. **大豆磷脂**　是在豆油精炼过程中得到的一种混合磷脂,由卵磷脂、脑磷脂、肌醇磷脂等成分组成,具有很高的营养价值和医用价值。其中卵磷脂对于高脂血症、冠心病等有一定预防作用。

5. **大豆皂苷**　属多环类化合物,目前已知的主要有 5 种。大豆皂苷具有抗脂质氧化、抗自由基、增强免疫调节、抗肿瘤和抗病毒等多种生理功能。

二、其他豆类的营养价值

其他豆类主要包括豌豆、蚕豆、绿豆、红豆、豇豆、芸豆等。与大豆类相比,其糖类含量较高,蛋白质和脂肪含量较少。其中糖类占 50%～60%,蛋白质含量约占 20%,脂肪含量极少,其他营养素与大豆相近。

三、豆制品的营养价值

豆类经过加工制作而成的豆制品,种类繁多,营养丰富,是居民膳食中重要的组成部分。豆制品包括以大豆为原料和以其他豆类为原料生产的制品。

大豆制品在加工过程中除去了大豆内的有害成分,提高了蛋白质消化率,从而提高了大豆的营养价值。将大豆用水浸泡后磨碎、过滤、煮沸可得到豆浆,因稀释程度不同,豆浆的营养成分含量可随之改变。豆浆蛋白质含量近似牛奶,必需氨基酸种类较齐全,消化率约为85%,含铁量远高于牛奶,食用前必须充分煮沸。豆腐在加工过程中去除了大量的粗纤维和植酸,营养素的利用率有所提高。豆腐含蛋白质5%～6%,脂肪0.8～1.3%,糖类2.8%～3.4%。此外,豆腐富含钙,是人体获得钙的良好来源。腐乳、豆豉、臭豆腐等是由大豆经发酵工艺制作而成的发酵豆制品。发酵使豆类中的蛋白质部分降解,消化率提高;产生游离谷氨酸,增加豆制品的鲜美口味。经过发酵,棉籽糖、水苏糖被根酶分解,故发酵的豆制品不引起胀气。

豆芽是大豆、绿豆在适宜的水分和温度下发芽生成。豆芽除含原有营养成分外,矿物质和维生素含量增多,尤其是维生素C,发芽前几乎为零,发芽后可达6～8 mg/100 g。当新鲜蔬菜缺乏时,豆芽是获取的维生素C的良好来源。

▣ 微视频 3-1 豆类及其制品的营养

四、坚果类的营养价值

坚果(nut)是指多种富含油脂的种子类食物,通常果皮坚硬,内含1粒或者多粒种子。坚果是植物的精华部分,营养丰富,蛋白质、脂肪、矿物质、维生素含量均较高,对预防营养相关慢性疾病有益。

(一)坚果的分类

1. 含油类 核桃、榛子、杏仁、松子、腰果、开心果、花生、葵花子、西瓜子、南瓜子等。

2. 淀粉类 包括栗子、莲子、芡实等。

(二)坚果的营养价值

1. 蛋白质 坚果中蛋白质的含量为12%～25%,但坚果中有些必需氨基酸相对较低,从而影响蛋白质的生物学价值,如核桃蛋白质蛋氨酸和赖氨酸含量不足。

2. 糖类 淀粉与含油类坚果的糖类含量差别较大,如栗子中糖类的含量约为77.2%,核桃与榛子中糖类的含量分别为9.6%和14.7%。

3. 脂肪 坚果中脂肪的含量普遍较高,为44%～70%,其中以不饱和脂肪酸为主,对降低血脂有一定作用。

4. 矿物质与维生素 坚果中富含多种矿物质与维生素,尤其含有大量具有抗氧化作用的维生素 E 和硒等。其中,核桃、榛子、栗子中钾、钙、锌和铁等矿物质与维生素 E 和 B 族维生素含量较高。100 g 葵花籽仁中维生素 B_1 和维生素 B_6 的含量分别为 1.89 mg 和 1.25 mg,与其他坚果相比含量较高。坚果是补充矿物质和维生素的膳食来源。

(三) 坚果的储存

坚果在储存过程中最容易出现的问题就是霉变,霉变的坚果中就可能会存在黄曲霉素。黄曲霉素是世界卫生组织认定的一类致癌物,具有较强的毒性和致癌性,对人与动物的肝脏组织有很强的破坏作用。因此,坚果在储存过程中要保持低温、通风、干燥、避光,尽可能不长期囤积,食用前应仔细检查,若发现霉变,一定不要食用。

第四节　蔬菜、水果类食物的营养价值

蔬菜和水果是我国居民的重要食物,也是平衡膳食的重要组成部分,与人体健康息息相关,是机体所需矿物质、维生素和膳食纤维的重要来源之一。它们的成分特点十分相似:水分含量高,能量较低,几乎不含蛋白质和脂肪,富含人体必需的多种微量维生素和矿物质,还含有一定量的膳食纤维。此外,蔬菜和水果中含有多种有机酸、芳香物质和色素等成分,使其具有良好的感官性状,对增进食欲、促进消化和赋予食物多样化具有重要意义。

一、蔬菜的营养价值

(一) 分类

按照结构和可食部位的不同,蔬菜可被分为叶菜类、根茎类、瓜茄类、鲜豆类、花芽类和菌藻类。

(二) 营养价值

1. **糖类**　蔬菜中所含糖类主要包括单糖、双糖、淀粉及膳食纤维。其中,含糖类较多的蔬菜有胡萝卜、西红柿、南瓜、藕、土豆等,部分根茎类蔬菜中则含有较多淀粉,如藕和土豆等。此外,蔬菜中所含纤维素、半纤维素、果胶等是膳食中膳食纤维的主要来源,含量为 1%~3%,有益于人体健康,含量较高的有鲜豆类、叶菜类、根茎类、瓜类等。

2. **蛋白质**　大部分蔬菜中蛋白质含量极低,约为 2%;而部分菌藻类蔬菜中蛋白质含量较高,可达 20% 以上。

3. **脂肪**　大多数蔬菜中脂肪含量极低,不超过 1%。

4. **矿物质**　蔬菜中富含多种矿物质,如钙、磷、铁、钾、钠、镁和铜等,是居民膳食中矿物质的重要来源。其中,绿叶蔬菜中一般含有人体易缺乏的矿物质元素钙和铁,但蔬菜中的草酸会妨碍钙和铁的吸收。草酸是一种有机酸,加热易去除。因此,含草酸多的蔬菜在食用前可先用开水焯,去除部分草酸,减少对钙和铁吸收的影响。

5. 维生素 新鲜蔬菜是膳食中维生素 C、胡萝卜素、维生素 B_2 和叶酸的重要来源,但维生素的含量因蔬菜品种、鲜嫩程度和颜色不同也有所不同。维生素 C 在蔬菜的叶、花、茎内含量较多。胡萝卜素在绿色、黄色或红色类蔬菜中含量较多,如胡萝卜、南瓜和苋菜等,浅色蔬菜中则较少。维生素 B_2 和叶酸在绿叶类蔬菜中的含量较多。总的来说,颜色深的蔬菜中维生素的含量高于浅色蔬菜。

二、水果的营养价值

(一) 分类

按照果实的形态和生理特征的不同,水果可被分为仁果类、核果类、浆果类、柑橘类和瓜果类等。

(二) 营养价值

1. 糖类 水果中的糖类较蔬菜多且多具甜味,含量为 $6\% \sim 28\%$,主要包括果糖、葡萄糖和蔗糖,果胶和纤维素的含量也较高。水果的品种繁多,各具特色,其糖类的含量与种类有较大差异。如苹果、梨等仁果类以果糖为主;葡萄、草莓、猕猴桃等浆果类以葡萄糖和果糖为主;桃、杏等核果类以及柑橘类水果蔗糖含量比较高;未成熟的水果含有一定的淀粉,随着水果的成熟,淀粉逐渐转化为单糖或双糖,甜度亦随之增加。水果中的膳食纤维主要以果胶类物质为主,其中山楂、苹果、柑橘等水果中含果胶类物质较多,常用于加工制作果冻、果酱等产品。

2. 维生素 水果中富含多种维生素,尤其是维生素 C 和胡萝卜素,且某些水果中含有一定量的生物类黄酮,具有保护维生素 C 的作用。鲜枣、酸枣、山楂、橘等水果中维生素 C 含量较高。黄色水果中胡萝卜素含量很高,如柽果、杏、枇杷、橘等。

3. 矿物质 水果中富含人体必需的多种矿物质,其中钙、钾、钠、镁、磷、铜含量较高。

4. 有机酸 水果中的有机酸主要包括苹果酸、枸橼酸和酒石酸,还有少量的乳酸、琥珀酸、延胡索酸等。水果具有酸涩味,与富含有机酸有关。未成熟的水果中琥珀酸、延胡索酸含量较高,常具有明显的涩味。柑橘类枸橼酸含量较高,仁果类苹果酸含量较高,葡萄中酒石酸含量较高。

5. 植物化学物 水果中富含多种植物化学物,不同种类水果中所含植物化学物的种类有较大差异。浆果类如草莓、蓝莓等富含花青素、类胡萝卜素和多酚类化合物;柑橘类如橘子、柠檬、柚子等富含类胡萝卜素和黄酮类物质;核果类如樱桃、桃、杏、李等富含多酚类化合物。

三、加工和烹调

蔬菜在食用前常需加工和烹调,若处理方式不当会造成维生素和矿物质的损失,尤其是维生素 C,易严重丢失和破坏。维生素 C 在 80 ℃以上快速烹调时损失较少,凉拌蔬菜加醋也可减少维生素 C 的损失。因此,蔬菜的正确处理方法是先洗后切,急火快炒,现做现吃。若选择先切后洗或浸泡在水中,会导致维生素 C 大量丢失。水果常以生食为主,不容易受烹调加热影响,但在食用前若去皮会损失一部分营养素。此外,在加工制作果脯、罐头食品等的过程中,维生素和矿物质会有不同程度的损失,尤其是维生素 C。将水果榨成果汁食用时,带果肉的混浊果汁含有除部分膳食纤维之外的营养素,澄清果汁只含糖、矿物质和部分水溶性维生素。

第五节　动物性食物的营养价值

一、动物性食物的种类

动物性食物是指动物性来源的一类食物,主要为人体提供蛋白质、脂肪、矿物质、维生素 A 和 B 族维生素,经适当加工烹调后味道鲜美,且易消化吸收,是构成我国居民膳食的重要组成部分。动物性食物主要包括四大类:畜禽肉类、鱼类(水产类)、蛋类、奶类及其制品等,不同类型的动物性食物的营养价值差异较大。

二、畜禽肉类的营养价值

(一) 畜肉类的营养价值

畜肉类是指猪、牛、羊等牲畜的肌肉、内脏、头、蹄、骨、血及其制品,其营养素的分布与动物的种类、年龄、肥瘦程度及部位密切相关,差异较大。总体来说,畜肉类主要为机体提供优质蛋白质、脂肪、矿物质和维生素。

1. 蛋白质　畜肉蛋白质大部分存在于肌肉组织中,含量为 10%～20%。不同的动物品种、年龄、肥瘦程度及部位,其蛋白质含量差异较大。如猪里脊肉中蛋白质含量为20.2%,而猪五花肉中蛋白质含量为 7.7%。畜肉中的蛋白质含多种人体必需氨基酸,且种类和比例接近人体需要,易于被消化吸收,其营养价值很高,属于优质蛋白质。但存在于结缔组织的间质蛋白,主要成分是胶原蛋白和弹性蛋白,其必需氨基酸组成不平衡,缺乏色氨酸、蛋氨酸等必需氨基酸,蛋白质利用率低。畜肉中还含有可溶于水的含氮浸出物,主要包括肌凝蛋白原、肌肽、肌酸、肌酐、嘌呤、尿素和氨基酸等非蛋白含氮浸出物,这些物质使肉汤具有鲜味,且成年动物中含量高于幼年动物。

2. 脂肪　牲畜肥瘦程度及部位不同,脂肪含量有明显差异。畜肉中脂肪含量最高的是猪肉,羊肉次之,牛肉和兔肉脂肪含量较低。如猪五花肉含脂肪 35.3%,猪里脊肉含脂肪 7.9%,牛五花肉含脂肪 5.4%,牛瘦肉含脂肪 2.3%。

畜肉类所含脂肪以饱和脂肪酸为主,主要成分是三酰甘油以及少量卵磷脂、胆固醇和游离脂肪酸。其中,动物内脏中胆固醇含量较高。如每 100 g 猪脑含胆固醇

2 571 mg,每 100 g 猪肝含胆固醇 288 mg,每 100 g 牛脑含胆固醇 2 447 mg,每 100 g 牛肝含胆固醇 297 mg。

3. 糖类　畜肉中所含的糖类以糖原形式存在于肌肉和肝脏中,含量很少。

4. 矿物质　畜肉类矿物质含量为 0.8%～1.2%。铁、磷含量较高,钙含量低,且铁以血红素铁形式存在,生物利用率高,是膳食中铁的良好来源。

5. 维生素　畜肉中富含多种维生素,以 B 族维生素和维生素 A 含量最高;内脏中维生素含量较高,如肝中富含维生素 A 和维生素 B_2。

(二) 禽肉类的营养价值

禽肉包括鸡、鸭、鹅、鹌鹑等的肌肉、内脏及制品。禽肉的营养成分和特点与畜肉相似,但脂肪含量较低,且熔点低(23～40 ℃),其中亚油酸占 20%,易于被消化吸收。禽肉蛋白质含量约为 20%,属于优质蛋白质。禽肉质地较畜肉细嫩,含氮浸出物多,故禽肉炖汤味道较畜肉鲜美。

三、鱼类(水产类)的营养价值

(一) 鱼类(水产类)的营养价值

1. 蛋白质　鱼类蛋白质含量一般为 15%～25%,随着鱼的种类、年龄、肥瘦程度及捕获季节的变化而变化。鱼类肌纤维细短,间质蛋白少,组织软而细嫩,较畜禽肉更易消化,其营养价值与畜禽肉近似。氨基酸较为平衡,属于优质蛋白质,但色氨酸含量偏低。鱼类结缔组织和软骨中含有含氮浸出物主要成分是胶原蛋白和黏蛋白,因此鱼汤冷却后可形成凝胶。其他水产品中,河蟹、对虾、章鱼的蛋白质含量约为 17%,软体动物的蛋白质含量约为 15%。

2. 脂肪　鱼类脂肪含量较低,一般为 1%～10%,脂肪在肌肉组织含量很少,主要分布在皮下和内脏周围,且不同种类的鱼中脂肪含量差异较大,如鲲鱼含脂肪 10.4%,而鳕鱼仅含 0.5%。蟹、河虾等脂肪含量约 2%,软体动物的脂肪含量平均为 1%。

鱼类所含脂肪多为不饱和脂肪酸,约占 80%,其熔点低,消化吸收率高达 95%。部分深海鱼中含有长链多不饱和脂肪酸,如二十碳五烯酸(EPA)和二十二碳六烯酸(DHA),长期食用可起到降低血脂、预防动脉粥样硬化和降低肿瘤发生率的作用。

此外,每 100 g 鱼类胆固醇含量约为 100 mg。但鱼子中胆固醇含量较高,如每 100 g 鲳鱼子胆固醇含量高达 1 070 mg。

3. 矿物质　鱼类矿物质含量为 1%～2%,磷含量最高,占总灰分的 40%。此外,钙、钠、钾、镁含量丰富,其钙含量较畜禽肉高,为钙的良好食物来源。海产鱼类中碘含量较高。

河虾的钙和锌含量较高,软体动物中矿物质含量为 1.0%～1.5%,其中钙、钾、铁、锌、硒和锰含量均较为丰富。因此,虾皮、牡蛎、扇贝等水产品是补充钙和锌的重要食物来源。

4. **维生素** 鱼类是维生素 B_2 的重要食物来源,如每100g黄鳝含维生素 B_2 2.0mg,鱼类肝脏富含维生素 A 和维生素 D。部分生鱼中含维生素 B_1 酶,在存放生鱼或生食鱼类时维生素 B_1 可被破坏,可通过加热破坏维生素 B_1 酶。

软体动物中维生素的含量与鱼类相似,但维生素 B_1 含量较低,贝类食物中维生素 E 含量较高。

(二) 加工和烹调

烹调加工过程中蛋白质含量变化不大,且烹调后的蛋白质更易于被消化吸收。使用炖、煮方法烹调时矿物质损失不大,某些 B 族维生素可被破坏。

四、蛋类的营养价值

蛋类主要包括鸡蛋、鸭蛋、鹅蛋、鹌鹑蛋、鸽子蛋等。各种蛋类的营养成分与特点基本相似,主要提供优质蛋白质。鸡蛋是食用最普遍、销量最大的蛋类食物,是居民膳食中重要的一种食物。蛋制品是以蛋类作为主要原料加工制成的产品,如皮蛋、咸蛋、糟蛋、蛋粉等。

(一) 蛋类结构

各种蛋类结构相似,从外向内由蛋壳、蛋清和蛋黄三部分组成。蛋壳在最外层,壳上布满细孔,主要成分是碳酸钙。蛋清包括两部分,即外层的稀蛋清和内层包裹蛋黄的胶冻样稠蛋清。蛋黄表面包围有蛋黄膜,由两条韧带将蛋黄固定在蛋的中央。

(二) 蛋类营养价值

1. **蛋白质** 蛋类中蛋白质含量占10%以上。蛋清中的蛋白质包括卵清蛋白、卵胶黏蛋白、卵蛋白、球蛋白,呈胶状,蛋黄中的蛋白质含量低于蛋清,主要成分是卵黄磷蛋白和卵黄球蛋白。鸡蛋作为最常食用的蛋类食物,其所含蛋白质有多种人体必需氨基酸,且氨基酸组成模式接近人体,易于被消化吸收,是蛋白质生物学价值最高的食物,也是最理想的天然优质蛋白质。在评价食物蛋白质营养质量时,鸡蛋蛋白常被用作参考蛋白。

2. **脂肪** 蛋清中的脂肪含量极少,绝大多数脂肪集中在蛋黄内,呈乳化状,分散成细小颗粒,易于被消化吸收。其中大部分为中性脂肪,还含有一定量的卵磷脂和胆固醇。

3. **糖类** 蛋类所含糖类较少,蛋清中主要是甘露糖和半乳糖,蛋黄中主要是葡萄糖。

4. **矿物质和维生素** 蛋类中富含多种矿物质和维生素。矿物质主要存在于蛋黄内,蛋清中含量极低;磷、钙、钾、钠含量较多,还含有丰富的铁、镁、锌、硒等矿物质。蛋黄中的铁含量较高,但因为是非血红素铁,且与卵黄高磷蛋白结合,故其生物利用率较低。蛋类维生素含量丰富,种类齐全,也主要集中于蛋黄。蛋类所含维生素以维生素 A、维生素 E、维生素 B_2、维生素 B_6 和泛酸为主,还含有一定量的维生素 D、维生素 K

等,其含量受动物品种、饲养季节和饲料种类的影响。

🎬 微视频 3-2　蛋类营养

五、乳类及其制品的营养价值

乳类包括牛乳、羊乳和马乳等,食用最多的是牛乳。乳类能满足婴幼儿生长发育的全部需要,是一种营养素齐全且易于被消化吸收的优质食品,也是各类人群补充营养素的理想选择。乳制品是以乳为原料加工制成的产品,如杀菌乳、灭菌乳、乳粉、酸乳、奶酪、奶油、炼乳等。

(一)乳类的营养价值

鲜乳是由水、脂肪、蛋白质、乳糖、矿物质、维生素等组成的复杂乳胶体。鲜乳中水分含量较高,占86%～90%。因此,其营养素含量与其他食物相比较低。乳类中含有一些低分子化合物如丙酮、乙醛、二甲硫、短链脂肪酸和内酯等,形成了特殊的乳香味。乳类中的各种成分除脂肪含量差异较大外,其他成分基本稳定,其比重大小与其所含固体物质的量有关,故比重可以作为评价鲜乳质量的简易指标。居民最常食用的牛乳比重平均为1.032。

1. 蛋白质　牛乳中的蛋白质含量平均为3.0%,主要由酪蛋白(79.6%)、乳清蛋白(11.5%)和乳球蛋白(3.3%)组成。酪蛋白属于结合蛋白,与钙、磷等结合,形成酪蛋白胶粒,以胶体悬浮液的形式存在。该结合蛋白对酸较为敏感,在酸性条件下会发生沉淀。乳清蛋白遇热不稳定,加热时发生凝固并沉淀。乳球蛋白与机体免疫有关。牛乳蛋白质消化吸收率为87%～89%,生物学价值为85,属优质蛋白。

2. 脂肪　乳类的脂肪含量约为3.0%,主要以三酰甘油为主,还有少量磷脂和胆固醇。乳中脂肪以微粒状脂肪球分散在乳浆中,呈乳化状态,易消化吸收,吸收率达97%。脂肪酸组成较为复杂,其中油酸占30%,亚油酸和亚麻酸分别占5.3%和2.1%,短链脂肪酸(如丁酸、己酸、辛酸)含量较高,约为9%,是乳脂肪具有良好风味及易于被消化的原因。

3. 糖类　乳类中的糖类主要为乳糖,乳糖含量为3.4%～7.4%,其中人乳中乳糖含量最高,羊乳居中,牛乳最少。乳糖有调节胃酸,以及促进钙吸收、胃肠蠕动和消化液分泌的作用,还能促进肠道乳酸杆菌繁殖,对肠道健康具有重要意义。

4. 矿物质　牛乳中的矿物质含量为0.7%～0.75%,富含钙、磷、钾、硫、镁等常量元素及铜、锌、锰等微量元素。100 ml牛乳中含钙110 mg,为人乳的3倍,且吸收率高,是钙的良好来源。乳中铁含量低,喂养婴儿时应注意补充铁。

5. 维生素　牛乳中几乎富含人体所需各种维生素,其含量与饲养方式、季节、加工方式等有关。如放牧期牛乳中维生素 A、维生素 D、胡萝卜素和维生素 C含量较冬春季在棚内饲养时明显增多。牛乳中维生素 D含量较低,但夏季日照多时其含量有一定的增加。总的来说,牛乳是B族维生素的良好来源,特别是维生素 B_2。

6. 其他成分　乳中还含有大量的生理活性物质,其中较为重要的有乳铁蛋白、免疫球蛋白、激素、生长因子和生物活性肽等。生物活性肽是乳蛋白质在消化过程中经蛋白酶水解产生的。此外,乳中还含有多种酶类和有机酸。

(二) 常见乳制品的营养价值

1. 杀菌乳　是将生鲜牛(羊)乳经过过滤、巴氏杀菌处理制成的液体制品。经巴氏杀菌后,生鲜乳中的蛋白质及大部分维生素基本无损,只有维生素 B_1 和维生素 C 有一定损失。杀菌乳需低温冷藏储存,保质期为 2~15 天。

2. 灭菌乳　以生鲜牛(羊)乳或复原乳为主要原料,经灭菌制成的液体制品。灭菌乳不须冷藏,常温下保质期为 1~8 个月。

3. 乳粉　以生鲜牛(羊)乳为主要原料,添加或不添加辅料,经杀菌、浓缩、喷雾干燥制成的粉状产品。乳粉根据脂肪含量和添加辅料的不同可分为全脂乳粉、低脂乳粉、脱脂乳粉、加糖乳粉、调制奶粉等。脱脂乳粉中损失较多的脂溶性维生素,其他营养成分变化不大,适合于腹泻的婴儿及要求低脂膳食的人群食用。调制乳粉是根据不同人群的营养需求特点,对生乳的营养素适当调整和改善而成,使其营养素的含量、种类和比例更适合不同人群的生理特点和营养需求。

4. 酸乳　以生鲜牛(羊)乳或乳粉为主要原料,添加或不添加辅料,使用保加利亚乳杆菌、嗜热链球菌等菌种发酵制成的产品。酸乳按照所用原料的不同分为纯酸牛乳、调味酸牛乳、果料酸牛乳;按照脂肪含量的不同分为全脂、部分脱脂、脱脂等品种。经过乳酸菌发酵后乳糖变为乳酸,游离氨基酸和肽类增加,脂肪不同程度地水解,风味独特,营养价值较高。酸乳能刺激胃酸分泌,且更易消化吸收,对维护肠道健康具有重要的意义。

　微视频 3-3　奶类营养

　拓展阅读 3-1　动物性食物缺乏的孕妇

第六节　其他食物或食品的营养价值

一、调味品

调味品是指在烹饪和食品加工过程中广泛应用的,用于烹调调味的产品,是必不可少的烹调佐料。

(一) 盐

盐是使用率最高的一种调味品,提供食物中最基本的味道——咸味。盐的主要成分是氯化钠,钠离子可以提供最纯正的咸味,而氯离子为助味剂。盐除了是食物中咸味的主要来源,还是维持人体生理机能不可缺少的物质成分。我国居民平均摄盐量远高于世界卫生组织的推荐数值,因此应注意控制食盐的摄入量。正常成年人每日食盐摄入量不应超过 6 g。此外,盐也是食品保存中最常用的一种抑菌剂。

(二)酱油

按生产工艺不同,酱油可分为酿造酱油和配制酱油。其中酿造酱油是以富含蛋白质的豆类和富含淀粉的谷类及其制品为主要原料,接种曲霉菌种,在微生物和酶的催化作用下发酵酿制而成;配制酱油是以酿造酱油为主体,用酸分解豆类中的蛋白质,进而添加适量食品添加剂等配制而成。配制酱油的营养价值远不如酿造酱油,因此推荐食用酿造酱油。按食用方法不同,酱油又可分为烹调酱油和餐桌酱油。前者适用于烹调,后者可以直接食用。酱油中含有一定量的糖类、多种氨基酸、各种 B 族维生素,以及一定量的钙、铁、磷等矿物质,钠含量较高。

(三)酱

酱通常是指以粮食和豆类为主要原料经发酵酿造而成的各种调味酱,包括豆酱、面酱、豆瓣酱等。酱类含有多种有机酸和芳香物质,以大豆为原料制作的酱中蛋白质含量比较高。

(四)醋

醋是用粮食、果实和酒等为原料,经醋酸发酵而成。按原料及加工工艺的不同,醋可分为酿造食醋和配制食醋。酿造食醋是用粮食、果实和酒等为原料,经微生物发酵酿制而成,如米醋、陈醋、水果醋等。配制食醋是以酿造食醋为主体,与冰乙酸(食品级)、食品添加剂等混合配制而成。食醋中含醋酸 3‰～5‰,有芳香气味,不宜长时间盛放在金属容器中。醋用于烹饪时可起到保护维生素 C,促进钙、铁、磷等矿物质溶解的作用,还可增加菜肴的鲜、甜、香等,祛腥膻味,提高食欲,消食化积。此外,醋有很好的抑菌、杀菌作用,能有效预防肠道疾病、流行性感冒和呼吸道疾病。

二、保健食品

🔲 拓展阅读3-2　正确宣传保健品

保健食品是指声称具有特定保健功能或者以补充维生素、矿物质为目的的食品。保健食品适于特定人群食用,具有调节机体功能,不以治疗疾病为目的,并且对人体不产生任何急性、亚急性或者慢性危害的食品。

保健食品应具备以下三个最基本的特征。首先,保健食品属于食品,必须保证食用安全性;其次,与普通食品不同,保健食品应具备经过科学验证的特定的保健功能。最后,保健食品不属于药品,不能代替药品来治疗疾病。

保健食品可以分为两大类。一类是具备调节人体机能功能的产品,按照《中华人民共和国食品安全法》以及国家食品药品监督管理者总局公布的《保健食品注册与备案管理办法》规定,我国的保健食品一共可以申报 27 项功能。另一类是营养素补充剂类产品,如维生素补充剂等。

保健食品应含有与功能作用相对应的功效成分并满足最低含量要求。功效成分是指能通过激活酶的活性或其他方式实现调节人体机能目标的物质，主要包括以下几类：多糖类、功能性甜味料（剂）、功能性油脂（脂肪酸）类、自由基清除剂类、维生素类、肽与蛋白质类、活性菌类、微量元素类等。

三、转基因食品

转基因食品指以利用基因工程技术改变基因组构成的生物（动物、植物、微生物）直接生产的食品或以其作为原料加工制成的食品。

目前转基因食品主要分为三大类：①转基因动植物、微生物产品，如转基因大豆、转基因玉米；②转基因动植物、微生物直接加工品，如由转基因大豆加工的豆油；③以转基因动植物、微生物或以其直接加工品为原料生产的食品和食品添加剂，如用转基因大豆油加工的食品，以转基因动植物、微生物生产的食品添加剂。

转基因食品的安全性是全球关注的热点问题，根据现有的科学知识推测，其可能对生态环境和人体健康造成危害。在生态坏境方由的潜在危害主要是被转入基因的漂移所引起的基因污染。在人体健康方面的潜在危害主要表现在引起过敏反应、使细菌产生抗药性、改变食品的营养成分和潜在的毒性作用等方面。

四、无公害食品、绿色食品及有机食品

（一）无公害食品

无公害食品是指产地环境、生产过程和产品质量符合国家有关标准和规范的要求，有毒、有害物质含量限制在安全允许范围之内，经有关部门认证合格，获得认证证书，并允许使用无公害农产品标志的、未经加工或者初加工的食用农产品（图3-2）。无公害食品是对农产品安全质量的基本要求，普通食品均应达到这一要求，其安全标准比绿色食品标准稍低。

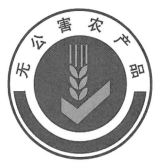

图3-2　中国无公害农产品标志

（二）绿色食品

为了适应经济和社会的发展，对于"无污染食品"的关注和开发应运而生，有关专家和工作者提出了形象、有生命力的名称——绿色食品。

绿色食品是指遵循可持续发展原则，按照绿色食品标准生产，经过专门机构认定，允许使用绿色食品标志的无污染、安全、优质、营养食品。绿色食品比一般食品更强调"无污染"或"无公害"，同时满足"安全"和"健康"的双重要求，其标准高于无公害产品。

中国绿色食品发展中心将绿色食品分为两个等级，即AA级和A级绿色食品（图3-3）。为了与普通食品区分开，绿色食品有统一的标识。AA级与A级绿色食品的根

本区别是 AA 级绿色食品在生产操作规程中,禁止使用任何化学合成物质,A 级绿色食品则是允许限量使用限定的化学合成物质。AA 级绿色食品要求按照有机生产方式生产,其标准对应的是有机产品;A 级标准则是限制使用农药、化肥等化学合成物质的可持续农业产品。

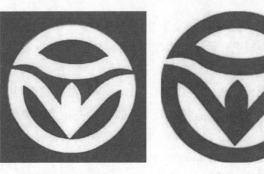

A 级绿色食品标志 　　　　AA 级绿色食品标志

图 3-3　中国绿色食品标志

(三) 有机食品

有机农业是指遵照一定的有机农业生产原则,在生产中不采用基因工程获得的生物及其产物,不使用农药、化肥、激素等化学合成物质,遵循自然规律和生态学原理,利用生物、物理措施防止病虫害,采用一系列可持续发展的农业技术运作的农业生产方式。

有机食品是有机农业的产物,是指根据有机农业生产的规范进行生产加工,并经过授权的有机食品认证机构认证的农产品及其加工产品(图 3-4)。有机食品安全质量要求最高,上述 AA 级绿色食品在标准上与有机食品类似。

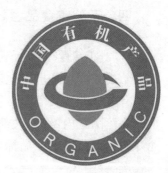

图 3-4　中国有机产品认证标志

第七节　食品卫生安全和要求

民以食为天,食以安为先。食品安全问题是民生问题的根本,与国家稳定和社会发展密切相关。

2009 年 2 月 28 日,我国颁布的《中华人民共和国食品安全法》中将食品安全定义为:食品无毒、无害,符合应当有的营养要求,对人体健康不造成任何急性、亚急性或者慢性危害。食品卫生是一个综合性的概念,它涵盖了食物的种植、养殖、加工、包装、储存、运输等环节,还包括了食品卫生、食品质量、食品安全各方面的内容。另外,在不同的国家和地区,食品安全关注的突出问题和整治要求有所不同。

一、食品污染及其危害

📖 拓展阅读3-3 食物中毒

食品污染是指食品在生产、加工、储存、运输、销售到食用的全过程中,对人体健康有害的外源性物质进入食品,或者食物本身产生有毒、有害物质的现象。

(一)分类

根据污染物的性质,食品污染可被分为三类:生物性污染、化学性污染和物理性污染。

1. **生物性污染** 主要包括微生物、寄生虫和昆虫污染,其中微生物污染最常见,且危害最大,主要包括细菌及其毒素、真菌及其毒素以及病毒引起的污染。寄生虫及其虫卵主要是通过患者、病畜的粪便污染水体或土壤间接造成食品污染或者直接污染食品造成危害。容易引起食品污染的昆虫有螨类、蛾类、谷象虫、蝇、蛆等。

2. **化学性污染** 来源复杂,种类繁多,主要是由各种对人体健康有害的无机化合物、有机化合物引起,如农药、有害重金属、多环芳烃化合物、亚硝胺、有害的醛类和醇类等,主要包括农药使用不当、工业三废(废水、废气、废渣)的排放、接触食品的包装材料或运输材料质量低劣、食品加工贮存过程中产生的有害物质、滥用食品添加剂等造成的食品污染。

3. **物理性污染** 主要包括两类,一类是食品生产、加工、储藏过程中的杂物污染,如食品运输过程中的灰尘;另一类是放射性污染,主要来自放射性物质的开采、冶炼、生产、应用及意外事故造成的食品污染。

(二)危害

1. **影响食品的食用价值** 食品被污染后可能出现变色、变味等,影响食品的感官性状和营养价值,降低食品的质量,影响食品的食用价值。

2. **影响机体健康** 被微生物及其毒素污染后的食品可能会造成急性感染或中毒,长期持续摄入被污染的食品可引起机体慢性中毒,如慢性铅中毒;某些污染物质甚至能造成致畸、致癌和致突变的危害,如黄曲霉素、亚硝胺、多环芳烃、某些重金属等。

二、食物中毒及其预防

(一)定义

食物中毒是指摄入含有生物性、化学性有毒、有害物质的食品或把有毒、有害物质当作食品摄入后所出现的非传染性(不属传染性)急性、亚急性疾病。食物中毒是食源性疾病中最为常见的一种,它既不包括因暴饮暴食引起的急性肠胃炎、食源性肠道传染病(如伤寒)、寄生虫病,也不包括因一次大量摄入或长期少量摄入有毒、有害物质引起的以慢性毒害为主要特征的疾病(如致癌、致畸、致突变)。

（二）发病特点

（1）发病与食品有关。发病者在相近时间内有食用同一种中毒食品的经历，流行范围与该有毒食品波及的范围吻合，未食用者不中毒；且停止该食物的供应后，中毒流行也随之很快停止。

（2）潜伏期较短，来势急剧，短时间内可能有多数人发病，呈暴发性。

（3）中毒者症状基本相似，最常见的是消化道症状，如恶心、呕吐、腹痛、腹泻等，病程较短。

（4）人与人之间不直接传染，发病曲线呈突然上升之后又迅速下降的趋势。

（三）预防

（1）在食品生产、加工、销售、贮存等各个环节防止生物性和化学性有毒、有害物质污染。

（2）加强食品卫生质量检查和监督管理，严格食品从业人员健康检查和上岗制度。

（3）加强卫生宣传教育，增强消费者自我保健意识。如选择安全贮存食品，生熟分开，烹调时彻底加热食品，煮熟食品后最好立即食用，处理及食用食品前要先清洗双手，保持厨房、食品容器等清洁卫生，定期消毒。

（李科、曹新红）

数字课程学习

○PPT 课件　　○导入案例解析　　○复习与自测　　○更多内容……

第四章 健康人群的营养与膳食指导

章前引言

　　随着社会经济的发展,人们的生活水平不断提高,膳食营养科学知识也随之普及,人们对膳食的营养保健意识日益增强。在日常生活中,越来越多的人开始注重食品营养的科学结合,追求均衡健康饮食。人们的健康受多方面因素的影响,其中营养状况起到了至关重要的作用。由于不同生理状况的人群对营养素的需求不同,所以针对不同生理情况的健康人群应采取不同的营养及膳食指导措施。合理膳食、适量运动、良好的行为和健康心态作为世界卫生组织提倡的健康四大基石得到了广大人民群众的认可。如何给予健康人群正确的营养与膳食指导是本章主要探讨的问题。

学习目标

1. 理解合理营养的概念。

2. 理解平衡膳食的概念与要求。

3. 理解健康人群的膳食指南。

4. 知道平衡膳食宝塔的结构及其应用。

5. 知道健康人群的生理特点及营养需要。

6. 区分各种膳食结构的特点。

7. 充分利用所学知识进行健康教育,具备熟练进行健康人群营养与膳食指导的能力。

　　思政小课堂　健康中国行动宣传片——《健康中国我行动》正式发布

思维导图

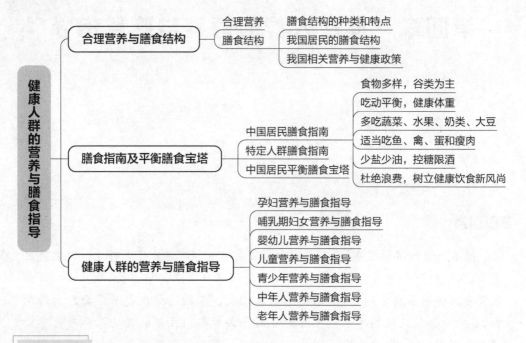

案例导入

2020年5月11日,湖南电视台《经视焦点》栏目报道郴州市永兴县爱婴坊母婴店以蛋白固体饮料冒充婴幼儿奶粉进行销售欺骗消费者。节目中讲述:永兴县多名患者家长发现自己的孩子身体出现湿疹,体重严重下降,头颅畸形酷似"大头娃娃",还有不停拍头等异常情况。经媒体调查发现,这些患儿被医院确诊为"佝偻病",且都食用了一款名为"倍氨敏"的特医奶粉,而该"特医奶粉"实际为固体蛋白饮料。

问题:

请从营养学的角度分析,该案例说明了什么问题?

第一节 合理营养与膳食结构

一、合理营养

(一)合理营养的概念

合理营养是指通过摄入平衡膳食以达到机体最佳营养状况的生物学过程;平衡膳食是指食物中各种营养素数量充足、种类齐全、相互之间比例恰当的膳食。合理营养与平衡膳食即为合理膳食,它是指全面达到营养供给量的膳食。

(二) 合理营养的基本要求

(1) 能够提供人体所需的营养素及能量,各营养素比例均衡、种类齐全。

(2) 食物种类多样、合理搭配,有利于营养素的吸收和利用,使营养更为全面。

(3) 通过科学加工烹调消除食物中的有害微生物及抗营养因子,减少食物中营养素的损失,促进食欲,提高利用率。

(4) 食物不含对机体有毒、有害的物质。

(5) 完善的进餐制度和良好的进餐环境。

二、膳食结构

膳食结构是指人们所摄入食物的数量和种类的相对构成,它与社会生产、文化、科学知识水平、经济、各地区的自然环境条件、食物供应等多种因素有关。膳食结构是衡量一个国家和地区社会文明程度、市场经济发展水平和膳食质量的重要标志。

(一) 膳食结构的种类和特点

动植物性食物在饮食中的比例以及能量、蛋白质、脂质和糖类的摄入量,作为划分饮食结构的标准,主要可分为四种类型。

1. **以动物性食物为主的膳食结构**　该膳食结构的饮食特点主要是摄入高能量、高蛋白、高脂肪、低膳食纤维的动物性食品,多见于欧美经济发达的国家。谷类食物摄入量较少,动物性食物及糖类的摄入量较多,易出现严重的营养过剩,从而导致肥胖症、高脂血症、高血压、糖尿病、冠心病等"富贵病"显著增加。为了人民的健康,政府官员和营养专家不得不劝导人们减少膳食中能量和动物性食物的比例,增加植物性食物摄入量。

2. **以植物性食物为主的膳食结构**　该膳食结构以植物性食物为主,动物性食物为辅,大多数发展中国家属此模式。其膳食特点是根茎类、谷类等植物性食物摄入量大,肉、蛋、奶等动物性食物摄入量小。这种膳食结构基本可以满足人体需求,但是蛋白质、钙、铁、维生素 A 等营养素容易摄入不足,营养缺乏是这一群体的主要营养问题。另外,这种膳食结构一般膳食纤维摄入充足,动物性脂肪摄入较少,有利于预防冠心病和高血压等心血管系统疾病。

3. **动植物食物平衡的膳食结构**　该膳食结构较为合理,以日本为代表。其膳食特点为既有以粮食为主食的东方传统饮食特点,又吸收了欧美国家膳食结构的长处:谷类、根茎类等植物性食物人均年摄入约 94 kg;动物性食物人均年摄入 63 kg,其中海产品所占比例达到 50%,动物性蛋白质占蛋白质总量的 42.8%;三大产能营养素供能比例为糖类 57.7%、蛋白质 16.0%、脂肪 26.3%。这种膳食结构合理,有利于预防营养缺乏和营养过剩疾病,心脑血管疾病发病率相对较低。

4. **地中海膳食结构**　该膳食结构是居住在地中海各个地区的居民所特有的膳食结构模式。其特点是饮食中含有丰富的植物性食物,食品加工程度较低,新鲜度较高,居民以食用当地季节性食品为主,食用大量的新鲜蔬菜、海鲜,橄榄油为主要食用油;每周食用适量的鱼类、家禽、少量鸡蛋,红肉每月数次,并且经常饮用红酒。这种膳食可以满足人体的能量需求,蔬菜和水果的摄入量较高,饱和脂肪酸的摄入量较低,心脑血管疾病的发病率非常低。

(二) 我国居民的膳食结构

我国居民的膳食以植物性食物为主,谷类、薯类和蔬菜的摄入量较高,肉类的摄入量较低,豆制品总量不高且因地区而不同。由于我国地域辽阔,人口众多,又是个多民族国家,各地区经济发展不平衡,存在多种饮食文化,造成不同地区和不同人群间膳食结构和营养状况存在较大差异。随着社会经济的发展,我国居民膳食结构向以动物性食物为主的膳食结构方向转变。

随着膳食结构的转变,我国许多城市居民脂肪供能比例已超过 30%。且由于动物性食物来源中脂肪所占的比例偏高,导致城市居民的疾病模式转化为以肿瘤和心脑血管疾病为主。有研究显示,谷类食物的摄入量与癌症、心脑血管疾病死亡率之间呈明显的负相关,而动物性食物和油脂的摄入量与这些疾病的死亡率呈明显的正相关。目前,我国城市居民主要应减少动物性食物和油脂过量摄入,脂肪供热比应控制在 20%~25% 为宜。农村居民的膳食结构已趋于合理,但是动物类食物、水果、蔬菜的摄入量仍偏低,应适当加以补充。钙、铁、维生素 A 等微量营养素缺乏是我国城乡居民普遍存在的问题,应重点加以改善。

我国居民的膳食结构应在保持以植物性食物为主的传统膳食结构和经常吃适量的鱼、蛋、瘦肉等动物性食物的同时,增加蔬菜、水果、奶类和大豆及其制品的摄入量,降低食盐的摄入量,使膳食中植物性食物与动物性食物可以保持一种平衡状态,并因地制宜,制订出满足各地区、各民族不同需求的膳食结构,达到平衡膳食、合理营养的目的。

三、我国相关营养与健康政策

国民营养状况不仅是健康的基石,还是社会发展的基础和动力,也是反映国家经济社会发展、卫生保健水平和人口健康状况的重要指标。一直以来,党中央和国务院高度重视人民群众的营养、卫生和健康问题,在不同时期,适时出台了一系列相关的政策法规,为人民群众的健康保驾护航。党的二十大报告明确指出人民健康是民族昌盛和国家强盛的重要标志,把保障人民健康放在优先发展的战略位置,完善人民健康促进政策。

(一)《中国营养改善行动计划(1996—2000)》

制定背景　该行动计划是根据全球首次部长级世界营养大会通过的《世界营养宣言》和《世界营养行动计划》及会议要求,结合我国实际制定的。

1997 年 12 月 5 日,国务院办公厅颁布《中国营养改善行动计划(1996—2000)》,承诺要尽一切努力在 2000 年以前消除饥饿和营养不良,改善我国居民的营养状况。

🔲 拓展阅读 4-1 《中国营养改善行动计划(1996—2000)》

(二)《中国食物与营养发展纲要(2014—2020)》

制定背景　近年来,我国农产品综合生产能力稳步提高,食物供需基本平衡,食品安全状况总体稳定向好,居民营养健康状况明显改善,食物与营养发展成效显著。但是,我国食物生产还不能适应营养需求,居民营养不足与过剩并存,营养与健康知识缺乏,必须引起高度重视。为保障食物有效供给,优化食物结构,强化居民营养改善,特制定本纲要。

2014年1月28日,国务院办公厅下发通知:要求各省、自治区、直辖市人民政府,国务院各部委、各直属机构,认真贯彻执行《中国食物与营养发展纲要(2014—2020年)》。

　拓展阅读4-2　《中国食物与营养发展纲要(2014—2020)》

(三)《"健康中国2030"规划纲要》

制定背景　为推进健康中国建设,提高人民健康水平,根据党的十八届五中全会战略部署制定。由中共中央、国务院于2016年10月25日印发并实施。

健康是促进人的全面发展的必然要求,是经济社会发展的基础条件,是民族昌盛和国家富强的重要标志,也是广大人民群众的共同追求。党的十八届五中全会明确提出推进健康中国建设,从"五位一体"总体布局和"四个全面"战略布局出发,对当前和今后一个时期更好保障人民健康作出了制度性安排。编制和实施《"健康中国2030"规划纲要》是贯彻落实党的十八届五中全会精神、保障人民健康的重大举措,对全面建成小康社会、加快推进社会主义现代化具有重大意义。同时,这也是我国积极参与全球健康治理、履行我国对联合国"2030可持续发展议程"承诺的重要举措。

　拓展阅读4-3　《"健康中国2030"规划纲要》

(四)《国民营养计划(2017—2030)》

制定背景　营养是人类维持生命、生长发育和健康的重要物质基础,国民营养事关国民素质提高和经济社会发展。近年来,我国人民生活水平不断提高,营养供给能力显著增强,国民营养健康状况明显改善。但仍面临居民营养不足与过剩并存、营养相关疾病多发、营养健康生活方式尚未普及等问题,成为影响国民健康的重要因素。为贯彻落实《"健康中国2030"规划纲要》,提高国民营养健康水平,制定本计划。

国务院办公厅日前(2017年6月30日)印发《国民营养计划(2017—2030年)》(以下简称《计划》),从我国国情出发,立足我国人群营养健康现状和需求,明确了今后一段时期内国民营养工作的指导思想、基本原则、实施策略和重大行动。

　拓展阅读4-4　《国民营养计划(2017—2030)》

第二节　膳食指南及平衡膳食宝塔

膳食指南是指根据营养学原则,结合国情,倡导人民群众采用平衡膳食,以达到合理营养促进健康目的的指导性意见。《膳食指南》作为卫生政策的一部分,随着社会经济的发展,根据人群营养出现的新趋势和新问题,每5～10年修订一次,且不同人群有不同的膳食指南。

1989年中国营养学会制定了我国第一个膳食指南,1997年修订了《中国居民膳食指南》,主要包括以下8条内容:①食物多样,谷类为主;②多吃蔬菜、水果和薯类;③经常吃适量的鱼、蛋、禽、瘦肉,少吃肥肉和荤油;④常吃奶类、豆类或其制品;⑤膳食清淡少盐;⑥食量与体力活动应平衡,保持适宜体重;⑦饮酒应限量;⑧吃清洁卫生、不变质的食物。《中国居民膳食指南》的核心是提倡平衡膳食与合理营养以达到促进健康的目的,即更重视日常的健康习惯,特别是饮食习惯。随着我国经济发展和居民膳食结构的不断变化,2007年中国营养学会组织专家重新修订《中国居民膳食指南(1997版)》,制定了《中国居民膳食指南(2007版)》。2007版膳食指南由原来8条增加为10条,增加了水、身体活动,在膳食宝塔第五层增加了盐的内容。

近年来,我国城乡居民的膳食状况明显改善,营养不良现象逐渐减少;但是部分人群身体活动减少及膳食结构不合理所致慢性病患病率增加,逐渐威胁国民健康。2014年国家卫生计生委委托中国营养学会组织专家,根据我国居民膳食结构变化,历经两年多时间,修订完成《中国居民膳食指南(2016版)》。新的膳食指南以先进的科学证据为基础,密切联系我国居民膳食营养的实际,对各年龄段的居民摄取合理营养,避免由不合理的膳食引起疾病,具有普遍的指导意义。

一、中国居民膳食指南

中国居民一般人群膳食指南共有6条核心推荐条目。

(一) 食物多样,谷类为主

食物多样是平衡膳食的基本原则,谷类为主是中国居民平衡膳食模式的重要特征。人体必需营养素有40余种,这些营养素均需要从食物中获得,不同食物中的营养素及有益膳食成分的种类和含量不同。除供6月龄内婴儿的母乳外,没有任何一种食物可以满足人体所需的全部能量及营养素。因此,只有多种食物组成的膳食才能满足人体对能量和各种营养素的需要。食物多样的膳食应包括谷(包含全谷物)薯类、蔬菜和水果类、畜禽鱼蛋奶类、大豆坚果类和纯能量(油脂)食物。平均每天至少摄入12种以上,每周25种以上食物,烹调油和调味品不计算在内。小分量选择,同类食物互换,粗细搭配、荤素搭配和色彩搭配是达到食物多样的主要手段。谷类食物含有丰富的糖类,它是提供人体所需能量的最重要、最经济的食物来源,也是提供B族维生素、矿物质、膳食纤维和蛋白质的重要食物来源,在保障儿童和青少年生长发育,维持人体健康方面发挥着重要作用。谷类为主是指谷薯类食物所提供的能量占膳食总能量的一半以上。一日三餐都应保持适量的谷类食物摄入,每天摄入谷薯类食物250～400 g。

(二) 吃动平衡,健康体重

体重由脂肪体重和去脂体重构成,是客观评价人体营养和健康状况的重要指标。

健康体重指维持机体各项生理功能正常进行,并充分发挥身体功能的体重,其体重构成的各组分比例恰当。体重过低或过高,或体重构成的组分比例失衡(如体脂过高,去脂体重过低)都是不健康的表现。吃和动是影响体重的两个主要因素。食物提供人体能量,运动消耗能量,维持健康体重取决于机体的能量平衡。人体能量代谢的最佳状态是达到能量摄入与能量消耗的平衡。如果进食量过多或活动不足,多余的能量就会在体内以脂肪的形式积存下来,造成体重增加、超重和肥胖。相反,若食量不足或活动过多,会导致能量摄入不足或能量消耗过多而引起体重过低或消瘦。成年人健康体重的体重指数(body mass index,BMI)应为 $18.5 \sim 23.9 \, kg/m^2$。

随着社会的发展,人们生活方式也发生了改变。目前,我国大部分成年人缺乏体育锻炼或体力活动不足,超重和肥胖的发生率逐渐增加。因此,我们应改变少动久坐的不良生活方式,养成天天运动的习惯,坚持每天多做一些消耗能量的活动,以保持健康体重。建议成年人每天进行累计相当于步行 6 000 步以上的身体活动。

(三) 多吃蔬菜、水果、奶类、大豆

新鲜蔬菜、水果、奶类和大豆及制品是平衡膳食的重要组成部分,坚果是膳食的有益补充。新鲜蔬菜和水果能量低,微量营养素丰富,也是植物化合物的来源,对提高膳食微量营养素和植物化学物的摄入量起重要作用。多摄入蔬菜和水果可降低脑卒中和冠心病等心脑血管疾病的发病风险及死亡风险,降低胃肠道癌症、糖尿病等疾病的发病风险。奶类和大豆富含钙、优质蛋白质和 B 族维生素,对降低慢性病的发病风险具有重要作用。多摄入奶类及其制品可增加成人骨密度,酸奶可以缓解便秘。大豆及其制品对降低绝经期和绝经后女性乳腺癌、骨质疏松的发病风险有一定益处。推荐每天蔬菜摄入量为 300~500 g,深色蔬菜应占 1/2。推荐每天摄入 200~350 g 的新鲜水果,果汁不能代替鲜果。各种奶制品摄入量相当于每天液态奶 300 g。经常吃豆制品相当于每天吃 25 g 以上大豆,还应适量吃坚果。

(四) 适量吃鱼、禽、蛋和瘦肉

鱼、禽、蛋和瘦肉含有丰富的蛋白质、脂类、维生素 A、B 族维生素、铁、锌等营养素,是平衡膳食的重要组成部分,也是人体营养需要的重要来源。此类食物满足人体营养需要 20% 以上的营养素有蛋白质、维生素 A、维生素 B_2、烟酸、磷、铁、锌、硒、铜等,其中蛋白质、铁、硒、铜等达到 30% 以上。此类食品均属于动物性食物,有些食物的脂肪含量较高,有些食物含有较多的饱和脂肪酸和胆固醇,摄入过多会增加肥胖、心血管疾病的发生风险。因此,其摄入量不宜过多,应当适量摄入。动物性食物优选鱼和禽类,其脂肪含量相对较低,含有较多的多不饱和脂肪酸,增加鱼类摄入可降低心血管疾病和脑卒中的发病风险;蛋类营养成分比较齐全;吃畜肉应选择瘦肉,其脂肪含量低。鱼、禽、蛋和瘦肉摄入要适量,建议成人平均每天摄入水产品 40~75 g,畜禽肉类 40~75 g,蛋类 40~50 g;平均每天摄入鱼、禽、蛋和瘦肉总量 120~200 g。

(五) 少盐少油,控糖限酒

应该培养清淡饮食的习惯,少吃高盐和油炸食品。目前,我国多数居民食盐摄入过

多,食盐让我们享受到了美味佳肴。但是对高血压的流行病学调查证实,人群的血压水平和高血压的患病率均与食盐的摄入量密切相关。50 岁以上、有家族性高血压、超重和肥胖者,其血压对食盐摄入量的变化更为敏感。膳食中的食盐如果增加,发生心脑血管意外的危险性就大大增加。中国营养学会建议健康成年人每天食盐(包括酱油和其他食物中的食盐量)的摄入量不超过 6 g。但 2012 年的调查显示,我国居民每人日平均摄入食盐 10.5 g。因此,减少食盐摄入量仍需努力。

饮食离不开油,烹调油除了可以增加食物的风味,还是人体必需脂肪酸和维生素 E 的重要来源,并且有助于食物中脂溶性维生素的吸收利用。但是油脂摄入过多会增加肥胖的发生风险,摄入过多反式脂肪酸会增加冠心病的发生风险。成人每天烹调油推荐摄入量为 25~30 g。

添加糖是指人工加入食品中的糖类,包括饮料中的糖,具有甜味特征。添加糖是纯能量食物,不含其他营养成分,过多摄入会增加龋齿及超重、肥胖的发生风险。因此,平衡膳食中不要求添加糖。若需要摄入添加糖,建议每天摄入量不超过 50 g,最好控制在 25 g 以下。

酒虽然是饮食文化的一部分,但是从营养学的角度看,酒中没有任何营养元素。有许多科学证据证明酒精是造成肝损伤、胎儿酒精综合征、痛风、乳腺癌、心血管疾病的危险因素。此外,由于酒含有较多的能量,特别是高度白酒,经常饮酒会造成能量过剩。同时,酒会影响食物营养素的吸收,造成营养素缺乏。对于孕妇、哺乳期妇女、少年儿童、特殊状况或特定职业人群以及驾驶机动工具的人员,即使少量饮酒也会对健康、生活或工作造成不良影响。成人如饮酒,建议男性一天饮用酒的酒精量不超过 25 g,女性不超过 15 g。

(六) 杜绝浪费,树立健康饮食新风尚

我国人口众多,食物浪费问题比较突出,食源性疾病也时有发生。按需选购食物,按需备餐,提倡分餐不浪费。选择新鲜、卫生的食物和适宜的烹调方式,食物制备生熟分开,熟食二次加热要热透。保障饮食卫生,学会阅读食品标签,合理选择食品。应该从自己做起,回家吃饭,享受食物和亲情,创造和支持文明饮食新风的社会环境和条件,传承优良饮食文化,树立健康饮食新风尚。

二、特定人群膳食指南

特定人群包括孕妇、哺乳期妇女、婴幼儿、学龄前儿童、学龄儿童、青少年、老年人等人群。根据这些人群的生理特点和营养需要,特别制定了相应的膳食指南,以达到提高健康水平、身体体质和生命质量的目的。

(一) 孕妇和哺乳期妇女

妊娠是个复杂的生理过程,是 1 000 天机遇窗口期的第一个阶段。为了妊娠的成功,孕期妇女的生理状态及代谢发生了较大的适应性改变,孕妇吸收营养的目的就是适

应孕期孕育胎儿的需要,增加营养素的吸收和利用,以支持胎儿的发育,保证妊娠的成功。因此,在怀孕期间母亲不仅要保证自身的营养需要,还要提供胎儿发育所需要的营养。孕期营养状况的优劣对胎儿的生长发育直至成年后的健康可产生至关重要的影响。分娩后的哺乳期妇女要分泌乳汁以哺育婴儿,这一时期母乳是婴儿营养的唯一来源,营养的好坏直接关系到母乳喂养的成功和婴儿的生长发育;另外,还要逐步补偿妊娠、分娩时的营养消耗,恢复各器官、系统功能,对能量及营养素的需要甚至超过孕期。无论是孕妇还是哺乳期妇女的膳食构成都应该以膳食指南为基础,由多种多样的食物组成平衡膳食,只有多样化的平衡膳食才能获得足够而适量的营养。

(二)婴儿和幼儿

《中国婴幼儿喂养指南》是与一般人群膳食指南并行的喂养指导。出生后至满2周岁阶段,构成生命早期1000天关键窗口期2/3的时长,该阶段的良好营养和科学喂养是儿童近期和远期健康最重要的保障。

6月龄内是婴儿自出生后一生中生长发育的第一个高峰期,对能量和营养素的需要高于其他任何时期。6月龄内婴儿处于1000天机遇窗口期的第二个阶段,营养作为最主要的环境因素对其生长发育和后续健康持续产生至关重要的影响。母乳中适宜数量的营养既能提供婴儿充足而适量的能量,又能避免过度喂养,使婴儿获得最佳的、健康的生长速率,为一生的健康奠定基础。因此,对6月龄内的婴儿应给予纯母乳喂养。

7～24月龄婴幼儿处于1000天机遇窗口期的第三阶段,适宜的营养和喂养不仅关系到近期的生长发育,也关系到长期的健康。对于7～24月龄婴幼儿,母乳仍然是重要的营养来源,但单一的母乳喂养已经不能完全满足其对能量以及营养素的需求,必须引入其他营养丰富的食物。与此同时,7～24月龄婴幼儿胃肠道等消化器官的发育、感知觉以及认知行为能力的发展,也需要其有机会通过接触、感受和尝试,逐步体验和适应多样化的食物,从被动接受喂养转变到自主进食。

(三)儿童

儿童分为3～6周岁儿童(学龄前儿童)和7～12周岁儿童(学龄儿童)两个阶段。3～6周岁是儿童生长发育的关键时期,也是良好饮食习惯培养的关键时期。此期儿童正处在生长发育阶段,新陈代谢旺盛,对各种营养素的需要量相对高于成人,合理营养不仅能保证他们的正常生长发育,也可为其成年后的健康打下良好基础。因此,供给生长发育所需的足够营养,帮助建立良好的饮食习惯,为其一生建立健康膳食模式奠定坚实的基础,是学龄前儿童膳食的关键。在学龄儿童(7～12岁)期,儿童的体格维持稳步增长,可以接受成人的大部分饮食。充足的营养是学龄儿童智力和体格正常发育,乃至一生健康的物质保障,更需要强调合理膳食、均衡营养。这一时期也是儿童行为和生活方式形成的关键时期。

(四)青少年

青少年期一般指的是13～18周岁,相当于初中和高中阶段。青少年期是从少年到成年人的过渡时期,也就是从第二性征出现直到性成熟及体格发育完善的一段时期。这个时期生殖器官和内脏功能日益发育成熟,大脑功能和心理的发育也进入高峰,是体格和智力发育的关键时期。第二性征逐渐显现,脑力劳动和体力劳动均需要消耗大量能量。因此,充足的能量和营养是此期体格及性征迅速生长发育、增强体魄、获得知识的物质基础。同龄男生和女生在童年时期的营养需求差别不大,但从青春期开始,男孩和女孩之间的营养需求就出现了较大的差异。

(五) 老年人

目前,随着社会和经济的发展,世界人口老龄化日趋明显,我国已步入老龄化社会。老年人和高龄老人分别指 65 周岁和 80 周岁以上的成年人。由于年龄增加,老年人的器官功能出现不同程度的衰退,影响其摄取食物、消化、吸收的能力,使老年人容易出现营养不良的问题,极大地增加了慢性疾病发生的风险。加强老年保健、延缓衰老进程、防治各种老年常见病,是老龄化社会的首要任务。因此,老年人在膳食及运动方面需要特别关注。

三、中国居民平衡膳食宝塔

中国居民平衡膳食宝塔(balanced dietary pyramid,简称膳食宝塔)是根据《中国居民膳食指南(2016 版)》的核心内容,结合中国居民膳食的实际情况,根据平衡膳食原则,指南修订专家委员会把推荐的各类食物重量和膳食比例转化为宝塔图形来表示,便于人们在日常生活中实行。中国居民平衡膳食宝塔(图 4-1)提出的是一个比较理想的膳食模式,同时注意了运动的重要性。

(一) 平衡膳食宝塔的结构

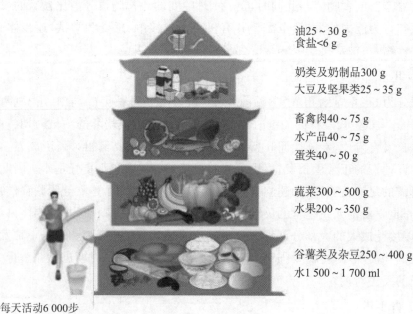

油25～30 g
食盐<6 g

奶类及奶制品300 g
大豆及坚果类25～35 g

畜禽肉40～75 g
水产品40～75 g
蛋类40～50 g

蔬菜300～500 g
水果200～350 g

谷薯类及杂豆250～400 g
水1 500～1 700 ml

每天活动6 000步

图 4-1　中国居民平衡膳食宝塔(2016 版)

（二）平衡膳食宝塔说明

膳食指南推荐了在营养上比较理想的膳食模式。它所建议的各大类食物的每日平均摄入量、运动量和饮水量构成了平衡的膳食模式。这个模式能最大限度地同时满足人们对能量和营养素的需求。膳食宝塔共分 5 层，各层中具体食物种类如下：第一层为谷薯类食物，第二层为蔬菜、水果类，第三层为鱼、禽、肉、蛋等动物性食物，第四层为乳类、豆类和坚果，第五层为烹调油和盐。宝塔各层面积大小不同，体现了 5 类食物推荐量的多少；宝塔旁的文字注释提示，在能量 1 600～2 400 kcal（1 kcal＝4.184 kJ）水平时，一段时间内健康成年人平均每天的各类食物摄入量范围。若能量需要量水平增加或减少，食物的摄入量也会有相应变化，以满足身体对能量和营养素的需要。膳食宝塔还包括身体活动、饮水的图示，强调增加身体活动和足量饮水的重要性。

1. 第一层　谷类、薯类及杂豆类。谷薯类及杂豆是膳食中能量的主要来源，也是多种微量营养素和膳食纤维的良好来源。膳食指南中推荐的膳食以食物多样、谷类为主。在能量需要 1 600～2 400 kcal 水平下，成人建议每日摄入 250～400 g。薯类和杂豆类可代替部分粮食。建议每周摄入 5～7 次，每次 50～100 g 粗粮或全谷类制品。

2. 第二层　蔬菜和水果。蔬菜和水果是膳食中微量营养素、植物化学物和膳食纤维的主要来源，也是膳食指南中鼓励多摄入的两类食物。在能量需要 1 600～2 400 kcal 水平下，建议每日摄入 300～500 g 新鲜蔬菜，其中深色蔬菜最好占一半以上，每日摄入新鲜水果 200～350 g。蔬菜与水果各有优势，不能完全相互替代。

3. 第三层　鱼、禽、蛋、肉等动物性食物。动物性食物是膳食指南推荐适量食用的一类食物，主要提供优质蛋白质、脂类、维生素与微量元素。在能量需要 1 600～2 400 kcal 水平下，畜禽肉类建议每日摄入 40～75 g，并尽量选择瘦肉，少食用肥肉、内脏。水产品包括鱼类、甲壳类和软体类动物，建议每日摄入 40～75 g。蛋类营养价值较高，建议每日摄入 40～50 g，约一个鸡蛋的量。

4. 第四层　奶类、大豆和坚果。膳食指南鼓励多摄入奶类、大豆和坚果，它们都是蛋白质、钙和维生素的良好来源，营养素密度高。在能量需要 1 600～2 400 kcal 水平下，建议每天摄入相当于鲜奶 300 g 的奶类及奶制品。世界卫生组织确定每日摄入 25 g 大豆蛋白可预防心脏病，故我国推荐每日摄入大豆和坚果类 25～35 g。按提供蛋白质的量来计算，40 g 干大豆相当于 80 g 豆腐干、120 g 北豆腐、240 g 南豆腐、650 g 豆浆。

5. 第五层　烹调油和食盐。油和盐作为烹饪调料，建议尽量少用。近二十年，我国居民动、植物油的摄入量逐年增加，从而导致了肥胖以及与其相关慢性病的发病率迅速上升，限制烹调油的摄入量已是人们调整膳食结构、预防疾病、促进健康的迫切任务。每日烹调油的建议摄入量以不超过 25 g 或 30 g 为宜，烹调油也应多样化，并经常更换种类。建议健康成年人一天食盐摄入量不超过 6 g，包括酱油和其他食物中的食盐。一般 20 ml 酱油中含食盐 3 g，10 g 黄酱中含食盐 1.5 g，如烹调菜肴用酱油或酱类时应按比例减少食盐的用量。

6. 运动和水 身体活动和水的图示仍包含在可视化图形中,这就强调了增加身体活动和足量饮水的重要性。水在体内是一切代谢反应的介质,是膳食的重要组成部分,其需要量受年龄、环境温度和身体活动等因素的影响。在温和的气候条件下,从事轻体力活动的成年人每日应最少饮水 1 500～1 700 ml(7～8 杯)。在高温环境下或从事强体力活动时,饮水量应适当增加;同时鉴于大量出汗,饮水中应含 0.1% 的食盐,以弥补汗液中丢失的盐分。目前,大多数成年人身体活动不足或缺乏体育锻炼,建议成年人每日进行累计相当于步行 6 000 步以上的活动量。如果身体条件允许,最好进行 30 min 中等强度的运动。

(三) 膳食宝塔的应用

膳食宝塔在应用实践上,首先是需要熟悉和学习膳食指南核心思想,熟悉膳食宝塔、餐盘和算盘三个图形,增加对平衡膳食理念和内涵的理解;其次,练习并掌握估量食物标准份的方法,学会估算每日食物摄入份数、膳食总量和能量;第三步是通过对个人膳食能量需要水平的确定、食物选择、膳食搭配组合、合理烹调方式的选择等,设计制作膳食食谱进行实际操作和应用,来践行平衡膳食模式和膳食指南的核心推荐。

1. 适宜食物摄入量及能量水平 膳食宝塔建议的每人每日食物摄入量范围适用于一般健康成年人,应用时要根据个人的性别、年龄、身高、体重、季节、劳动强度等适当调整。年轻人、劳动强度大的人需要能量高,应适当多吃些主食;老年、活动少的人需要的能量少,可少吃些主食。表 4-1 列出了三个能量水平的各类食物摄入量,可供参考。从事轻体力劳动的成年男子,如办公室职员可参照中等能量水平安排一日三餐的各类食物摄入量;从事中等体力劳动的成年男子,如一般农田劳动者、卡车司机和钳工可参照高能量水平安排一日三餐各类食物摄入量。女性一般比男性食量小,需要的能量往往比从事同劳动的男性低 200 kcal 或更多。一般说来,人们的进食量可自动调节,当一个人的食欲得到满足时,对能量的需要也会得到满足。这里值得说明的是,平衡膳食宝塔所建议的各类食物摄入量是一个平均值,意思是每日膳食中应当包括宝塔中的各类食物,各类食物的摄入量也应与宝塔的建议大体一致。另外,也无须每天都样样按照宝塔吃。重要的是一定要遵循宝塔所建议的各类食物大体上的比例。

表 4-1 不同能量水平各类食物每日参考摄入量(g)

能量水平	低能量 (约 1 600 kcal)	中等能量 (约 2 400 kcal)	高能量 (约 2 800 kcal)
谷薯类及杂豆	250	400	450
蔬菜	300	500	550
水果	200	350	450
畜肉类	40	75	75
奶类及制品	300	300	300
蛋类	40	50	50

（续表）

能量水平	低能量 （约 1 600 kcal）	中等能量 （约 2 400 kcal）	高能量 （约 2 800 kcal）
水产品	40	75	100
烹调油	25	30	30
食盐	6	6	6

2. 同类食物互换，合理调配膳食　人们摄入多种多样的食物不仅仅是为了满足营养需要，同时还要考虑食物的口味，丰富多彩的美味佳肴也是一种享受，所以应当注意调配。膳食宝塔建议的每一类食物中都有许多品种，虽然各种食物之间所含的营养成分不尽相同，但在同一类食物当中所含的营养成分往往相近，在调配膳食时可以互换。另外，同一种食物掌握了互换的原则，可以变换出多种吃法。多种多样就是选用品种、形态、颜色、口感多样的食物，变换加工烹调方法、科学合理地搭配食物，既可提高食物的营养价值，又能增加食欲。

3. 合理分配三餐食量　我国多数地区居民习惯于一日吃三餐，三餐食物量的分配及间隔时间应与作息时间和劳动情况相匹配。一般早、晚餐各占 30%，午餐占 40% 为宜，特殊情况可进行适当调整。通常上午的工作学习都比较紧张，营养不足会影响学习和工作效率，所以早餐不容被忽视。早餐除主食外至少应包括奶、豆、蛋、肉中的一种，并搭配适量蔬菜或水果。

4. 因地制宜，充分利用当地资源　我国幅员辽阔，各地饮食习惯及物产不尽相同，只有因地制宜充分利用当地资源才能有效地应用平衡膳食宝塔。如牧区奶类资源丰富，可适当提高奶类摄取量。农村山区则可利用山羊奶以及花生、瓜子、核桃、榛子等资源。在某些情况下，由于地域、经济或物产所限无法采用同类互换时，也可以暂用豆类替换乳类、肉类，或用蛋类替代鱼、肉，不得已时也可用花生、瓜子、核桃、榛子等干果替代鱼、奶等动物性食物。

5. 养成习惯，长期坚持　膳食对健康的影响是长期的结果。应用平衡膳食宝塔需要自幼养成习惯，并坚持不懈，才能充分体现其对健康的重大促进作用。

📖 拓展阅读 4-5　中国居民平衡膳食餐盘和中国儿童平衡膳食算盘

第三节　健康人群的营养与膳食指导

一、孕妇营养与膳食指导

（一）孕期生理特点

1. 代谢的变化　孕期在雌激素、孕激素和绒毛膜生长催乳素等多种激素的影响下,母体合成代谢增强,基础代谢率逐渐升高,需要一定物质来支持,所以孕妇能量需要量增加。

2. 消化系统功能的变化 由于怀孕后激素与代谢的改变,孕妇胃肠道平滑肌张力降低,孕妇在怀孕早期往往出现恶心、呕吐、食欲减退、消化不良等妊娠反应。孕妇因子宫增大而导致肠蠕动减慢易引起便秘。怀孕后胎盘分泌绒毛膜促性腺激素抑制胃酸的分泌,可影响消化功能,而酸性食物可刺激胃腺分泌胃酸,增加消化酶的活性,从而提高食欲。

3. 循环血量和血液成分的改变 孕妇的血容量从妊娠第 6 个月开始明显增加,心率增快,血压轻度升高。其中血浆容量增加 50%,而红细胞只增加 20%。虽然红细胞血红蛋白总量增加,但是由于血液相对稀释,血液中的血红蛋白含量会相应降低,胎儿造血过程也会吸收母体的铁,如果不注意补充铁,较易发生贫血。另外,怀孕期间,孕妇血液处于高凝状态,凝血因子增加,血小板计数轻度减少,血浆蛋白降低,主要是白蛋白减少。

4. 泌尿系统变化 孕期胎儿的代谢产物需经母体排出。由于孕妇和胎儿代谢产物增多,肾脏负荷增大,肾功能也有所改变,尿液中排出的氨基酸、水溶性维生素、葡萄糖等增加。

5. 体重的变化 研究发现,理想的体重增长范围与妊娠前孕妇的体重、身高有关,以体重指数(BMI)作为指标来判断,正常 BMI 在 $19.8 \sim 26 \mathrm{kg/m^2}$ 时推荐的总体重增长值为 $11.5 \sim 16.0 \mathrm{kg}$。其中胎儿约 $3 \mathrm{kg}$,胎盘及羊水约 $1.5 \mathrm{kg}$,子宫和乳房增加 $1.4 \mathrm{kg}$,血液增加约 $1.2 \mathrm{kg}$,细胞外液增加约 $1.5 \mathrm{kg}$,脂肪组织增加 $3 \sim 4 \mathrm{kg}$。孕期孕妇体重增长过少或过多对母体和胎儿均不利。

（二）孕期营养需求

1. 能量 孕期能量是为了满足胎儿的生长发育、母体组织增长、母体蛋白质和脂肪储存及代谢增加的需要。据此,建议妊娠中、晚期在非孕期的基础上每日摄入分别增加 $1.26 \mathrm{MJ}(300 \mathrm{kcal})$ 和 $1.88 \mathrm{MJ}(450 \mathrm{kcal})$。可以根据孕妇的体重增长情况判定能量的摄入是否合适。

2. 蛋白质 孕期蛋白质需要量的增加主要是为了满足胎儿的生长发育。中国营养学会建议,在孕早期(妊娠 12 周末以前)蛋白质无须增加,孕中期(妊娠 $13 \sim 27$ 周末)每日增加蛋白质 $15 \mathrm{g}$,孕晚期(妊娠 28 周以后)每日增加 $30 \mathrm{g}$。除了数量保证外,还要保证优质的动物及豆类蛋白质的摄入量至少占 $1/3$ 以上。

3. 脂肪 整个孕期孕妇在体内需储存脂肪 $2 \sim 4 \mathrm{kg}$。膳食脂肪中的磷脂及其中的长链多不饱和脂肪酸对人类生命早期脑和视网膜的发育具有重要的作用。人类生命发展过程中,相当数量的花生四烯酸(AA)和二十二碳六烯酸(DHA)是在子宫内和出生后数月迅速积累在胎儿和婴儿的脑及其他组织中的,脑和视网膜 DHA 积聚大多发生在脑发育阶段,通常认为是从胎儿 26 周至出生后 2 岁。n-3 系多不饱和脂肪酸 DHA 的母体是 α 亚麻酸,n-6 系多不饱和酸 AA 的母体是亚油酸,而这两个母体均不能在人体内合成,必须从食物中摄取。因此,孕妇需要摄入适量的脂肪食物,以保证胎儿的正常发育。中国营养学会推荐的孕妇膳食脂肪供能百分比为 20%～30%,其中饱和脂肪酸占 10%,单不饱和脂肪酸占 10%、多不饱和脂肪酸占 10%;多不饱和脂肪酸 n-6 与 n-3 的比值为(4～6):1。

4. 无机盐　孕期妇女对无机盐的需要量增加。孕妇易于缺乏的无机盐主要是钙、铁、锌、碘等。

1) 钙　成年妇女机体内含钙量约为 1 000 g,孕期需要增加储存钙量约为 30 g。钙的主要生理功能之一是构成骨骼和牙齿。另外,钙对孕妇自身也非常重要。孕妇膳食钙摄入不足时,会引起母体血钙浓度下降,发生手足抽搐,产生骨质软化症;同时胎儿也可能产生佝偻病及低钙惊厥。因此,在妊娠全过程都要及时补钙,补充钙有利于胎儿从母体摄取大量的钙以供生长发育。我国营养学会推荐孕妇每日钙供给量:孕早期 800 mg,孕中期 1 000 mg,孕晚期 1 000 mg;奶类摄入少者,宜增服钙制剂。

2) 铁　孕期缺铁性贫血是常见的营养素缺乏病之一。我国孕期妇女缺铁性贫血平均患病率为 30%,而孕早期铁缺乏与早产、低体重以及孕期体重增长不足有关。因此,铁的补充在孕期十分重要。铁是人体重要的微量元素之一,母体和胎儿都需要储备相当数量的铁,以补偿分娩时由于失血造成铁的损失和胎儿出生后 6 个月内的消耗。我国营养学会建议孕妇每天铁的供给量:孕早期为 20 mg,孕中期为 24 mg,孕晚期为 29 mg。

3) 锌　是人体重要的微量元素。孕期妇女摄入足量的锌有利于胎儿发育和预防先天性缺陷。胎儿对锌的需要在孕晚期最高,此时胎盘主动转运锌量为每日 0.6～0.8 mg,血浆锌水平一般在孕早期就开始下降,直至妊娠结束,比非妊娠妇女约低 35%,故在孕期应增加锌的摄入量。我国营养学会建议孕妇每日锌的摄入量为 9.5 mg。锌的主要来源为鱼及海产品、肉类等。

4) 碘　是合成甲状腺激素所必需的微量元素。甲状腺激素与蛋白质合成有关,能促进胎儿的生长发育。孕期妇女碘缺乏可能导致胎儿甲状腺功能低下,从而引起以生长发育迟缓、认知能力降低为标志的不可逆转的克汀病。这一表现在孕早期通过纠正母亲碘缺乏就可以预防。孕中期基础代谢率开始增高,甲状腺激素分泌和碘的需要量增加。我国营养学会建议孕妇每日碘的供给量标准为 230 μg。含碘丰富的食物有海产品,如海带、紫菜、海鱼等。

(三) 孕妇合理膳食

妊娠期母体器官的发育、胎儿的生长发育及为分娩后乳汁分泌所进行的营养储备,都需要更多的营养。中国营养学会根据妊娠期营养需要特点,提出在一般人群平衡膳食指南基础上增加 5 条关键性推荐:孕吐严重者,可少量多餐,保证摄入含必要量糖类的食物;补充叶酸,常吃含铁丰富的食物;妊娠中晚期适量增加奶、鱼、禽、蛋、瘦肉的摄入;适量身体活动,维持妊娠期适宜体重;禁烟酒,愉快孕育新生命,积极准备母乳喂养。中国孕期妇女平衡膳食宝塔见图 4-2。

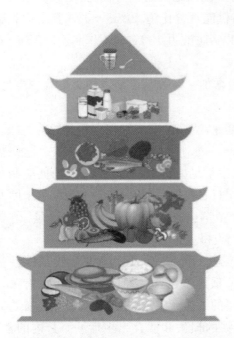

	孕中期	孕晚期
加碘食盐	< 6 g	< 6 g
油	25 ~ 30 g	25 ~ 30 g
奶类	300 ~ 500 g	300 ~ 500 g
大豆/坚果	20 g/10 g	20 g/10 g
鱼禽蛋肉类	150 ~ 200 g	200 ~ 250 g
蔬菜类	300 ~ 500 g	300 ~ 500 g
水果类	200 ~ 400 g	200 ~ 400 g
谷薯类	275 ~ 325 g	300 ~ 350 g
水	1 700 ~ 1 900 ml	1 700 ~ 1 900 ml

图 4-2　中国孕期妇女平衡膳食宝塔

1. 孕早期膳食　孕早期是指从末次月经的第 1 天至前 3 个月的阶段。这个时期胎儿的发育很迅速,到第 12 周末胎儿的主要器官已完成基本分化。该期胚胎生长速度缓慢,孕妇需要的总能量与非孕期大致相当。维生素和矿物质的需要量比非孕期增加,可以适当多吃些新鲜蔬菜、瓜果类食物。如有必要可额外补充叶酸,防止胎儿脑神经管畸形的发生。同时少食多餐,勿过咸、过油。保证摄入奶、蛋等高营养易消化吸收的食物。如妊娠反应较强烈,可加用维生素 B_1 和维生素 B_6 以减轻胃肠道反应。

2. 孕中期膳食　孕中期大多数孕妇妊娠反应消失或减少,食欲开始逐渐恢复。这时应注意食物品种多样化,荤素搭配,勿挑食偏食。有些孕妇会出现便秘等情况,应注意补充膳食纤维和果胶类。新鲜的蔬菜、菌藻类、水果中都含有膳食纤维,粗粮比细粮含量更多;水果中还含有果胶。另外,需注意补充钙丰富的食物,如奶类、豆制品、虾、海鱼、黑木耳等;补充铁丰富的食物,如动物的肝、心、瘦肉、血、赤豆、血糯米、黑芝麻等。

3. 孕后期膳食　孕后期是指孕 28 周(7 个月)到分娩前的这一段时间。这是胎儿生长发育最迅速的时期,也是胎儿大脑细胞增殖最快的时期,营养素的供给量要达到或超过中期的水平。这一时期不少孕妇觉得胃灼热,这是由于胃的方向改变了,胃酸容易反流到食管,刺激食管黏膜所致。少量进餐后胃部就有压迫感,甚至胸闷,但不久又会有饥饿感。这是因为胃受到压迫,容积变小了,但需求量增加,因此少量多次进餐会稍有缓解。但要注意孕妇体重,如孕中期已经体重增加过多或是胎儿已偏大的孕妇,就不应该再过多增量进食了。

(四) 孕期主要营养问题

1. 营养不良对胎儿的影响　第一,低体重和早产是引起婴儿死亡的主要原因,围产儿死亡率为正常儿的 4~6 倍,低出生体重不仅影响婴幼儿的生长发育,还可影响儿童期和青春期的体能与智能发育。新生儿低出生体重有许多相关因素,如孕期蛋白质营养不良、母体增重不够、血浆总蛋白和白蛋白水平低下、贫血、孕妇吸烟或酗酒等。第二,孕早期某些微量元素、维生素摄入不足或过量,常可导致各种各样的先天畸形儿出生。例如,叶酸缺乏可导致神经管畸形发生;维生素 A 缺乏或过多可导致无眼、小头等先天畸形的发生。第三,孕前或孕期营养不良影响母体的体重,孕妇低体重或孕期低增重将增加子宫内胎儿的死亡危险性。围产期胎儿死亡率、婴儿死亡率与新生儿出生低体重高度相关。围产期胎儿死亡率增加还与血浆维生素 C 的持续低水平相关。第四,胎儿脑细胞数的快速增殖期是从妊娠第 30 周至出生后 1 年左右,随后脑细胞数量不再增加而细胞体积增大。因此,孕期的营养状况,尤其是孕晚期母体蛋白质和能量的摄入量是否充足,直接关系到胎儿的发育,还影响日后的智力发育。

2. 营养不良对母体的影响　第一,孕期营养与妊娠合并症有关。调查发现,低收入未接受营养素补充的孕妇孕期出现流产、早产及婴儿死亡率均明显高于高收入及补充营养素的孕妇。孕妇营养不良,如贫血、低蛋白血症、缺钙以及 BMI>24 kg/m² 均是妊娠高血压综合征的好发因素。第二,孕期发生贫血十分普遍(以缺铁性贫血为主),以孕晚期患病率最高。主要原因是膳食铁摄入不足,来源于植物性食物的膳食铁吸收利用率差;母体和胎儿对铁的需要量增加及其他因素引起的失血等。巨幼细胞贫血在我国的患病率较低,以叶酸缺乏所致者较为常见。第三,维生素 D 的缺乏可影响钙的吸收,导致血钙浓度下降。为了满足胎儿生长发育所需要的钙,必须动用母体骨骼中的钙,结果使母体骨钙不足,引起脊柱、骨盆骨质软化,骨盆变形,重者甚至造成难产。此外,妇女生育年龄多集中在 25~32 岁,该时期正值骨密度峰值形成期,孕期若钙摄入量低,可能对母体骨密度造成影响,而且这种影响是永久性的。第四,孕妇出现营养不良性水肿是孕期蛋白质严重摄入不足所致。蛋白质缺乏轻者仅出现下肢水肿,严重者可出现全身水肿。此外,维生素 B$_{12}$ 严重缺乏者亦可引起水肿。

3. 孕妇营养不良的预防　必须满足孕妇各期能量和营养素的需要;按照《中国居民膳食指南》原则配制平衡膳食;膳食要色、香、味俱全及多样化;配膳要适合季节的变化;尽可能顾及饮食习惯;合理地烹调食物;膳食制度合理。

二、哺乳期妇女营养与膳食指导

(一) 哺乳期妇女的生理特点

胎盘娩出后,产妇便进入以自身乳汁哺育婴儿的哺乳期,哺乳有利于母体生殖器官及有关器官组织得以更快地恢复。哺乳期的母亲既要恢复自身的健康,又要承担分泌乳汁与哺育婴儿的重任,需要较多的能量和营养素,而泌乳过程又是一种复杂的神经反射过程,受神经体液的调节。分娩过后,母体的内分泌会出现明显的改变,孕激素和雌激素、胎盘催乳激素的量急剧下降,催乳素升高,导致乳汁的分泌。同时,催产素还作用于子宫,引起子宫肌肉收缩,从而可帮助停止产后出血,促进子宫复原。另外,婴儿吸吮乳头的动作会不断刺激母亲乳房的乳腺组织,乳腺组织接受外界刺激越多就越发达。

(二) 哺乳期妇女的营养需求

由于需要分泌乳汁哺育婴儿,还要恢复自身健康,哺乳期妇女所需能量和营养素要高于正常人。哺乳期妇女各种营养素摄入不足时,母体内分解代谢加大,就会分解本身的组织来满足乳汁分泌的需要。因此,营养素摄入不足既损害其健康,还会减少泌乳量,影响乳汁成分及婴儿健康。

1. 能量　哺乳期妇女除满足自身的能量需要外,还要达到分泌乳汁所需,因此其能量需求量大。衡量哺乳期妇女摄入能量是否充足,可以根据泌乳量和体重来判断:泌乳量是否满足婴儿需要;母亲体重与孕前作比较,下降为能量摄入不足,过重则表示能量摄入过多。中国营养学会制定的哺乳期妇女能量推荐摄入量(RNI)是在非孕妇女基础上每日增加 500 kcal。

2. 蛋白质　其质和量都会影响乳汁的分泌量和蛋白质氨基酸的组成。如果膳食供给的蛋白质生物价值低,则转变成乳汁蛋白质的效率会更低。我国营养学会推荐哺乳期妇女每日膳食中蛋白质供给量应比一般妇女增加 25 g,以动物性蛋白质为主。

3. 脂肪　是婴儿能量的重要来源,同时可以促进婴儿中枢神经系统的发育及脂溶性维生素的吸收。因此,哺乳期妇女膳食中应包括适量的脂肪,膳食脂肪供能占总能量的 20%～30%。

4. 无机盐

1) 钙　乳汁中钙含量较为稳定,不受哺乳期妇女膳食中钙水平的影响,但当膳食中钙摄入不足时,会动用母体骨骼钙储备,以保持乳汁中钙含量的稳定,因此哺乳期妇女应多食一些高钙食物,同时还要适当多晒太阳,促进钙的吸收。中国营养学会建议,哺乳期妇女膳食钙的适宜摄入量为每日 1 000 mg。

2) 铁　哺乳期妇女为防治贫血及促进产后身体恢复,需要多食含铁丰富且吸收率高及富含维生素 C 的食物。

5. 维生素

1) 水溶性维生素　多数水溶性维生素均可通过乳腺进入乳汁,但乳腺可以调控其进入乳汁的含量。故哺乳期妇女膳食中各种水溶性维生素的供给量和摄入量都应增加,以满足婴儿及乳母的营养需要。

2) 脂溶性维生素　维生素 A 可以少量通过乳腺进入乳汁,所以哺乳期妇女维生素 A 的摄入量增加,乳汁中维生素 A 的含量也会增加。维生素 D 几乎不能通过乳腺,所以母乳中维生素 D 含量很低。但目前认为只要能保证婴儿多晒太阳或适量补充鱼肝油或其他维生素 D 制剂即可。维生素 E 有促进乳汁分泌的作用。中国营养学会推荐维生素 A 的每日摄入量为 1 300 μgRE,维生素 D 每日摄入量为 10 μg,维生素 E 每日摄入量为 14 mg。

(三) 哺乳期妇女的合理膳食

母乳是婴儿最理想的食物,能满足婴儿生长发育的需要并与其消化能力相适应。其中初乳富含抗体蛋白对预防婴儿消化道和呼吸道感染具有积极意义。故哺乳期妇女的合理膳食尽量做到种类齐全,数量足够,这样不仅可以保证自身需要,而且对乳汁正常分泌、分泌量的维持也有重要作用。哺乳期妇女长期营养摄入不足会影响乳汁中蛋白质的含量和组成,从而影响婴儿的健康发育。因此,哺乳期妇女的合理膳食应具有以下特点:①保持充足的能量;②尽量做到食物种类齐全,主食粗细粮搭配,副食应多样化;③供给充足的优质蛋白质,尤其是选用动物性食品,如鸡蛋、禽肉类、鱼类,还可多摄入豆类及其制品;④多吃含钙丰富的食物,如牛奶、鱼、虾等;⑤摄入足够的新鲜蔬菜和水果,尤其是绿叶蔬菜;⑥注意补充流质食物及汤类,以利于泌乳。

中国哺乳期妇女平衡膳食宝塔见图 4 - 3。

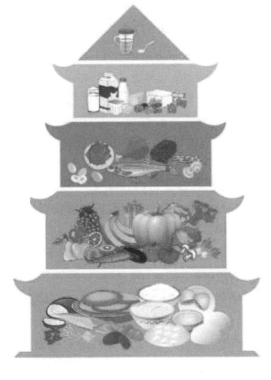

加碘食盐	< 6 g
油	25 ~ 50 g
奶类	300 ~ 500 g
大豆/坚果	25 g/10 g
鱼禽蛋肉类	200 ~ 250 g
蔬菜类	400 ~ 500 g
水果类	200 ~ 400 g
谷薯类	300 ~ 350 g
水	2 100 ~ 2 300 ml

图 4 - 3　中国哺乳期妇女平衡膳食宝塔

三、婴幼儿营养与膳食指导

(一) 婴幼儿的生长发育特点

婴儿期指从出生到满 1 周岁前,幼儿期为 1~3 周岁。婴幼儿正处于人体生长发育尤其是智力发育的重要时期,组织器官的形态和功能有很大的变化,故合理的营养与喂养至关重要。

1. 生长发育迅速　婴幼儿期机体各组织器官生长发育迅速,此过程营养因素非常重要,婴儿期体重将增至出生时的 3 倍,身长为出生时的 1.5 倍。

2. 消化系统发育不完善　婴幼儿的消化器官尚未发育成熟,胃容量很小,消化功能亦不完善,对食物的消化、吸收和利用都受到一定的限制。

3. 神经系统发育不完善　婴幼儿时期是大脑和智力发育的关键时期,大脑逐渐发育,脑细胞的数目增加,细胞体积也相应增大。

(二) 婴幼儿常见营养问题

1. 佝偻病　是婴幼儿常见多发病,以 3~18 个月的婴幼儿最多见。由于体内维生素 D 缺乏,引起钙、磷吸收减少、代谢紊乱,软骨钙化不良,导致骨质缺钙而引发佝偻病。为预防佝偻病的发生,新生儿自出生第 2 周起可通过口服维生素 D 预防,以每日摄入维生素 D 10 μg 为宜。注意添加辅食,亦可进食富含维生素 D 的食物,如肝、蛋黄、牛奶等,同时可通过晒太阳增加皮下维生素 D 的合成。

2. 缺铁性贫血　婴儿出生时体内储存的铁一般只能满足 4 个月的需要,之后体内铁的储备逐渐耗竭,此时应逐渐添加含铁丰富的食物。如果没有及时补充含铁食物,大部分婴儿在出生 5 个月以后易发生缺铁性贫血,发病高峰在 6 个月至 1 岁半。铁是生长过程必需的元素,其主要作用是参与血红蛋白的合成。当发生缺铁性贫血时,主要表现为面色苍白、全身无力、易疲劳、食欲减退、注意力不集中,长期贫血将会影响婴幼儿的体格和智力发育。出生 4 个月后补充富含铁的食物可以预防婴儿发生缺铁性贫血。补充含铁食物以肝泥、蛋黄和肉末较好,同时应增加富含维生素 C 的食物以促进铁的吸收。早产儿、低体重儿应及早给予铁剂预防。

3. 锌缺乏症　锌是人体内含量仅次于铁的微量元素,幼儿及学龄前儿童发生较多,多为边缘性缺乏。缺锌可表现为食欲缺乏、味觉减退、异食癖,长期缺乏可导致生长发育迟缓,甚至影响智力的发育。其防治措施是合理调配膳食,增加含锌丰富的各种动物性食物,如猪肝、猪肉、鱼和海产品等,以保证锌的足量摄入。

4. 蛋白质-能量营养不良　是指由于缺乏能量和蛋白质所致的一种营养缺乏症,常见于 3 岁以下婴幼儿。蛋白质-能量营养不良临床上主要分为干瘦型和水肿型。

1) 干瘦型　以能量摄入严重不足为主,患儿表现为明显消瘦,皮肤干燥弹性差、无光泽,体弱无力等。

2) 水肿型　以蛋白质长期缺乏为主,患儿表现为全身水肿、肌肉松弛、肝大、表情淡漠等,严重时将影响婴幼儿的生长发育。合理喂养、保证机体需要是预防蛋白质—能量营养不良的关键。婴儿期应采用母乳喂养,随着年龄增长应补充各种辅食,尤其应注意补充优质蛋白质。

(三) 婴幼儿的营养需要

1. 能量　婴幼儿的能量需要相对高于成人,包括各种活动、能量储存以及生长发育所需。以单位体质量计算,年龄越小,每千克体重的每日需要量越多。

2. 蛋白质　婴幼儿的蛋白质需要量比成人多,它不仅用于补充日常代谢的丢失,而且用于供给成长过程中不断增加的新组织的需要。另外,婴幼儿需要的必需氨基酸的种类也比成人多。除了 8 种必需氨基酸外,组氨酸、半胱氨酸、酪氨酸也是婴幼儿所必需的。

3. 脂肪　是婴幼儿能量和必需脂肪酸的来源,也是脂溶性维生素的载体,其中多不饱和脂肪酸对神经组织的发育和视觉功能有着重要的作用。婴幼儿所需脂肪的主要来源是乳类及代乳品。

4. 糖类　主要为婴幼儿提供能量,有助于婴幼儿的生长发育。婴幼儿的乳糖酶活性较高,能够很好地消化吸收奶类所含的乳糖。婴幼儿对蔗糖、果糖、葡萄糖的吸收也很好。但是婴儿在 3 个月后才有淀粉酶的产生,所以多糖类食物要等到 4～6 个月后才可以慢慢添加。

5. 水和维生素　婴幼儿体内含水量比成年人高,年龄越小需要量越大,故一旦发生腹泻或呕吐容易出现脱水和电解质紊乱等严重后果。

维生素是维持人体生理过程所必需的一类有机化合物,维生素的缺乏会严重影响婴幼儿的生长发育。维生素 A 摄入不足会影响婴幼儿体重的增长,维生素 D 缺乏可导致佝偻病,B 族维生素也能够促进婴幼儿的生长发育。维生素除了母乳可提供外,还需要通过食物的补充以满足需要。

(四) 婴幼儿的合理膳食

婴幼儿喂养有母乳喂养、人工喂养、混合喂养三种方式。

📱 微视频 4-1　母乳喂养的优点

1. 母乳喂养(breast feeding)　母乳是婴儿最优良、最适宜的食物,其营养成分最适合婴儿的需要,最易消化吸收与利用。母乳中的营养成分能满足出生后 4～6 个月婴儿的全部营养需要。

1) 母乳喂养的优点

(1) 初乳:产后 7 天内所分泌的乳汁称初乳。初乳中的蛋白质含量远远高出常乳,特别是乳清蛋白质含量高,其中含有比常乳更丰富的免疫球蛋白、乳铁蛋白、生长因子、巨噬细胞、中性粒细胞和淋巴细胞。这些物质都有预防感染和增强免疫的功能。初乳中的维生素和微量元素铜、铁、锌等矿物质的含量也显著高于常乳。

(2) 过渡乳:产后 7～14 天所分泌的乳汁称过渡乳。其中所含蛋白质量逐渐减少,而脂肪和乳糖含量逐渐增加,系初乳向成熟乳的过渡。

（3）成熟乳:产后14天后所分泌的乳汁称为成熟乳。成熟乳的成分逐渐稳定,蛋白质含量虽较初乳少,但各种蛋白质成分比例适当。脂肪和糖类以及维生素、微量元素丰富,并含有帮助消化的酶类和免疫物质。

2）及时添加辅助食品 随着婴儿月龄的增大,乳汁量和营养素的需求增加。婴儿生长到4~6个月时,母乳只能满足其需要的80%左右。因此,4~6个月以后的婴儿需要添加辅助食品。辅助食品不仅可以补充母乳或牛乳营养素的不足,满足婴儿生长需要,还能帮助婴儿从流质过渡到糊状、半流质以及接近于成年人的固体食物。添加辅助食品遵循的原则:①由少到多,如蛋黄从1/4个渐增至1个;②由稀到稠,先加半流质食物,逐渐过渡到半固体、固体食物;③由细到粗,如从菜汤到菜泥、碎菜;④由一种到多种,逐个添加,当婴儿习惯了一种再加另一种。

2. 人工喂养(artificial feeding) 母亲因各种原因不能喂哺婴儿时,选用牛奶、羊奶、配方奶粉或其他代乳品喂养婴儿,称为人工喂养。

1）牛奶 由于某些原因不能母乳喂哺的婴儿可选用牛奶喂养。与人乳比较,牛奶含酪蛋白多,不易消化,所含不饱和脂肪酸及乳糖相对少,且容易受污染。用牛奶喂养时,可以通过稀释降低酪蛋白浓度,使胃内乳凝块变小。牛奶的含糖量低于人乳,喂养牛奶时需要加8%的糖。喂养注意事项:婴儿每日牛奶需要量个体差异性较大,可根据具体情况增减,灵活掌握,以吃饱为度。另外,牛奶喂养可能会引起呕吐、腹痛、腹泻、皮疹等过敏反应。喂养前,牛奶经充分煮沸可以减少过敏反应;随着年龄的增加,过敏反应也可逐渐减弱。

2）婴儿配方奶粉 配方奶粉是参照母乳的成分对牛奶的成分进行调整改良的适合婴儿食用的奶制品。由于目前尚难保持与母乳相同的各种活性物质,配方奶粉仍然不能完全替代母乳。喂养时应注意以下事项。①冲调奶水浓度适合婴儿,若浓度太高会增加肾脏负担,引起脱水;若浓度太低,长期下来会导致营养不良。②奶水温度以接近正常体温为宜。③冲好的奶水冷藏于冰箱,若无冷藏设备则每次仅能冲泡一次用奶。④奶嘴的洞口以滴下来的速度每秒1次最佳。

3. 混合喂养(mixed feeding) 因各种原因母乳不足或不能按时喂养时,用部分母乳加牛奶或配方奶粉补充。混合喂养的原则是先喂母乳,再喂代乳品,代乳品补充用量应以婴儿吃饱为止。

4. 幼儿膳食原则 继续给予母乳喂养或其他乳制品,逐步过渡到食物多样;选择营养丰富、易消化的食物;采用适宜的烹调方式,单独加工制作膳食;在良好环境下规律进餐,重视良好饮食习惯的培养;鼓励幼儿多做户外游戏与活动,合理安排零食,避免过瘦与肥胖;每天足量饮水,少喝含糖高的饮料;定期监测生长发育状况;确保饮食卫生,严格餐具消毒。

📖 拓展阅读 4-6 如何制作泥糊状食物

中国7～24月龄婴幼儿平衡膳食宝塔见图4-4。

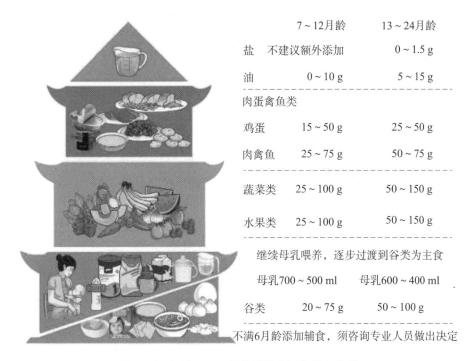

	7～12月龄	13～24月龄
盐	不建议额外添加	0～1.5 g
油	0～10 g	5～15 g
肉蛋禽鱼类		
鸡蛋	15～50 g	25～50 g
肉禽鱼	25～75 g	50～75 g
蔬菜类	25～100 g	50～150 g
水果类	25～100 g	50～150 g
继续母乳喂养，逐步过渡到谷类为主食		
	母乳700～500 ml	母乳600～400 ml
谷类	20～75 g	50～100 g

不满6月龄添加辅食，须咨询专业人员做出决定

图4-4 中国7～24月龄婴幼儿平衡膳食宝塔

四、儿童营养与膳食指导

(一)儿童生理特点

儿童正处于生长发育时期,可按年龄不同分为2个阶段,3～6岁为学龄前儿童,7～12岁为学龄儿童。儿童营养素的摄入除用于维持新陈代谢外,还要保证组织的生长发育需要。因此,能量和各种营养素的需要量按每千克体重计算应高于成年人。不同年龄阶段的儿童生长发育有所不同,速度也有明显差异。年龄越小,患营养缺乏症的可能性越大。因此,营养素的推荐摄入量应根据儿童的实际情况适当调整。3～6岁的儿童咀嚼和消化功能较成人稍差,应注意提供营养丰富和易于被消化吸收的食物。还应培养儿童养成一个良好的饮食和卫生习惯,避免营养不良性疾病的发生。

(二)儿童的营养需要

1. 能量 学龄前儿童生长发育速度较婴幼儿时期减慢,能量需要相对较少,但是新陈代谢旺盛,活跃的孩子比安静的孩子需要更多的能量。我国营养学会推荐3～6岁儿童每日总能量范围为5 439～7 113 kJ(1 300～1 700 kcal)。

2. 蛋白质 儿童时期的蛋白质摄入主要满足组织和细胞的生长。因此,蛋白质需求在数量及质量上都有要求,尤其是必需氨基酸要占一定比例,以满足儿童智力和身体发育的需要。动物性蛋白质的氨基酸更适合儿童生长发育的需要,且赖氨酸含量较高,可以补充植物性蛋白质中赖氨酸的不足。一般认为,动物性蛋白质的摄入量应占50%。

3. 无机盐 对矿物质中钙、铁、锌、碘等的摄入量,按照体重计算应高于成人。主要研究结果如下。

1) 钙 牛奶和乳制品中钙含量高,且吸收率高,是儿童最理想的钙源。儿童摄入充足的钙有助于增加骨密度。由于儿童阶段生长发育较快,所以应鼓励儿童每天饮用牛奶。此外,豆类产品及其相关制品、芝麻、鱼虾类等也含有丰富的钙。

2) 铁 儿童生长发育较快,机体需要更多的铁。与成年人不同的是,儿童内源性可利用的铁较少,需要从食物中获得更多的铁。牛奶、动物肝脏、动物血、瘦肉是铁的良好来源,膳食中的维生素 C 可促进铁的吸收。

3) 锌 锌缺乏会出现发育迟缓、食欲减退、味觉异常等表现。锌最好的食物来源是贝类,如牡蛎等,其次是动物的内脏、坚果类和豆类等。

📖 拓展阅读 4-7 推荐的补锌菜肴

4) 碘 对儿童的生长发育有重要影响。含碘的食盐是碘的重要来源,海产品如海带、紫菜、海鱼、海虾、海贝类也含有丰富的碘,建议儿童每周应至少吃一次海产品。

4. 维生素 维生素 A 可促进儿童眼睛的生长发育,动物肝脏维生素 A 含量极为丰富。精加工谷类的普及易造成儿童维生素 B_1 的缺乏,动物肝脏、心、肉类和未经加工的粮谷类中维生素 B_1 含量丰富。新鲜的蔬菜、水果是维生素 C 的食物来源。

(三) 儿童合理膳食

1. 学龄前儿童的膳食

(1) 食品多样、谷类为主、合理搭配、均衡膳食。每天在餐桌上实现荤素搭配、粗细搭配、颜色搭配、品种搭配、口味变化,以促进儿童的食欲。蔬菜和水果所含的营养成分不能进行相互替代,动物食品含有丰富的优质蛋白质、脂溶性维生素和矿物质,只有进食全面足量的食物才能满足学龄前儿童各种营养素的需要。

(2) 合理加工、烹调,易于儿童的消化吸收。膳食清淡少盐、少油脂,有助于学龄前儿童养成良好的健康饮食习惯,尽可能少用或不用味精或鸡精、色素、糖精等调味品。保持食物原汁原味,让孩子品尝和接受各种食物本身的味道。

(3) 以一日"三餐两点"制为宜。各餐营养素和能量要合理分配,早餐提供的能量约占 30%,午餐约占 40%,晚餐约占 30%。

(4) 不要挑食和偏食,培养良好的饮食习惯。学前是培养良好饮食习惯最重要、最关键的阶段。学龄前儿童模仿能力强、进食不专注、饮食不规律、注意力不集中,要特别注意培养孩子良好的饮食习惯,不挑食物,不偏食,合理安排一日三餐。

(5) 食物清洁卫生、未变质。平衡膳食、合理营养的实现建立在中国食品质量安全、卫生的基础上。应注意儿童用餐卫生,幼儿园集体用餐应提倡分餐制,以减少疾病传播的机会。

中国学龄前儿童平衡膳食宝塔见图 4 - 5。

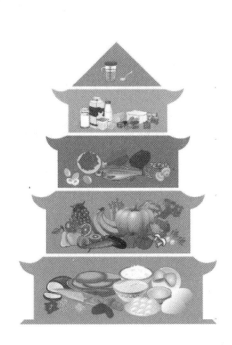

	2～3岁	4～5岁
盐	<2 g	<3 g
油	10～20 g	20～25 g
奶类	350～500 g	350～500 g
大豆适当加工	5～15 g	10～20 g
坚果适当加工	—	适量
肉蛋禽鱼类		
鸡蛋	50 g	50 g
肉禽鱼	50～75 g	50～75 g
蔬菜类	100～200 g	150～300 g
水果类	100～200 g	150～250 g
谷类	75～125 g	100～150 g
薯类	适量	适量
水	600～700 ml	700～800 ml

图 4 - 5　中国学龄前儿童平衡膳食宝塔

2. 学龄儿童的膳食

（1）食物多样化，主副食品合理搭配，满足食欲。鼓励孩子吃多种粗细搭配的食物，鱼、禽、蛋、肉、奶等含有优质蛋白质，谷类和豆类能提供足够的能量和更多的 B 族维生素。

（2）建立合适的膳食管理制度，重视学生的早餐。早餐提供的能量相当于全日总量的 1/3，若早餐达不到要求，就要增加课间餐，以利于孩子的身体心理健康和学习效率的提高。

（3）养成良好的饮食习惯和卫生习惯。不挑食、不偏食、少吃零食、不暴饮暴食、不喝含糖饮料，足量饮水。

（4）增加户外活动，消耗多余的能量，预防超重和肥胖的发生。

（5）对学龄儿童，学校应提供营养午餐，以满足生长发育的需要。

五、青少年营养与膳食指导

（一）青少年生理特点

青少年阶段各个器官逐渐发育成熟，思维创新能力较活跃，记忆力最强，是一生中智力和体格发育成长的重要时期；而其生长速度、学习生活能力、性成熟、运动锻炼、劳动工作效率等都与营养状况有着非常密切的关系。因此,青少年时期对营养的需求更高,营养的供给必须与青春发育过程和变化相适应。青春期开始的早晚、生长发育的速度以及持续时间因人而异,所以营养素的摄入量亦有所不同。一般女性青春期(12～14岁)出现较早,男性稍迟。

(二) 青少年营养需要

1. 能量　青少年所需要的能量应超过轻体力劳动者或中等体力劳动者。这时期既要避免能量长期供给不足导致疲劳、消瘦、抵抗力降低而影响学习效率,也要防止因能量摄入过多而导致肥胖。

2. 蛋白质　是生长发育的基础,身体细胞的大量增殖均以蛋白质为基础,因此青少年期蛋白质供给量应超过成年人,而且膳食中应有 1/2～2/3 的蛋白质来自动物性蛋白质。

3. 无机盐　应注意铁、锌、碘摄入,铁的需要量增加;锌与生长和性发育有关;缺碘可引起青少年期甲状腺肿。

4. 维生素　青少年期对维生素的需要,一方面需满足参与高能化合物的合成,另一方面需满足骨骼的快速生长。

(三) 青少年合理膳食

(1) 食物多样化,谷类为主,供给充足的能量和各种营养素。谷类膳食是能量和 B 族维生素的主要来源,每天需要 400～500 g。应粗粮细粮合理搭配,适当选择粗粮和豆类,满足人体需要。

(2) 合理营养,保证足量的鱼、肉、蛋、奶、豆类和新鲜果蔬的摄入。青少年期对蛋白质需要的增加尤为突出,矿物质对青少年的脑力及体力发育具有重要作用,所以要提供优质蛋白质和含有钙、铁等丰富的食物。

(3) 鼓励青少年参加体力活动,加强体育锻炼。

(4) 加强营养健康宣传教育,养成良好的饮食习惯。要平衡膳食,避免暴饮暴食、偏食挑食及盲目节食。

六、中年人营养与膳食指导

(一) 中年人生理特点

随着年龄的增长,中年人各系统机能逐渐衰退,基础代谢率逐渐降低,脂肪组织逐渐增多,视力、听力开始下降,容易出现消化系统、循环系统等疾病。女性还易出现内分泌功能紊乱、骨质疏松等疾病。

(二) 中年人营养需要

1. 能量　中年人的饮食在能量摄入与消耗上要基本保持一致,根据体力消耗的强度可适当调整。体重偏轻者应适当增加能量供应;体重超过标准者应控制能量摄入,以免能量过多导致肥胖。

2. 蛋白质　补充优质蛋白质,以适应高强度的体力和脑力劳动。蛋白质供能占全天总能量的 12%。

3. 糖类和脂肪　糖类不宜摄入过多,主食不宜过精,做到粗细搭配,适量增加含膳食纤维的食物。脂肪摄入不应过多,否则会导致肥胖、高血脂、高血压等疾病。胆固醇的摄入量每日不能超过 300 mg。

· 4. 维生素和矿物质　饮食中钙、硒、铁、维生素 A、维生素 E、B 族维生素的摄入,可预防骨质疏松和缺铁性贫血,维持体内抗氧化状态,增强免疫力,防止早衰。

(三) 中年人合理膳食

(1) 主食粗细搭配,增加动物蛋白和豆类蛋白的摄入量。

(2) 多摄入新鲜蔬菜水果,增加膳食纤维和维生素的摄入,将体重控制在理想范围内。

(3) 合理配制一日三餐,食盐的摄入量每日不超过 6 g。每天喝牛奶或大豆奶以补充钙。

(4) 劳逸结合,适当增加体育锻炼,保持良好的心态。

七、老年人营养与膳食指导

(一) 老年人生理特点

1. 基础代谢的改变　老年期组织代谢的总量随着年龄的增长而减少。与中年人相比,老年人基础代谢下降 15%~20%。老年人体内蛋白质合成分解速度明显低于年轻人,由于合成代谢减慢,易出现血中蛋白质含量降低。因此,老年人容易发生水肿和营养性贫血,在受到外伤或感染时恢复缓慢。另外,随着年龄增高,老年人的胰岛素分泌功能减弱,组织对胰岛素的敏感性下降,可导致葡萄糖耐量下降。

2. 器官功能的衰退

1) 运动系统　老年人肌肉组织细胞数减少,肌肉逐渐萎缩变硬,失去弹性,供能下降。骨组织中矿物质含量减少,骨密度降低,骨质疏松,易骨折。

2) 心血管系统　老年人心肌细胞中脂褐质的积累、脂肪代谢的变化,使其容易发生动脉粥样硬化,心肌细胞 ATP 酶活性降低,心肌收缩减弱,心输出量减少。

3) 神经系统　老年人的脑细胞数减少,脑动脉硬化,脑血流量明显下降,脑神经突触数量减少发生退行性变,导致神经信号传导速度减慢。因此,老年人的记忆力和思维能力下降,对外界事物反应迟钝,动作协调性变弱。老年人的皮肤对各种刺激反应迟缓,容易受到创伤和烫伤。

4) 泌尿系统　老年人的肾脏细胞减少,肾血流量下降,肾小球滤过率降低,肾小管的重吸收和分泌功能也随年龄增加而减弱,肾功能衰退。

5) 消化系统　老年人的牙齿松动或脱落影响咀嚼,味蕾萎缩引起味觉迟缓并影响食欲,消化液分泌减少,消化酶活性下降,影响食物的消化吸收。胃黏膜出现不同程度的萎缩,胃蠕动减弱,排空延迟,肠蠕动缓慢无力,容易出现便秘。

6) 免疫系统 老年人的免疫功能减退,外周血中 T 淋巴细胞减少,对外来抗原反应减弱,对疾病抵抗力下降。

(二) 常见营养问题

1. 骨质疏松症 主要原因是缺钙、缺磷以及组成骨有机质部分的蛋白质减少,而钙和磷的吸收又与维生素 D 相关。老年人除了对钙、磷的吸收能力下降外,骨细胞合成有机基质的能力也下降,肠道对食物蛋白质的消化吸收功能减弱,再加上激素分泌缺乏,影响了骨基质蛋白质的合成。另外,老年人骨细胞的成骨作用和破骨作用的平衡随年龄增大越来越不稳定,破骨作用强于成骨作用,表现为溶骨作用为主。此时骨中钙被溶解,它们向血中转移,最后从尿中排出,造成骨质中钙、磷的大量丢失。

2. 肥胖症 随着年龄增大,老年人机体逐渐衰老,代谢能力下降,消化功能减弱,活动量减少,从老年前期开始就容易发生超重或肥胖。肥胖是引起心脑血管疾病、糖尿病、高血压、癌症等诸多疾病的危险因素,故老年人要合理膳食、积极参加适宜的活动和运动。

3. 动脉粥样硬化 老年人血管弹性减低,血流阻力增加,脂质代谢异常。其中脂质代谢异常是老年人动脉粥样硬化最重要的危险因素,尤其是低密度脂蛋白具有非常明确的致动脉粥样硬化作用。

(三) 老年人营养需要

1. 能量 由于老年人基础代谢下降,体力活动减少,使每天所需的能量相对减少,60 岁以上较青年时期可减少 20%,70 岁以上的可减少 30%。多食可使身体发胖,但也不应过度限食而导致营养不良。应根据实际情况保持理想体重。

2. 蛋白质 老年人所摄入的蛋白质应是氨基酸齐全的高生物价的优质蛋白质,且优质蛋白质的摄入量应占总蛋白质量的 50% 以上。所以,每天应摄入一定量的蛋、乳、鱼、肉等动物性蛋白质,以提高摄入蛋白质的生物学价值。但动物性蛋白质不要摄入过多,因为摄入动物蛋白过多的同时,也会摄入过多的动物脂肪而起到负面作用。

3. 脂肪 由于老年人对脂肪的消化能力差,故脂肪的摄入量不宜过多。胆固醇与心血管疾病有一定关系,老年人应少吃高胆固醇食物,如动物内脏、奶油等,每日胆固醇摄入量应控制在 300 mg 以内。

4. 糖类 由于老年人的葡萄糖耐量低,胰岛素分泌量减少导致对血糖调节能力降低,易发生血糖升高,因此糖类供给应相应降低。摄入食物除淀粉外,应以果糖为主,因为果糖在体内可以转变成脂肪的可能性较葡萄糖小。

5. 维生素 由于维生素对调节和控制新陈代谢、延缓衰老非常重要,所以老年人每天需要摄入充足的维生素。维生素 A、维生素 D、维生素 B_1、维生素 C 等对增强老年人的抗病能力、维持身体健康等具有重要意义。

6. 无机盐 为预防骨质疏松,老年人应供给足够的钙和硒。但体内钙含量不宜过高,以免钙化。硒是重要的抗氧化剂,且对保护心肌有重要的作用。

(四) 老年人合理膳食

1. 合理搭配食物 老年人饮食要多样化,做到营养均衡;注意食物的选择,要荤素搭配,粗细兼顾。不偏食,不择食,多吃奶类蛋白质、豆类蛋白质,预防骨质疏松和骨折,适量食用脂肪含量较低和易于被消化的禽肉和鱼类;多吃新鲜蔬菜水果,补充维生素,还应多吃膳食纤维预防便秘。

2. 合理烹调加工 烹调应适合老年人的生理特点。老年人牙齿一般都松动脱落,咀嚼能力较差,同时胃肠消化机能减退,烹调上多采用蒸、煮、炖等方式,做到清淡少盐、易咀嚼、易消化;注意色、香、味、柔软,不吃烟熏、油炸、腌制的食物。

3. 合理的膳食制度 老年人应坚持规律饮食,进食定时定量,少食多餐,清淡为主;饮食饥饱适中,维持理想体重,防止肥胖,控制总能量摄入。

(王海燕、颜秉霞、李焕勇)

数字课程学习

○PPT 课件 ○导入案例解析 ○复习与自测 ○更多内容……

第五章 营养调查与膳食调配

章前引言

国民的膳食营养与健康状况在一定程度上可以反映一个国家或地区的经济发展、社会文明、卫生保健水平和人口素质。20世纪50年代初,美国率先提出了一个营养调查方案,并据此在全国进行全民抽样调查。此后,世界上大多数发达国家和若干发展中国家都在有计划地开展国民营养调查工作。

我国曾于1959、1982、1992、2002年分别进行了四次全国性的营养调查,2010年国家卫生和计划生育委员会疾病预防控制局开展了第五次全国性的营养调查,即2010—2012年中国居民营养与健康状况监测。调查内容主要包括膳食调查、询问调查、医学体检和生化检测。除膳食、营养相关问题和指标外,慢性病患病情况、生活方式和体力活动等也在调查范围之内。

营养调查是运用科学手段来了解某一人群或个体的膳食和营养水平,以此来判断其膳食结构是否合理和营养状况是否良好的重要方法。营养评价则是对营养调查内容进行全面分析,并利用相关标准进行评价,客观地对其所发现人群中的营养问题提出解决措施或改进建议。

膳食调配和食谱编制是实现平衡膳食的重要手段,主要是通过对食物的种类和用量进行调控,有计划地调配成可口饭菜,并恰当地分配到各餐中,使食用者获得美味可口、易于消化的食物,达到合理营养的目的。

· 学习目标 ·

1. 理解营养调查、营养评价及膳食调配、食谱的基本概念。
2. 阐述常用膳食调查方法的优缺点和具体调查步骤。
3. 掌握体格测量的操作要点和注意事项。
4. 描述膳食调配的基本内容和食谱编制的方法步骤。

5. 对营养调查结果进行分析并评价其方法。

6. 运用食谱编制的方法,为自己编制一日膳食。

▶ 思政小课堂　健康中国,你我同行

思维导图

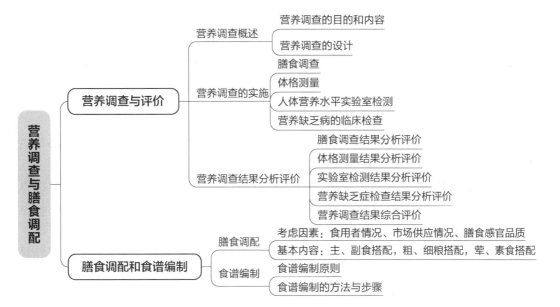

案例导入

从国务院新闻办公室于 2020 年 12 月 23 日举行的《中国居民营养与慢性病状况报告(2020 年)》新闻发布会上获悉,我国居民营养状况持续改善,主要体现在以下三个方面。

一是居民的平均身高持续增长。我国 18～44 岁的男性和女性平均身高分别为 169.7 cm 和 158 cm,与 2015 年相比分别增加 1.2 cm 和 0.8 cm。6～17 岁的男孩和女孩各年龄组身高平均分别增加了 1.6 cm 和 1 cm。

二是营养不足的问题得到持续改善。6 岁以下儿童生长迟缓率降至 7% 以下,低体重率降至 5% 以下,均已实现 2020 年国家规划目标。特别值得一提的是:我国农村儿童的生长迟缓问题得到了根本改善,农村 6 岁以下儿童生长迟缓率由 2015 年的 11.3% 降至 5.8%;6～17 岁儿童青少年生长迟缓率从 4.7% 降到了 2.2%。

三是人群微量营养素缺乏症也得到了持续改善。以贫血为例,本次监测的结果显示，我国 18 岁及以上居民贫血率为 8.7%，6～17 岁儿童青少年贫血率为 6.1%，孕妇贫血率为 13.6%，与 2015 年发布的结果相比均有显著下降。

问题：

1. 报告中的这些数据是通过什么途径获得的？

2. 对比 2015 年和 2020 年数据可知我国在慢性病防控方面成效显著，你知道国家启动和实施了哪些促进健康行动？

第一节　营养调查与评价

一、营养调查概述

(一) 营养调查的目的和内容

营养调查可以帮助人们对不同经济发展时期居民的膳食组成变化、营养状况进行全面了解，为研究各时期人群膳食结构和营养状况的变化提供基础资料，也为食物生产、加工、政策干预和对居民消费引导提供依据。

营养调查的目的可归纳为：①了解不同地区、不同年龄组人群的膳食结构和营养状况；②了解与食物不足和过度消费有关的营养问题；③发现与膳食营养素有关的营养问题，为进一步监测或进行原因探讨提供依据；④在了解居民膳食结构和营养状况的基础上，预测今后的发展趋势；⑤为某些与营养有关的综合性或专题性研究课题提供基础资料；⑥为国家制定政策和社会发展规划提供科学依据。

营养调查的内容一般包括四个部分：膳食调查、体格测量、营养缺乏症的临床检查、营养状况实验室检测。

(二) 营养调查的设计

1. **调查人群的选择**　根据营养调查的目的选择调查对象。

1) 一定地区范围内全民抽样调查　如对全国、全省、全市、全县等一定地区范围内全民的营养状况进行调查。这是各国或地区安排食物生产供应、了解居民生活水平和研究居民体质健康水平等各方面所必需的资料，因而有必要定期举行。

2) 特定人群抽样调查　只对按一定条件划分的人群进行调查。如对儿童、中学生、运动员、农民等的营养调查。

2. **调查时间的确定**　由于居民的膳食习惯会随季节不同发生一定的变化，具有规律性和相对稳定性，故全面的营养调查应在调查年度内每个季节各进行一次。每次调查时间为 3～7 天，一般集体场合用餐者为连续 5 天，散在居民家庭用餐者为连续 7 天，注意要避开节假日。但考虑到我国居民有周末改善膳食的习惯，为保证调查结果的准确性,应包括双休日中的1天。

3. 调查方法的选用　营养调查的方法有普查和抽样调查两种,可单独使用,也可两者结合使用。一般以抽样调查为主,省时省力、相对方便。抽样调查的方法有单纯随机抽样、整群抽样、等距抽样、分层抽样以及多级抽样等。在大型营养调查中,多采用多阶段分层整群随机抽样的方法,即按照人群的年龄、性别、居住地区、职业、经济、文化教育水平等分层,再在各层内按比例抽样进行调查。

4. 调查的组织和实施　营养调查总体上采取统一领导、分散调查的方式进行。为确保效果,设立专门的组织机构,分工协作。领导部门负责制订调查方案(目的、计划、步骤、监控、结果分析、形成报告),全面协调和监督;实施部门严格按计划执行,包括调查人员的培训、工具的配备、数据资料搜集等。调查的质量监控主要通过各环节质量监控来实现,如抽样的质量监控、询问调查的质量监控、体格测量的质量监控等。调查完成后,必须对调查数据进行清理审核,确认无误后再进行数据录入,最后进行汇总分析。

二、营养调查的实施

(一) 膳食调查

膳食调查(dietary survey)是营养调查的重要内容,通过了解调查对象在一定时间内摄取食物的数量和种类,计算出每人每天热能与各种营养素的平均摄取量,然后与中国居民膳食营养素参考摄入量(DRI)比较,以发现该调查对象的营养问题,评定其膳食质量。

1. 膳食调查的目的　通过各种不同的方法对膳食摄入量进行评估,从而了解在一定时期内人群膳食摄入状况及人们的膳食结构、饮食习惯,借此来评定营养需要得到满足的程度。单独膳食调查的结果可作为对所调查对象进行营养咨询、营养改善和膳食指导的依据。膳食调查是营养调查的一个基本组成部分,其本身又是相对独立的内容。随着营养学研究的深入开展,膳食对人体健康的重要影响越来越受到人们的关注。

2. 膳食调查的基本要求

1) 调查点的选择　应选择在食品生产与供应、地理条件、气象条件、居民饮食习惯等具有代表性的地点。

2) 调查对象的确定　应选择在劳动、经济、生理方面具有代表性的人员。如果为研究某个人或某个家庭成员的营养状况,就以研究对象为被调查对象。

3) 调查时间的确定　由于食物供应季节变化较大,一般每年应进行4次(每季度1次)调查。每季度调查时间:集体食堂为5天,散在居民为7天。其中不得包括节假日,但是一般居民有在双休日改善生活的习惯,则应包括双休日中的1天。若全年调查2次,应选择在春季和夏季各进行1次。

4) 人员培训　对于较大范围的膳食调查,由于参加的人员较多,易产生误差,在调查前应对调查人员进行培训,统一标准。

3. 膳食调查的方法　常采用的方法有称重法、记账法、询问法、食物频率法和化学分析法。我国自1959年以来进行的全国膳食调查使用的方法见表5-1。

表 5-1　全国性营养调查及监测方法比较

时间(年)	调查名称	调查时间	膳食调查方法
1959	第一次全国营养调查	每年 4 次,每季度 1 次	称重记账法(5~7 天)
1982	第二次全国营养调查	秋季	称重记账法(5 天)
1992	第三次全国营养调查	秋季	全家称重记账法(3 天) 3 天连续个体 24 h 回顾法
2002	第四次全国营养与健康状况调查	秋季	全家称重记账法(3 天) (城市只称调味品) 3 天连续个体 24 h 回顾法 食物频率法
2010—2012	全国营养与健康状况监测	秋季	连续 3 天 24 h 询问调查 家庭调味品称重调查 食物频率法问卷调查

1) 称重法(weighing method)　亦称称量法。就是对每餐烹调前食物(可食部)的生重、烹调后的熟食重和餐后剩余熟食重进行正确称量,对用餐人数进行准确统计,并将数值记录到食物消耗登记表中(表 5-2),求出每人每天各类食物的消耗量。调查时间为 3~7 天。其步骤如下:

表 5-2　食物消耗登记表

单位:

日期	餐次	食物名称	生重(kg)	熟重(kg)	生熟比	熟食剩余量(kg)	实际消耗量(kg)		进餐人数	总人日数
							熟重	生重		
___月___日	早餐 午餐 晚餐									
⋮	⋮									
___月___日	早餐 午餐 晚餐									

第一步,计算生熟比。

$$生熟比 = 食物生重(净重) / 食物熟重$$

第二步,计算实际摄入食物的生重。

$$实际摄入食物的熟重 = 烹调后熟食重 - 剩余熟食重$$
$$实际摄入食物的生重 = 实际摄入食物熟重 × 生熟比$$

第三步,计算总人日数(用餐人数)。

记录每天每餐就餐人数,1 个人 1 天吃早餐、午餐、晚餐算作 1 个人日数。把调查期限内每天的人日数相加即为该期限内的总人日数。

举例说明:某单位某日早餐人数160人、午餐150人、晚餐240人。根据我国膳食习惯,早、午、晚三餐能量供给比例为3∶4∶3,计算人日数。

$$人日数 = 160 \times 0.3 + 150 \times 0.4 + 240 \times 0.3 = 180$$

当用餐者的年龄、性别、劳动强度等差异较大时,还需将不同用餐者分别登记,分别计算总人日数,以便根据其不同的需要量计算出每人每天平均推荐摄入量标准,最后与实际摄入量比较,做出合理的评价。

第四步,计算平均每人每天各类食物的摄入量即平均摄入量。

$$平均摄入量 = 某种食物实际摄入量 / 总人日数$$

称重法的优点是能准确反映被调查对象的食物摄取情况,也能看出一日三餐食物分配情况,适于团体、家庭以及个人的膳食调查。缺点是花费人力和时间较多,不适合大规模的营养调查。

2）记账法(account-checking method)　又称查账法。此方法的基础是食物消耗账目,通过记录查阅购买食物的账目来了解调查期间调查对象消耗的各种食物量,一般用于建有伙食账目的集体食堂,调查期限可长可短,一般以1个月为调查期限,也可以按季度调查。

记账法的步骤如下:

第一步,记录食物数量。

(1) 清查库存量:在开始调查前将食堂已购进的各种食物记账。

(2) 每天购入量登记:确定调查期限,将在调查期限内食堂每天购买的各种食物逐一记账。

(3) 清点剩余量:调查结束时,再将食堂剩余的各种食物记账。

那么,调查期间调查对象的食物消耗总量为:

$$食物消耗总量 = 库存量 + 每天购入量 - 剩余量$$

第二步,计算总人日数。

人日数是代表调查对象用餐天数的情况。对调查期间每天每餐的进餐人数、年龄、性别、劳动强度进行统计,计算总人日数。人日数的计算方法同上。

$$总人日数 = 调查期间每天人日数之和$$

第三步,计算每人每天摄入食物量。

$$平均摄入量 = 某种食物实际摄入量 / 总人日数$$

第四步,计算每人每天热能和各种营养素摄入量。

根据《常用食物一般营养成分表》逐一计算每种食物的能量和各种营养素含量,然后分别累加即可。

第五步,评价。

根据调查目的将计算结果与参考值比较。评价时要注意被调查对象的年龄、性别和劳动强度，不同人群的热能和营养素需要量是不同的，根据不同人群进行评价才能得出客观结论。

记账法简便快捷、节省人力，可适用于大样本调查。但该调查结果只能得到全家或集体人均的摄入量，难以分析个体膳食摄入状况；同时，也无法统计调查期间膳食的浪费情况，结果会有误差，与称重法相比不够精确。

3）询问法（questionnaire method）　通过询问被调查者每天所摄取食物的种类、饮食习惯等情况，了解食物消耗量，是目前较常用的膳食调查方法，适合用于个体调查和人群调查。询问法通常包括膳食回顾法和膳食史回顾法。

（1）膳食回顾法：经过询问，由被调查者提供 24 h 内膳食组成情况。该法是目前最常用的一种膳食调查方法，一般连续调查 3 天。此法可用于单独就餐的个体，常用于门诊或住院患者的膳食调查，该法不适合 7 岁以下儿童和 75 岁以上的老年人。

（2）膳食史回顾法：用于评估个体每天食物摄入总量与在不同时期的膳食模式。通常覆盖过去 1 个月、6 个月或 1 年的时段。

询问法的优点是简便易行，缺点是结果不够准确，一般在无法采用称重法和记账法的情况下才使用。为了提高其准确性，需要对调查人员进行培训，提高询问技巧，同时还要求调查人员耐心细致，避免疏漏。经验丰富的调查人员容易发现膳食营养的明显缺陷，有利于估算营养水平。用此方法，还能了解患者有无挑食、偏食和不良的膳食习惯等，以便加以膳食指导。

4）食物频率法（food frequency method）　估计被调查者在指定的一段时间内摄入某些食物频率的一种方法。该方法以问卷的形式进行，调查个体经常性的食物摄入种类，根据每天、每周、每月甚至每年所摄入各种食物的次数或食物种类来评价膳食营养情况。食物频率法的问卷内容包括食物名单和摄入食物频率（在一定时期内所摄入某种食物的次数）。在实际应用中，可分为定性和定量食物频率法两种。

食物频率法的优点是可以迅速地得到被调查者平时摄入食物的种类和数量，反映其长期的膳食模式。该调查结果可作为研究慢性病与膳食模式关系的依据，也可作为在居民中进行膳食指导宣传教育的参考。其缺点是需要对过去的食物进行回忆，当前的饮食模式也可能影响被调查者对过去膳食的回顾，从而产生偏倚，准确率较差。

5）化学分析法（chemical analysis）　将调查对象一日的全部熟食收集齐全，在实验室内进行食物成分分析，测定其中能量和各种营养素的含量。该法结果准确，但操作复杂、调查成本高，故除非特殊需要，一般情况下不采用。

（二）体格测量

营养状况的体格测量常用于评价被调查者的身体发育状况，以及有无与营养相关的肥胖问题等，具体测量项目应根据测量目的及测量对象而定。通常体格测量指标大体归为三类：纵向测量指标（身高、坐高、顶臀长等）、横向测量指标（上臂围、小腿围、腰围、臀围、皮褶厚度等）和重量测量指标（体重等），其中身高、体重、皮褶厚度、腰围和臀围等较为常用,前三项是世界卫生组织规定的必测项目。

1. 身高(身长)　是生长发育最具代表性的指标,可以反映骨骼发育,也是反映人体营养状况最直接的指标之一。

身高是指从头顶到足底的垂直长度。3 岁以下儿童测量身高(卧位长),使用仪器为卧式量板或量床;3 岁以上测量身高,使用仪器为身高(坐高)计,也可用固定于墙上的软尺测量。

1)3 岁以下儿童　测量身高时,儿童应脱去鞋帽和厚衣裤,仰卧于量板中线上,固定儿童头部使其接触头板。测量者立于右侧,左手置于儿童膝部使其固定,右手滑动滑板使其紧贴儿童足跟,然后读数。

2)3 岁以上人群　测量身高时,被测者应脱去鞋帽,躯干自然挺直,头部正直,眼睛平视前方,耳屏上缘和眼眶下缘呈水平位。上肢自然下垂,双足足跟并拢,双足前端分开呈大约 60°角,足跟、骶骨部、两肩胛下角同时接触立柱。测量者立于右侧将水平压板轻轻沿立柱下滑,轻压于被测者头顶,然后双眼与压板平面等高读数,以厘米(cm)为单位,精确到小数点后一位。

🎦 微视频 5-1　儿童身高、坐高的测量

2. 体重　是指器官、骨骼、肌肉、脂肪等组织及体液的总重量,是反映机体营养状况的综合指标,可以反映儿童的营养状况及骨骼、肌肉的发育情况。体重的测量采用杠杆秤,7 岁以下儿童可用杠杆式体重计,婴儿可用盘式杠杆式体重计。测量体重时,应注意以下几个方面。

(1)测量前检验杠杆秤的准确度和灵敏度,要求误差不超过 0.1%。

(2)选择测量时间,体重在一天内会随时变化,一般晨起空腹时体重相对较稳定,为最佳测量时间。在大规模人群调查中,难以全部按照此时间进行测量,但也应固定一个时间进行,如每天上午 10:00 或下午 3:00。

(3)测量前,被测者不得进行体育活动和体力劳动,至少禁食 1 h 以上,并排空尿液和粪便,脱去长衣、长裤和鞋袜,站立于杠杆秤中央。

(4)测量人员放置适当砝码并移动游码至刻度尺平衡。读数以千克(kg)为单位,精确到小数点后一位。

3. 皮褶厚度　是用来估计体内脂肪含量,衡量营养状况尤其是消瘦和肥胖程度的重要指标。测量工具为专用皮褶厚度计,简称皮褶计。按国际规定,皮褶计的压力为 10 g/mm^2。世界卫生组织推荐的测量点为肱三头肌、肩胛下和脐旁。

1)肱三头肌　取左上臂背侧肩胛骨肩峰至尺骨鹰嘴连线中点,于该点上方 2 cm 处,垂直方向用左手拇指和食指、中指将皮肤和皮下组织夹提起来。右手握皮褶计,在该皮脂提起点的下方 1 cm 处用皮褶计卡钳夹住皱褶测量,测量时皮褶计应与上臂垂直,在皮褶计指针快速回落后立即读数。以毫米(mm)为单位,精确到小数点后一位。连续测量 3 次,取平均值。测量方法如图 5-1(a)所示。

2）肩胛下　上臂自然下垂,取右肩胛骨下角下方1cm处,顺自然皮褶方向(皮褶走向与脊柱呈45°角)测量。测量方法同上,如图5-1(b)所示。

3）脐旁　脐旁1cm处,沿正中线平行方向测量。测量方法同上,如图5-1(c)所示。

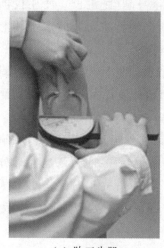 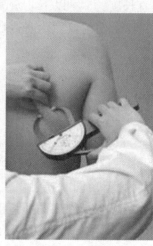 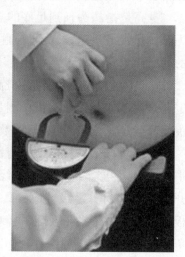

　　（a）肱三头肌　　　　　　　　（b）肩胛下　　　　　　　　　　（c）脐旁

图5-1　皮褶厚度测量

4. 上臂围　是臂外侧肩峰至尺骨鹰嘴突连线中点的臂围长。测量时,要求被测者左臂自然下垂,用软尺测量。测量方法如图5-2所示。

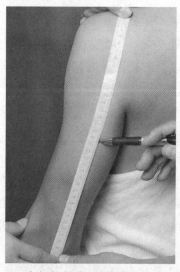 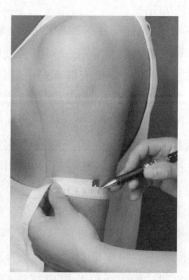

　（a）确定肩峰到尺骨鹰嘴连线中点　　　（b）软尺测量上臂围

图5-2　上臂围长测量

（三）人体营养水平实验室检测

人体营养水平实验室检测是借助生化、生理实验手段,发现临床营养不足、营养储备低下或营养过剩,以掌握营养失调的早期变化,可以及时采取必要的预防措施。膳食调查只能了解营养素的膳食供给量,但机体实际营养状况还会受到烹调、消化、吸收和代谢等多种因素的影响,是否真正满足机体营养需要不得而知。所以,人体营养水平生化检查对于营养失调的早期发现和及时防治具有重要意义。检测样品主要有血、尿,以及毛发、指甲等。

(四)营养缺乏症的临床检查

营养缺乏症(nutritional deficiency disease)是机体因为较长时间缺乏一种或几种营养素,导致出现一系列的临床症状和体征。检查者通过对被检查者的脸色、体型、精神状态的观察,可对其营养状态做出初步估计;然后通过检查头发、眼、唇、口腔和皮肤,观察有无营养缺乏症的体征,进而确定是否有营养素缺乏以及哪种营养素缺乏。

具体检查方法包括视诊、触诊、听诊、叩诊和嗅诊,以视诊最为重要。检查时应注意:①检查环境要温度适宜且安静,以自然光线照明;②被测者仰卧,自然放松勿紧张;③检查时动作轻柔细致,按一定顺序进行,通常先观察整体情况,然后依次检查头、颈、胸、腹、脊柱、四肢、生殖器、神经系统等,避免重检和漏检。

三、营养调查结果分析评价

营养调查结果分析评价是一项非常繁杂的综合性工作。评价结果的客观性、真实性、科学性受到多种因素的影响,不能凭借某一指标或某一方面的材料就擅自下结论。只有综合考量调查结果才能得出较为客观的评价。

(一)膳食调查结果分析评价

通过各种不同的调查方法,可以获得许多关于被调查者的膳食数据资料,但这不是最终目的。对所得的资料进行系统整理、科学分析,然后对照参考标准进行客观评价,继而提出合理的改进建议和意见,这才是膳食调查的最终目的所在。膳食调查结果分析评价主要包括膳食调查结果的计算和膳食调查结果的评价两个方面。

1. 膳食调查结果的计算 无论哪种膳食调查方法,都要进行必要的计算。一般在求出平均每人每天各种食物摄入量的基础上,还须进行下列计算。

1) 平均每人每天各种营养素的摄入量 根据平均每人每天各种食物摄入量,查《常用食物成分表》,即可求出平均每人每天各种营养素的摄入量。

2) 平均每人每天各种营养素的摄入量占推荐摄入量标准的百分比 若就餐者年龄、性别、劳动强度等条件一致时,可直接从中国居民膳食营养素参考摄入量中查出各组人群的推荐摄入量(RNI)或适宜摄入量(AI)作为平均摄入量标准。若不一致时,则要查出各组人群的 RNI 或 AI,乘以各组人群的总人日数,即为各组人群的营养素需要量总和。将各组营养素需要量总和相加除以各组人群的总人日数之和(即总人日数),则得出平均营养摄入量标准。

计算举例:某学生食堂 25 日就餐人数 355 人,机关人员 12 人,教师 28 人,9 岁男生 115 人,9 岁女生 200 人。该食堂就餐人数中成年男性 22 人,成年女性 18 人(其中孕妇 1 人)。

(1) 人群划分:该食堂就餐人数,轻体力活动成年男性 22 人,轻体力活动成年女性 17 人,孕妇 1 人,9 岁男生 115 人,9 岁女生 200 人。

(2) 确定不同年龄、性别、生理状况及活动强度人员的能量摄入量:成年男性 2 400 kcal,成年女性 2 100 kcal,孕妇 2 300 kcal,9 岁男生 2 000 kcal,9 岁女生 1 900 kcal。

(3) 平均摄入量标准 = (2 400×22+2 100×17+2 300×1+2 000×115+1 900×200)÷(22+17+1+115+200) = 700 800÷355 = 1 974.08,即能量平均摄入量标准为 1 974.08 kcal。其他营养素平均摄入量标准依此法计算。

(4) 各种营养素摄入量占推荐摄入量的百分比:平均每人每天各种营养素的摄入量÷平均推荐摄入量×100%。

3) 三大营养素所提供能量的百分比 计算蛋白质、脂肪、糖类所提供能量占总能量的百分比。

4) 蛋白质、脂肪来源百分比 计算每天从动物性和植物性食物中所摄取的蛋白质、脂肪分别占全日蛋白质、脂肪的百分比。

5) 三餐能量分配 计算早、午、晚三餐的能量分配。

2. 膳食调查结果评价

1) 膳食构成评价 我国居民的膳食应以植物性食物为主、动物性食物为辅,尽可能做到品种丰富、比例适当、搭配合理,以满足各类人群的需要。具体指标应参照《中国居民膳食指南(2016 版)》的中国居民平衡膳食宝塔而进行(图 4-1)。膳食宝塔形象地描述了我国居民每日摄入食物种类和各种食物的摄入量,即膳食构成比例。

2) 能量来源及分配评价 健康人群应参照《中国居民膳食营养素参考摄入量(2013 版)》中给出的不同人群的能量参考摄入量标准为依据进行(详见附录一)。特殊人群如疾病患者,要依照该种疾病对能量的特殊要求为准而进行。

对一般健康成人来说,能量来源的适当比例为:蛋白质占 10%~15%,脂肪占 20%~30%,糖类占 55%~65%。

三餐适宜的供能比例为:早餐占 30%,午餐占 40%,晚餐占 30%。

3) 能量与各种营养素满足程度评价 我国膳食中营养素推荐摄入量(RNI)是衡量膳食质量的主要依据。能量和部分主要营养素的评价情况见表 5-3。

表 5-3 能量和部分主要营养素的评价

项目类别	评价指标名称	指标水平	评价
能量	实际摄入量/供给量标准(RNI)	±10%	合理
营养素	实际摄入量/供给量标准(RNI)	≥80%	合理
蛋白质	优质蛋白质量/总蛋白质摄入量	>1/3	合理
维生素 A	动物性食物提供量/总摄入量	>1/3	合理

（续表）

项目类别	评价指标名称	指标水平	评价
矿物质铁	动物性铁/总摄入量	＞1/4	供给质量良好
		＜1/10	供给质量较差

注　因不同类型人群之间指标水平有较大差别,故本表仅供参考。

（二）体格测量结果分析评价

1. 标准体重（或理想体重）评价　各年龄段人群的标准体重计算公式见表 5-4,人群体重结果评价见表 5-5。

表 5-4　各年龄段人群标准体重计算公式

年龄	计算公式
0～6 月龄婴儿	体重(kg)＝出生体重(以 kg 计)＋月龄×0.7
7～12 月龄婴儿	体重(kg)＝出生体重(以 kg 计)＋6×0.7＋(月龄－6)×0.5
2～12 岁幼儿	体重(kg)＝(年龄－2)×2＋12
12 岁以上人群	体重(kg)＝身高(以 cm 计)－105

表 5-5　人群体重评价

(实际体重－标准体重)/标准体重	评价类型
＜±10%	正常
±10%～±20%	超重或瘦弱
＞±20%	肥胖或极瘦

2. 体重指数（BMI）评价　是目前评价机体营养状况及肥胖度最常用的指标。中国、亚洲和世界卫生组织成人 BMI 的划分标准见表 5-6。

计算公式：BMI＝体重(kg)/身高(m^2)。

表 5-6　成人体重指数（BMI）的划分标准（kg/m^2）

分类	中国	亚洲	世界卫生组织
消瘦	＜18.5	＜18.5	＜18.5
正常	18.5～23.9	18.5～22.9	18.5～24.9
超重	24～27.9	23～24.9	25～29.9
肥胖	≥28	≥25	≥30

3. 皮褶厚度评价　所测结果可与同龄的正常值（可以查表）相比较,评价情况见表 5-7。

表 5-7　人群皮褶厚度结果评价

测量值/同龄正常值	评价类型
＞90%	正常
81%～90%	轻度营养不良
60%～80%	中度营养不良
＜60%	重度营养不良

（三）实验室检测结果分析评价

我国常用的人体营养水平的鉴定生化检测指标和参考值见表 5-8。

表 5-8　人体营养水平鉴定的生化检测指标和参考值

营养素类别	检测指标	参考值
蛋白质	血清总蛋白	60～80 g/L
	血清白蛋白	30～50 g/L
	血清球蛋白	20～30 g/L
	白蛋白/球蛋白（A/G）	1.5∶1～2.5∶1
	空腹血中氨基酸总量/必需氨基酸量	＞2
	血液比重	1.050～1.060
	尿羟脯氨酸系数	2.0～2.5 mmol/L 以上尿肌酐系数
	游离氨基酸	40～60 mg/L（血浆），65～90 mg/L（红细胞）
	每日必然损失氮（ONL）	男性 58 mg/kg，女性 55 mg/kg
血脂	总脂	4.5～7.0 g/L
	三酰甘油	0.56～1.70 mmol/L
	α-脂蛋白	30%～40%
	β-脂蛋白	60%～70%
	胆固醇（其中胆固醇酯）	2.80～5.70 mmol/L（70%～75%）
	高密度脂蛋白胆固醇	0.94～2.0 mmol/L
	低密度脂蛋白胆固醇	2.07～3.12 mmol/L
	游离脂肪酸	0.2～0.6 mmol/L
	血酮	＜20 mg/L
钙、磷、维生素 D	血清钙（其中游离钙）	90～110 mg/L（45～55 mg/L）
	血清无机磷	儿童 40～60 mg/L，成人 30～50 mg/L
	血清钙磷乘积	30～40 以上
	血清碱性磷酸酶	儿童 5～15 菩氏单位，成人 1.5～4.0 菩氏单位
	血浆 25-(OH)-D_3	36～150 nmol/L
	1,25(OH)$_2$-D_3	62～156 pmol/L
铁	全血血红蛋白浓度	成人男性＞130 g/L，女性、儿童＞120 g/L，6 岁以下小儿及孕妇＞110 g/L
	血清运铁蛋白饱和度	成人＞16%，儿童＞7%
	血清铁蛋白	＞10 mg/L
	血液血细胞比容（HCT 或 PCV）	男性 40%～50%，女性 37%～48%

（续表）

营养素类别	检测指标	参考值
	红细胞游离原卟啉	<70 mg/L RBC
	血清铁	500～1 840 μg/L
	平均红细胞体积（MCV）	80～90 μm³
	平均红细胞血红蛋白量（MCH）	26～32 μg
	平均红细胞血红蛋白浓度（MCHC）	32%～36%
锌	发锌	125～250 μg/ml（<110 μg/ml 为临界缺乏，<70 μg/ml 为绝对缺乏）
	血浆锌	800～1 100 μg/L
	红细胞锌	180.5～272.8 μmol/10¹⁰ 个红细胞
	血清碱性磷酸酶活性	成人 1.5～4.0 菩氏单位，儿童 5～15 菩氏单位
维生素 A	血清视黄醇	儿童>300 μg/L，成人>400 μg/L
	血清 β-胡萝卜素	>800 μg/L
维生素 B₁	24 h 尿	>100 μg
	4 h 负荷尿	>200 μg（5 mg 负荷）
	任意一次尿（/g 肌酐）	>66 μg
	血	红细胞转羟乙醛酶活力 TPP 效应<16%
维生素 B₂	24 h 尿	>120 μg
	4 h 负荷尿	>800 μg（5 mg 负荷）
	任意一次尿（/g 肌酐）	>80 μg
	血	红细胞内谷胱甘肽还原酶活力系数≤1.2
烟酸	24 h 尿	>1.5 mg
	4 h 负荷尿	3.5～3.9 mg（5 mg 负荷）
	任意一次尿（/g 肌酐）	>1.6 mg
维生素 C	24 h 尿	>10 mg
	4 h 负荷尿	5～13 mg（500 mg 负荷）
	任意一次尿（/g 肌酐）	男性>9 mg，女性>15 mg
叶酸	血	3～16 μg/L 血浆，130～628 μg/L RBC
其他	尿糖（一）；尿蛋白（一）；尿肌酐 0.7～1.5 g/24 h 尿；尿肌酐系数：男性为 23 mg/kg 体重，女性为 17 mg/kg 体重；全血丙酮酸 4～12.3 mg/L	

（四）营养缺乏症检查结果分析评价

临床常见体征与营养素缺乏的关系见表 5-9。

表 5-9　临床常见体征与营养素缺乏的关系

部位	体征和症状	缺乏营养素
全身	消瘦、水肿或发育不良	能量、蛋白质、锌
	贫血	蛋白质、铁、叶酸、维生素 B₁₂、维生素 B₆、维生素 B₂、维生素 C

（续表）

部位	体征和症状	缺乏营养素
	食欲不振、易感疲倦	维生素 B_1、维生素 B_2、烟酸、维生素 C
生长发育	体格矮小	蛋白质、能量
	性腺功能减退或发育不良	锌
头发	干燥、易断、无光泽、脱发	蛋白质、维生素 A、维生素 B_{12}、维生素 B_2、维生素 C、必需脂肪酸、锌
眼睛	角膜干燥、夜盲、毕脱斑	维生素 A
	睑缘炎（烂眼边）、畏光	维生素 A、维生素 B_2
口唇	口角炎、唇炎	B 族维生素
口腔	齿龈炎、齿龈出血、肿胀	维生素 C
	舌炎、猩红舌、肉红舌	维生素 B_2、烟酸
	地图舌	维生素 B_2、烟酸、锌
甲状腺	肿大	碘
指甲	反甲、舟状甲、指甲变薄	铁
皮肤	干燥、粗糙、毛囊角质化	维生素 A
	皮下淤血（瘀斑、瘀点）	维生素 C、维生素 K
	脂溢性皮炎、阴囊炎	维生素 B_2
	癞皮病皮炎	烟酸
骨骼	鸡胸、串珠胸、膝内翻、膝外翻、骨软化	维生素 D
神经	多发性神经炎、肌无力、四肢末端蚁行感	维生素 B_1 及其他 B 族维生素
	中枢神经系统失调	维生素 B_{12}、维生素 B_6
循环系统	水肿	维生素 B_1、蛋白质
	右心肥大、舒张压下降	维生素 B_1
其他	克山病	硒

（五）营养调查结果综合评价

对被调查者的营养状况做出综合评价要结合膳食调查、体格测量、临床检查、实验室检测四个方面的结果资料全面分析，综合评价。因为无论膳食调查还是临床检查都有其局限性和特殊性。膳食调查结果说明调查期间食物或营养素的摄入情况；体格测量结果说明较长时期的营养状况；临床检查结果说明营养缺乏症的发病速度可随体内外条件的变化而变化；实验室检测结果则反映机体近期的营养状况。

前面列出的膳食调查和临床检查结果的正常标准，都是适用于群体的参考值。而在评价个体营养状况时，还应考虑个体的饮食习惯、健康状况和工作特点等个人因素。因此，科学、客观地进行评价是一项非常复杂的工作。

在综合四方面的结果时，四者存在很大的相关性，但有时相关性不明显，甚至会出现矛盾或冲突，现就可能出现的情况进行分析，仅供参考。

1. 调查结果一致　综合评价四个方面的调查结果一致，如膳食调查发现维生素 A 摄入不足，临床检查发现暗适应能力下降、结膜干燥、皮肤出现角质化过度的毛囊性丘疹等表现,或儿童伴有生长发育迟缓、生化测定血清视黄醇低下,则可诊断为维生素 A 缺乏症。对此情况,应采取综合措施改善机体的营养状况,除对膳食进行调整增加摄入外,还应根据临床症状的严重程度采取相应的治疗措施。

2. 调查结果不一致

1) 膳食调查结果显示某种营养素供给充足,但体格测量或生化检测结果均表明机体有该营养素缺乏。其原因可能如下:

(1) 机体患有某些消化道疾病或肾疾病,导致对该营养素的吸收利用障碍或吸收正常但排出过多。对于这种情况,除改善膳食增加摄入外,更重要的是及时采取措施治疗或消除引起该营养素缺乏的基础疾病。

(2) 食物营养素供给充足,但由于烹调方法不当,导致钙营养素损失和破坏,从表面上看没有营养素不足,但机体实际摄入和吸收的营养素水平低于正常生理需要。如多采用高温煎炸等烹调方式,可导致大部分营养素流失和破坏,应改进烹调方法,多采用蒸煮、凉拌、大火快炒等方式,以减少营养素的损失。

(3) 调查之前有营养素缺乏现象,但调查时其膳食架构已经发生改变,营养素又能满足需要了。

2) 膳食调查发现有某种营养素供给不足,实验室检测也发现有该营养素缺乏或边缘缺乏,但尚无典型临床缺乏症的症状、体征出现。或者只有膳食调查提示有营养素不足,但尚无临床表现,也无实验室证据。此种情况是由于该营养素缺乏时间较短,还处在亚临床阶段或边缘缺乏阶段。若及时采取干预措施,调整膳食结构增加摄入,可以达到早期纠正和改善营养状态的目的。

📖 拓展阅读 5-1　腰围肥胖与代谢综合征

📖 拓展阅读 5-2　认识皮褶厚度

第二节　膳食调配和食谱编制

人类每天必须摄入各种各样的食物以满足机体的需要,膳食调配和食谱编制是实现合理营养的重要手段。

一、膳食调配

膳食调配也称作膳食搭配,既要考虑食用者的饮食习惯、身体状况,也要考虑食物的供应如地域、季节、气候等,还应考虑食物的感官特点等。

(一) 膳食调配应考虑的因素

1. 食用者情况　在进行膳食调配时,应考虑食用者的饮食习惯、烹调习惯,尽量选取其喜欢的食物品种,采取当地习惯的方法烹调,才能最大限度地使这些食物被消化吸收和利用。但对于不良的饮食习惯,如暴饮暴食、偏食等则应加强宣传教育,逐步予以纠正。

2. 市场供应情况　在进行膳食调配时,还应考虑季节对食物供应的影响。可以根据食物代换法,选取新鲜的时令食物品种,如供应充足、价廉物美、营养丰富的食物。

3. 膳食感官品质　膳食调配时,还应注意加工或烹调的方式,尽量保留应时食物良好的和独特的色、香、味、形等感官品质,并在膳食花样上做到多样化,以促进食欲,有利于营养素的获得。

(二)膳食调配的基本内容

膳食调配的主线是保障供给、合理营养,途径是平衡膳食、合理配餐。所以,膳食调配具有实战性,既是一门学问,又是一门艺术。现将膳食调配的基本内容归纳如下,仅供参考。

1. 主、副食搭配　目前来说,中国居民的主食仍然是粮谷类产品,在优质蛋白质的供给、能量来源的比例等存在不合理的情况下,必须通过适当补充副食品来满足营养需求。副食主要是奶类、蛋类、肉类等动物性食品,不仅增加了食品花样,还能保证营养和能量的供给。

2. 粗、细粮搭配　传统意义上,北方把小麦及其制品归为细粮,南方习惯把大米及其制品归为细粮。除稻米和小麦外的其他粮食均归为粗粮。细粮特别是加工精度高的产品(如精白粉等),淀粉和蛋白质含量有所提高,口感较好,但矿物质、维生素、膳食纤维等大量丢失。所以,需要搭配粗粮来提供适量的膳食纤维、维生素和矿物质等。

3. 荤、素食搭配　荤食主要是鱼类、肉类等,富含蛋白质、脂肪、脂溶性维生素和一定量的矿物质。素食主要是蔬菜类、水果类,富含水溶性维生素和矿物质。荤素搭配可以实现营养互补、改变风味、增进食欲,起到促进消化的作用。

此外,还应注意冷热搭配、生熟搭配等。

二、食谱编制

食谱是食用者一定时间内的饮食清单。它是根据食用者的营养素需要量、饮食习惯、食物的供应状况等,将一天或一周内各餐主、副食的食物原料种类、数量、食物的烹调方法和进餐时间等做出详细的计划,并以表格的形式展示给食用者和食物加工人员。

根据时间长短,食谱分为:日食谱、周食谱、十日食谱、半月食谱和月食谱(更短或更长时间的食谱营养学意义不大)。根据就餐对象,食谱分为个体食谱和群体食谱。一些特殊人群的治疗膳食或出于诊断需要的膳食也可纳入食谱范畴。

(一)食谱编制的原则

①满足食用者的营养需要;②膳食组成要合理;③食物种类选择要合适;④食谱要切实可行;⑤加工烹调方法要得当;⑥食品要安全卫生。

此外，还应做到以下两点：①熟悉食用者的年龄、性别、职业（劳动强度）、经济状况、饮食习惯等；②编制时要以食物为基础进行，不要以营养素为基础。

（二）食谱编制的方法与步骤

1. **食谱编制的方法** 主要有三种，分别为营养成分计算法、食物交换份法和电脑软件编制法。

1）营养成分计算法 根据食用者一日能量需要量，计算出各种营养素的需要量，再换算成各种食物的需要量，然后合理分配到各餐中而获得的一日食谱。其特点是数据准确，能够很好地适应客户需求。但这种方法步骤繁琐，效率较低。

2）食物交换份法 依据膳食宝塔将常用食物分为 4 类或 5 类，并设定凡提供 90 kcal 能量的食物即为一个食物交换份。再根据食用者一日能量需要量，依次求出需要的总交换份、各类食物的交换份和各餐食物的交换份，最后确定食物种类和数量。其特点是简单实用，易于被非专业人员掌握，但数据往往不够准确，与客户的实际需要有一定差距。

3）电脑软件编制法 根据食用者的实际参数，使用配餐软件完成食谱编制。具有计算准确、运行迅速、设置灵活的特点。问题是不能很好地考虑食物性味、人体体征、食补养生等中医传统营养饮食理论对人体的影响和作用。

2. **食谱编制的步骤** 主要包括营养目标的确定、食物选择和分配、评价和调整等。

1）营养成分计算法食谱编制

第一步：确定食用者一日能量的需要量。确定食用者一日的能量需要量有两条途径：一是查表法，二是计算法。如果食用者属于特殊人群，例如疾病患者，则要根据患者的实际情况和临床经验综合确定其每日能量的需要量。

（1）查表法：根据食用者的年龄、性别、职业（劳动强度）等，对照附录一《中国居民膳食营养素参考摄入量（2013）》表 1 中国居民膳食能量需要量（EER），初步确定食用者的能量摄入水平。原则上身体健康、体态正常的人群可以直接查表。例如：以 18 岁男性轻体力（标准体重）劳动者为例，查表可知其一日能量需要量为 2 250 kcal。

（2）计算法：根据标准体重和每千克体重所需能量来计算获取食用者的能量摄入水平。如超重肥胖人群或过度消瘦人群应用此法可以获得更准确的能量值。

食用者能量需要量（kcal）＝食用者实际体重（kg）×每日单位体重能量供给量（kcal/kg）

不同体重成年人的每日单位体重能量供给量标准有很大不同。它与劳动强度和体重类型密切相关（表 5-10）。

劳动强度可以通过查表 5-11 来获得，体重类型则需要先计算体重指数（BMI），然后根据判断标准进行确定。BMI 划分标准详见表 5-12。

此外，还可以通过标准体重计算公式，算出食用者的标准体重。然后将实际体重与标准体重进行比较，做出判断。详见表 5-4 和表 5-5。

表5-10　不同体重成年人每日单位体重能量供给量(kcal/kg)

体重	轻体力活动	中等体力活动	重体力活动
过轻(消瘦)	35	40	40~50
正常(标准)	30	35	40
超重及肥胖(肥胖)	20~25	30	35

表5-11　中国成人体力活动水平(PLA)分级

活动水平	职业工作时间分配	工作内容举例	PAL 男性	女性
轻	75%时间坐或站立 25%时间站着活动	办公室工作、修理电器钟表、售货员、酒店服务员、化学实验操作、教师讲课等	1.55	1.56
中	25%时间坐或站立 75%时间特殊职业活动	学生日常活动、机动车驾驶、电工安装、车床操作、精工切割等	1.78	1.64
重	40%时间坐或站立 60%时间特殊职业活动	非机械化劳动、炼钢、舞蹈、体育运动、装卸、采矿等	2.10	1.82

注　引自《中国营养科学全书》;PAL:体力活动水平(physical activity level)。

表5-12　中国居民体重指数(BMI)划分标准

BMI(kg/m²)	<18.5	18.5~24	24~28	>28
类型	消瘦	正常	超重	肥胖

　　第二步:确定三大产能营养素的需要量。根据食用者一日能量需要量、三大产能营养素的供能比以及三大产能营养素的热能系数,可以计算出三大产能营养素的需要量。一般情况下,三大产能营养素提供能量的比例为:蛋白质占10%~15%,脂肪占20%~30%,糖类占55%~65%。

　　接上例,设定该男子一日的蛋白质、脂肪、糖类的供能比分别为12%、25%、63%。可以得到:蛋白质需要量为2 250×12%÷4=67.5(g)。

　　同理得到:脂肪需要量为62.5 g,糖类需要量为354.4 g。

　　第三步:计算主食需要量。根据糖类的需要量计算一日的主食需要量。按照我国居民的生活习惯,主食以米、面为主,考虑合理营养的需要,可以增加一些杂粮品种。一般情况下,每100 g主食中含糖类约75 g,则可大体计算出主食的需要量。

　　接上例,该男子一日的主食(面粉或大米)需要量为354.4÷75%≈472.5(g)。

　　考虑其他食物,特别是一些蔬菜、水果以及豆制品中也含有糖类,因此可以将主食的供给量暂定为400 g。

　　第四步:计算副食需要量。中国居民的副食主要是动物性食物,其品种和需要量可以根据中国居民平衡膳食宝塔结构中的要求与中国居民的饮食习惯而定。通常是:一杯牛奶(250 ml)、一个鸡蛋(约50 g)、肉类(100 g)、鱼类(50 g),通过计算可得出该男子一日膳食蛋白质总重量,如果与67.5 g(蛋白质的计算预定值)相差较多,则可通过补充豆制品来达到蛋白质的需要量。具体选配见表5-13。

表5-13　某成年男子一日膳食主、副食种类及营养素的供给量

原料名称	重量(g)	蛋白质(g)	脂肪(g)	糖类(g)	能量(kcal)	钙(mg)	铁(mg)	维生素A(μgRE)	维生素C(mg)
鲜牛奶	250	7.5	8.0	8.5	135	260	0.75	60	2.5
鸡蛋	50	6.6	4.4	1.4	74	28	1.0	117.7	—
瘦猪肉	50	10.1	3.1	0.75	71.5	3	1.5	22	—
带鱼	30	5.3	1.5	0.9	38.1	8.4	0.36	8.7	—
大米	300	22.2	2.4	233.7	1 038	39	6.9	—	—
面粉	60	6.7	0.9	44.2	206.4	18.6	2.1	—	—
小米	40	3.6	1.2	30	143.2	16.4	2.0	6.8	—
合计	780	62	21.5	319.45	1 706.2	373.4	14.6	215.2	2.5

注　"—"表示无。

从表5-13可以看出,目前所选择的各类食物,除糖类、蛋白质的供给量已接近需要外,其他营养素的供给都远远低于需要量。脂肪的差值最大:62.5-21.5=41(g),可通过选择适量的油脂来满足脂肪的需要量。通过选择蔬菜、水果,可以获得各种维生素和无机盐,继而可以达到一日营养素的需要量。

第五步:确定水果、蔬菜的需要量。由于水果、蔬菜中所含水分较多,除个别品种外,大多含蛋白质、脂肪以及糖类较少。水果、蔬菜的需要量可以参照中国居民平衡膳食宝塔的提供数量,一般水果200~400 g,蔬菜300~500 g。具体选配见表5-14,并计算各种营养素的供给量。

表5-14　某成年男子一日膳食蔬菜、水果及营养素的供给量

原料名称	重量(g)	蛋白质(g)	脂肪(g)	糖类(g)	能量(kcal)	钙(mg)	铁(mg)	维生素A(μgRE)	维生素C(mg)
绿豆芽	50	1.0	0.05	1.4	9.0	4.5	0.3	1.5	3.0
芹菜	50	0.4	0.05	1.9	7.0	24	0.4	5.0	6.0
洋葱	100	1.1	0.2	9.0	7.7	24	0.6	3	8
韭菜	50	1.2	0.2	2.3	13	21	0.8	117	12
番茄	100	0.9	0.2	4.0	19	10	0.4	92	19
油菜	100	1.8	0.5	3.8	23	108	1.2	103	36
橘子	100	0.7	0.2	11.9	51	35	0.2	148	28
香蕉	100	1.4	0.2	22.0	91	7	0.4	10	8
合计	650	8.5	1.6	56.3	278.8	233.5	4.3	479.5	120

至此,选配的各种食物所提供营养素的供给量情况见表 5-15。

从表 5-15 中可以看出,三大产能营养素及能量都达到了计算预定值。再对照其他主要营养素参考摄入量表,可看出除了钙、维生素 A 的供给量明显偏低以外,其他大部分营养素基本满足要求。所以,调换或增加一些含钙、维生素 A 丰富的食物,适当调低糖类的供给量即可,如增加虾皮、猪肝的用量。

表 5-15　某成年男子一日膳食食物表

原料名称	重量(g)	蛋白质(g)	脂肪(g)	糖类(g)	能量(kcal)	钙(mg)	铁(mg)	维生素 A(μgRE)	维生素 C(mg)
主、副食	780	62	21.5	319.45	1 706.2	373.4	14.6	215.2	2.5
蔬菜、水果	650	8.5	1.6	56.3	278.8	233.5	4.3	479.5	120
花生油	40	0	40	0	360	0	0	0	0
合计		70.5	63.1	375.75	2 345	606.9	18.9	694.7	122.5
虾皮	10	3.1	0.2	0.25	15.3	99.1	0.67	1.9	—
猪肝	3	0.6	0.1	0.1	3.9	0.2	0.6	149.2	0.6
调后合计	1 483	74.2	63.4	376.1	2 364.2	706.2	20.17	851.2	123.1
计算预定值		67.5	62.5	354.4					
推荐摄入量 RNI(2013)		65	—		2 250 (EER)	800	12 (UL42)	800	100
实际与标准供给量的百分比(%)		109	101	106	105	88	167	106	124
评价结果		合理	合理	合理	合理	合理	合理	合理	合理

需要注意的是,有些维生素或矿物质的供应不一定每天都十分精确地与供给量标准完全一致,只要在一段时间内保持平衡即可。但蛋白质例外,即每日蛋白质的供给量要求达到供给量标准。

第六步:合理分配餐次。将选配的主、副食,以及水果、蔬菜等食物需要量,按照一定的餐次比(餐次比是每餐食物提供能量占一日总能量的百分比),分配到一日各餐中,粗配一日食谱见表 5-16。

表 5-16　某成年男子一日三餐食物分配

早餐		午餐		晚餐	
原料	重量(g)	原料	重量(g)	原料	重量(g)
鲜牛奶	250	大米	150	大米	100
面粉	60	带鱼	30	小米	40
大米	50	鸡蛋	50	瘦猪肉	50
猪肝	3	番茄	100	洋葱	100
芹菜	50	油菜	100	韭菜	50

（续表）

早餐		午餐		晚餐	
原料	重量（g）	原料	重量（g）	原料	重量（g）
花生油	8	虾皮	10	绿豆芽	50
		花生油	20	花生油	12
		香蕉	100	橘子	100

通常一日按三餐分配，三餐餐次比一般为 3∶4∶3（即早餐 30％，午餐 40％，晚餐 30％）或者 1/3∶1/3∶1/3 或者 1/5∶2/5∶2/5；也可以按照一日多餐分配。

食物分配时要注意我国居民的膳食习惯，并且逐步改善不合理的饮食习惯。例如，我国居民早餐中蛋白质的供给量偏少，新鲜蔬菜也比较少；而晚餐热量与三大营养素供给量偏多。应倡导"早餐吃好、午餐吃饱、晚餐吃少"的科学饮食习惯。

第七步：计算食谱并进行评价。

（1）计算：根据附录二"常见食物成分表"计算出一日食谱提供的能量和营养素的供给量。上表已经完成计算。

（2）评价：分为膳食构成评价、能量来源及分配评价、能量与各种营养素满足程度评价，并对评价结果进行分析。

膳食构成评价标准：我国居民的膳食应以植物性食物为主、动物性食物为辅，尽可能做到品种丰富、比例适当、搭配合理，以满足各类人群的需要。评价结果：从表 5-16 中可以看出：植物性食物为 12 种，合计 1 090 g；动物性食物为 6 种，合计 393 g（其中包括 250 g 的鲜牛奶），除去牛奶后的动物性食物重仅为 143 g。因此，膳食构成完全符合我国居民的膳食要求。

能量来源及分配评价标准：能量来源的适当比例为蛋白质占 10％～15％，脂肪占 20％～30％，糖类占 55％～65％。三餐适宜的供能比例为早餐占 25％～30％，午餐占 40％，晚餐占 30％～35％。评价结果：计算可得，蛋白质、脂肪、糖类三者供能比例分别为 12.5％、24.1％、63.4％，均在允许范围内，见表 5-17。三餐供能比例分别为 25.9％、41.6％、32.5％，接近 3∶4∶3，也在合理范围。

表 5-17　某成年男子一日三餐三大营养素的能量供给情况表

餐次	蛋白质（g）	脂肪（g）	糖类（g）	能量（kcal）	三餐供能比例（％）
早餐	18.9	17.45	93.7	597.3	25.9
中餐	30.2	28.2	149.15	959.4	41.6
晚餐	25.1	17.75	133.25	749.4	32.5
总计	74.2	63.4	376.1	2 306.1/ 2 370.8	
供能比例（％）	12.5	24.1	63.4		

注　计算三大产能营养素的供能比例时，总能量应为：74.05×4＋63.4×9＋376×4＝2 370.8（不能简单地以查表值 2 306.1 为准，否则产生人为误差）。

　　能量与各种营养素满足程度评价标准:我国膳食中营养素推荐摄入量(RNI)是衡量膳食质量的主要依据。能量和部分主要营养素的评价标准见表 5-3。同时,还应参照《中国居民膳食指南(2016 版)》中各类人群膳食指南的有关要求进行评价。

　　评价结果:①能量和主要营养素的评价结果均在合理范围(表 5-15)。②蛋白质的来源评价:优质蛋白=7.5+6.6+10.1+5.3+3.1+0.6=33.2(g)优质蛋白摄入量/总蛋白质摄入量=33.2÷74.2=44.7%。大于 1/3,评价结果为合理。③油脂的评价:花生油的脂肪酸组成分别为 S∶M∶P 为 21∶49∶30;芝麻油的脂肪酸组成 S∶M∶P 为 16∶54∶30。该男子一日食谱中花生油的供给量为 32 g,芝麻油的供给量为 8 g。最终 S∶M∶P 为 1∶2.5∶1.5。接近标准,评价结果为合理。

　　第八步:调整食谱。根据评价结果,按照同类互换的原则,对不合理的项目进行适当调整,使其趋于合理,达到营养要求。

　　第九步:编制一日食谱。根据该成年男子一日膳食的种类和重量,编制一日食谱(表 5-18)。

　　第十步:编制一周食谱。在一日膳食食谱的基础上,遵循多样美味、同类互换的原则,编制一周膳食食谱。

表 5-18　某成年男子一日膳食食谱

餐次	食物名称	原料	重量(g)	烹调方法	注意事项
早餐	牛奶	鲜牛奶	250	微加热	
	馒头	面粉	60	发酵后蒸制	不宜加碱
	稀饭	大米	50		不宜加碱
	猪肝拌芹菜	猪肝	3	芹菜沸水焯制,猪肝切片,凉拌(食盐、酱油少许)	焯水时要火大、水足、时间短,花生油换成麻油
		芹菜	50		
		麻油	8		
中餐	米饭	大米	150	电饭锅蒸制	加水适量
	红烧带鱼	带鱼	30	红烧	可加少量醋
		花生油	6		
	番茄炒鸡蛋	鸡蛋	50	大火炒制	炒制时加适量水
		番茄	100		
		花生油	10		
	油菜虾皮汤	油菜	100	油菜炖汤出锅后,放入虾皮	
		虾皮	10		
		花生油	4		
	餐后水果	香蕉	100		饭后 30 min
晚餐	米饭	大米	100	电饭锅蒸制	加水适量
	小米粥	小米	40	文火煮制	不宜加碱
	炒洋葱	瘦猪肉	50	猪肉切细丝,洋葱切片,炒制	
		洋葱	100		
		花生油	10		

（续表）

餐次	食物名称	原料	重量(g)	烹调方法	注意事项
	炒豆芽	韭菜	50	韭菜切段,豆芽先入锅炒制	韭菜不易早下锅
		绿豆芽	50		
		花生油	2		
	餐后水果	橘子	100		饭后30 min
说明	每日食盐总用量(无特殊要求时)控制在6 g,酱油也计入其中				

2) 食物交换份法食谱编制 食物交换份法是以每一个食物交换份可产生90 kcal为标准,将已计算好的、所含营养素类似的常用食物进行互换,灵活地组织营养平衡膳食的配餐方法。各类食物的交换份见表5-19。

表5-19 各类食物交换份表

组别	类别	每份重量(g)	热能[kJ(kcal)]	蛋白质(g)	脂肪(g)	糖类(g)
谷薯组	谷薯类	25	376(90)	2.0	—	20.0
蔬菜组	蔬菜类	500	376(90)	5.0	—	17.0
	水果类	200	376(90)	1.0	—	21.0
肉蛋组	大豆类	25	376(90)	9.0	4.0	4.0
	奶类	160	376(90)	5.0	5.0	6.0
	肉蛋类	50	376(90)	9.0	6.0	
供热组	坚果类	15	376.2(90)	4.0	7.0	2.0
	油脂类	10	376.2(90)	—	10.0	—
	纯糖类	20	376.2(90)	—	—	20.0

注 食物交换份将食物分为4组共9类。

以某18岁成年男性轻体力劳动者(标准体重)为例,采用食物交换份法,为其编制食谱。

第一步:确定一日能量需要量。方法同营养成分计算法,通过查表得到该成年男子一日能量需要量为2 250 kcal。

第二步:确定所需食物总份数食物。总交换份=2 250÷90=25(份)。

第三步:确定需要提供各类食物的份数。计算所需各类食物的份数。设定三大营养素供能比为蛋白质12%、脂肪25%、糖类63%。先求出提供三大营养素的食物份数。提供糖类的食物份数为25×63%=15.75≈16(份);提供蛋白质的食物份数为25×12%=3(份);提供脂肪的食物份数为25×25%=6.25≈6(份)。

再根据提供三大营养素的食物种类,求出各类食物需要的份数(表5-20)。

表5-20 某成年男子一日膳食所需各类食物的份数表

能量 （kcal）	谷类 （份）	蔬菜 （份）	肉蛋类 （份）	乳类 （份）	水果 （份）	油脂 （份）	合计 （份）
2 250	16	1	3	2	1	2	25

第四步：将各类食物份分配到三餐中。全天食物按照早1/3、中1/3、晚1/3，或者早1/5、中2/5、晚2/5进行三餐分配（表5-21）。

表5-21 某成年男性一日三餐食物份分配表

	能量 （kcal）	谷类 （份）	蔬菜 （份）	肉蛋类 （份）	乳类 （份）	水果 （份）	油脂 （份）	合计 （份）
	2 250	16	1	3	2	1	2	25
早餐	1/5	2	0.2	0.5	1.5	0	0.2	4.4
中餐	2/5	7	0.4	1.5	0	0.5	1.0	10.4
晚餐	2/5	7	0.4	1	0.5	0.5	0.8	10.2

第五步：依据食物交换份表编制一日食谱。根据各类食物需要的交换份数和每份的重量，算出各种食物的需要量（表5-22）。等值同类食物交换表见表5-23至表5-28。

表5-22 某成年男子一日膳食需要量表

餐次	餐次份数	食物种类	食物份数	具体食物	每份重量(g)	食物量(g)
早餐	4.4	谷类	2	馒头	35	70
		豆乳类	1.5	牛奶	160	240
		肉鱼蛋类	0.5	鸡蛋	55	28
		蔬菜类	0.2	凉拌藕片	500	100
		油脂类	0.2	植物油	10	2
午餐	10.4	谷类	6	米饭	25	125
		蔬菜类	0.4	芹菜	500	200
		肉鱼蛋类	1.5	瘦猪肉	50	75
		豆乳类	1	北豆腐	100	100
		水果类	0.5	桃子	200	100
		油脂类	1	植物油	10	10
晚餐	10.2	谷类	7	花卷	35	245
		蔬菜类	0.2	黄瓜	500	100
			0.2	油菜	500	100
		肉鱼蛋类	1	鸡肉	50	50
		油脂类	0.8	植物油	10	8
		奶类	0.5	牛奶	160	80
		水果类	0.5	苹果	200	100

说明　每日食盐总用量（无特殊要求时）控制在6g，酱油也计入其中。

表 5-23　等值谷薯类交换表

食品名称	质量(g)	食品名称	质量(g)
大米、小米、糯米、玉米、薏米、高粱米、粳米	25	烧饼、烙饼、馒头	35
面粉、米粉、玉米粉、通心粉、藕粉	25	咸面包、窝窝头	35
各种挂面、龙须面、混合面、荞麦面	25	生面条	30
油条、油饼、燕麦片、苏打饼干	25	土豆、山药	125
绿豆、红豆、芸豆、干豌豆	25	湿粉皮、荸荠、藕	150
干莲子、粉条	25	鲜玉米(1个、带棒心)	200

注　每份谷薯类食品提供蛋白质 2g、糖类 20g、脂肪 0.5g、能量 90kcal。根茎类按净食部分计算。

表 5-24　等值蔬菜类交换表

食品名称	质量(g)	食品名称	质量(g)
毛豆、鲜豌豆	70	白萝卜、青椒、茭白、冬笋	400
慈姑、百合、芋头	100	大白菜、圆白菜、菠菜、油菜、空心菜、苋菜、芹菜、韭菜、茼蒿、冬瓜、苦瓜、黄瓜、丝瓜、茄子、番茄、西葫芦、莴笋、芥蓝、绿豆芽、鲜藕、水发海带	500
山药、荸荠、藕	150		
胡萝卜	200		
鲜豇豆、扁豆、洋葱、蒜苗	250		
南瓜、菜花	350		

注　每份蔬菜食品提供蛋白质 2g、糖类 17g、能量 90kcal。每份蔬菜一律按净食部分计算。

表 5-25　等值水果类交换表

食品名称	质量(g)	食品名称	质量(g)
鲜枣	100	橘子、柚子、葡萄、柠檬、菠萝	200
柿子、香蕉、鲜荔枝	150	草莓、阳桃	300
鸭梨、杏、桃、苹果、猕猴桃、李子、樱桃、橙子	200	西瓜	500

注　每份水果食品提供蛋白质 1g、糖类 21g、能量 90kcal。

表 5-26　等值鱼、肉、豆类交换表

食品名称	质量(g)	食品名称	质量(g)
瘦猪肉、猪排、猪肝	25	黄鱼、带鱼、鲫鱼、青鱼、青蟹	75
鸡肉、鸭肉、瘦牛肉、瘦羊肉、猪舌、鸽子、鲤鱼、鲢鱼、豆腐干、香干	50	鹌鹑、河虾、牡蛎、哈利肉、兔肉、半滑舌鳎(目鱼)、鱿鱼、老豆腐	100
鸡蛋、鸭蛋	55	河蚌、蚬子、豆腐、豆腐脑	200

注　每份鱼肉豆类食物交换份提供蛋白质 9g、脂肪 6g、能量 90kcal。

表 5-27 等值乳类交换表

食品名称	质量(g)	食品名称	质量(g)
奶粉	20	无糖酸奶	130
脱脂奶粉、乳酪	25	牛奶、羊奶	160

注 每份乳类食物交换份提供蛋白质 4 g、脂肪 5 g、糖类 6 g,能量 90 kcal。

表 5-28 等值油脂类交换表

食品名称	质量(g)	食品名称	质量(g)
豆油、玉米油、花生油(1 汤匙)	10	猪油、牛油、羊油、黄油	10
菜籽油、香油、红花油(1 汤匙)	10	花生米、核桃仁、杏仁、芝麻酱、松子、葵花籽	15

注 每份油脂类食物交换份提供脂肪 9 g,能量 90 kcal。

第六步:计算食谱并进行评价。参考营养成分计算法第七步。

第七步:调整食谱。根据评价结果,按照同类互换的原则,对不合理的项目进行适当调整,使其趋于合理,达到营养要求。

第八步,编制一日食谱,进而编制一周食谱。参考营养成分计算法第九步、第十步。

(苏新俊、李焕勇)

数字课程学习

○PPT 课件　○导入案例解析　○复习与自测　○更多内容……

第六章 医院膳食及营养支持

章前引言

医院膳食是患者获取营养的主要途径。根据人体的基本营养需要和各种疾病的治疗需要而制订的医院患者膳食,医院的膳食种类很多,通常可分基本膳食、治疗膳食(therapeatic diet)和试验膳食(pilot diet)等。

基本膳食是根据不同疾病的病理和生理需要将各类食物改变烹饪方法或改变食物质地而配制的膳食,包括普食、软食、半流食和流食。这类膳食在配合治疗方面也有着不可忽视的作用。治疗膳食是在常规膳食基础上采取调整膳食中的营养成分或制备方法而设置的膳食,如高蛋白质、高能量、低能量、低蛋白质、低脂肪、低胆固醇、低盐等膳食。试验膳食亦称诊断膳食,是指在临床诊断、临床治疗的过程中,用来配合某些特殊功能检查的饮食。

此外,在患者饮食不能获取或摄入不足的情况下,通过肠内、外途径补充或提供维持人体必需的营养素,临床上称为营养支持。营养支持方式包括肠内营养、肠外营养或两种共用,在保护脏器、减少并发症、控制感染及促进机体康复等方面起着重要作用。

·学习目标·

1. 知道医院膳食种类及用途。
2. 理解基本膳食、治疗膳食、诊断膳食的种类及适用对象。
3. 描述诊断膳食的基本原理和营养支持的常用途径。
4. 区分肠内营养护理和肠外营养护理的异同点。
5. 根据临床需要,正确选择适宜的膳食种类或营养支持类型。

思政小课堂 临床营养科建设与管理指南(摘录)

思维导图

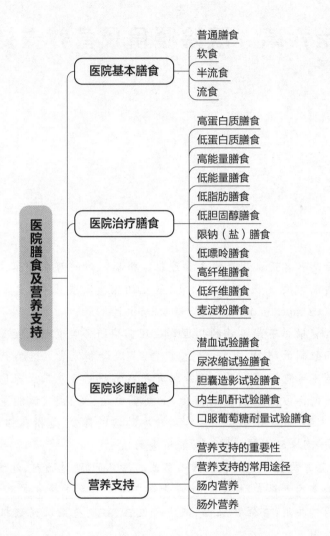

医院膳食及营养支持
- 医院基本膳食
  - 普通膳食
  - 软食
  - 半流食
  - 流食
- 医院治疗膳食
  - 高蛋白质膳食
  - 低蛋白质膳食
  - 高能量膳食
  - 低能量膳食
  - 低脂肪膳食
  - 低胆固醇膳食
  - 限钠（盐）膳食
  - 低嘌呤膳食
  - 高纤维膳食
  - 低纤维膳食
  - 麦淀粉膳食
- 医院诊断膳食
  - 潜血试验膳食
  - 尿浓缩试验膳食
  - 胆囊造影试验膳食
  - 内生肌酐试验膳食
  - 口服葡萄糖耐量试验膳食
- 营养支持
  - 营养支持的重要性
  - 营养支持的常用途径
  - 肠内营养
  - 肠外营养

案例导入

患者，男性，65 岁。因发热待查入院，体温 39.0℃，持续 5 天，脉搏 96 次/分，呼吸 23 次/分。查体：口腔黏膜干燥，左颊黏膜有 0.2 cm×0.2 cm 溃疡面，基底潮红。

问题：

面对该患者，指导推荐的基本饮食应为何种膳食？

第一节　医院基本膳食

📱 微视频 6-1　医院基本膳食

一、普通膳食

(一) 特点

普通膳食(general diet)简称普食,又称正常膳食,与正常人所用的膳食基本相同。在医院里,一般食用普食的人数最多,所占比例数也最大。

(二) 适用对象

凡体温正常或接近正常、咀嚼能力无问题、消化功能无障碍、在治疗上无特殊膳食要求又无任何膳食限制的患者,都可用普食。

(三) 配制要求

普食配制营养必须充分,其能量、蛋白质、维生素、膳食纤维等必须满足正常营养需要。

1. 能量　每天能量供给 8.4~10.47 MJ(2 000~2 500 kcal)。根据个体差异,如年龄、身高的不同,可予以适当增减调整。

2. 蛋白质　膳食供给的蛋白质不仅数量要求充足,质量也要好,每天供给蛋白质 70~90 g,优质蛋白质应占蛋白质总量的 1/3,其中有一部分为大豆蛋白质。

在食谱的计划及食物的选择和调配方面要符合营养平衡膳食的要求。

(四) 注意事项

三餐食物必须美观可口,注意色香味及多样化,可引起患者的食欲并促进消化。应少用一些较难消化、具有刺激性、易胀气的食物,例如油炸、油腻食品,以及过于辛辣及气味浓烈的调味品等。

二、软食

📖 拓展阅读 6-1　咀嚼吞咽障碍老年人的食物加工制作方法和建议

(一) 特点

软食是一种质软、容易咀嚼、比普通饭较易消化的膳食。

(二) 适用对象

软食适用于轻度发热、牙齿咀嚼不便、不能食用大块食物者,如牙病患者、老年人及幼儿等。也可用于痢疾、急性肠炎等恢复期的患者,以及肛门、结肠直肠术后恢复期的患者等。

(三) 配制要求

软食应能达到患者的营养需要,是一种营养平衡的膳食。一日膳食应供给能量7.5～9.2 MJ(1 800～2 200 kcal),蛋白质70～80 g。

(四) 注意事项

食物应选用少含粗糙的植物纤维及较硬的肌肉纤维,或在经过制备后使它们软化,并能达到易咀嚼、易消化、较清淡、少油腻的目的。

三、半流食

(一) 特点

半流食(semi-liquid diet)即半流质饮食,是一种比较稀软、呈半流质状态,易于咀嚼和消化,介于软食和流食之间的膳食。

(二) 适用对象

半流食适用于体温较高、胃肠消化道疾病、口腔疾病或咀嚼困难的患者,是某些外科手术后暂时作为过渡的饮食,同时适用于身体比较衰弱、缺乏食欲或暂时需食用稀软食物的患者。

(三) 配制要求

配制半流食要做到营养充足、平衡、合理,味美可口。适宜少量多餐,一日供5～6次餐,减轻消化器官负担,适合患者耐受能力。

(四) 注意事项

食物应比较稀软,植物纤维较少,易于咀嚼,易于消化。不宜用油煎炸和过于油腻的食品,不宜用凉拌蔬菜和含粗纤维多的蔬菜等。

四、流食

 拓展阅读6-2 认清不同流质,对症下"食"

(一) 特点

流食(liquid diet)即流质饮食,所含食物应为液体状态或在口腔内能融化为液体,比半流质食物更容易吞咽和消化。

(二) 适用对象

流食适用于急性重症、极度虚弱、无力咀嚼食物的患者;高烧、刚做完口腔手术和面、颈部手术及外科大手术后的患者;消化道急性炎症、食管狭窄(如食管癌)的患者等。

(三) 配制要求

流食配置要求不含刺激性食物,适宜少量多餐,一日进食6～7次,每次液体量以

200～250 ml 为宜。

（四）注意事项

流质饮食所提供能量、蛋白质及其他营养素均不足，只能短期或过渡期应用，如长期应用必须增加能量、蛋白质等的摄入量。可采用补充营养平衡、摄入成分较丰富、切碎捣烂的口腔流食或匀浆食（用搅碎机捣制而成），或添加合格品牌的营养制剂，补充营养不足。

📖 拓展阅读 6-3　儿科膳食

第二节　医院治疗膳食

一、高蛋白质膳食

（一）特点

高蛋白质膳食的蛋白质含量高于正常人的膳食标准。成年人蛋白质每天不应小于 1.5 g/kg 体重，共计 100～120 g，其中优质蛋白占 50％以上。

（二）适用对象

高蛋白质膳食适用于明显消瘦、营养不良、肾病综合征、手术前后、烧伤、创伤患者，以及慢性消耗性疾病患者，如结核病、恶性肿瘤、贫血、溃疡性结肠炎等疾病，或其他消化系统炎症的恢复期。此外，孕妇、哺乳期妇女和生长发育期儿童也需要高蛋白质膳食。

（三）配制要求

高蛋白质膳食一般无须单独制备，可在原来膳食的基础上添加富含蛋白质的食物。

1. 蛋白质　每天 1.5～2.0 g/kg 体重。

2. 能量　每天总能量约 12.55 MJ（3 000 kcal）。

3. 糖类和脂肪　糖类宜适当增加，以保证蛋白质的充分利用，每天 400～500 g 为宜；脂肪适量，一般每天 60～80 g。

4. 矿物质和维生素　高蛋白膳食会增加尿钙的排出，长期摄入此类膳食，易出现负钙平衡，故膳食中应增加钙的供给量，如选用富含钙的乳类和豆类食品等。长期采用高蛋白质膳食，维生素 A 的需要量也随之增多，故应增加膳食中维生素 A 及胡萝卜素的含量。

5. 适时调整　增加摄入量应循序渐进，并根据病情随时调整，视病情需要，可与其他治疗膳食结合使用。

（四）注意事项

肝性脑病或肝性脑病昏迷前期、急性肾炎、急慢性肾功能不全以及尿毒症患者不宜采用高蛋白质膳食。

二、低蛋白质膳食

(一) 特点

低蛋白质膳食较正常膳食中的蛋白质含量低,目的是尽量减少体内氮代谢产物,减轻肝、肾负担。以较低水平蛋白质摄入量维持机体接近正常生理功能的运行。

(二) 适用对象

低蛋白质膳食适用于急性肾炎、急慢性肾功能不全、慢性肾衰竭、尿毒症、肝性脑病或肝性脑病昏迷前期的患者。

(三) 配制要求

1. 蛋白质　每天蛋白质摄入量一般不超过 40 g,在蛋白质限量范围内尽量选用优质蛋白质食物,如蛋、乳、瘦肉等,以增加必需氨基酸的含量,避免负氮平衡。

2. 能量　供给充足才能节省蛋白质的消耗,减少机体组织的分解。可采用麦淀粉、蛋白质含量低的薯类代替部分主食以减少非优质蛋白质的摄入。

3. 矿物质和维生素　供给充足的蔬菜和水果,以满足机体矿物质和维生素的需要。矿物质的供给应根据病种和病情进行调整。伴水肿的患者,除低蛋白质外,还应限制钠的供给。

4. 合适的烹调方法　低蛋白质膳食往往不易引起食欲,加之患者病情和患病心理的影响,食欲普遍较差,故应注意烹调的色、香、味、形和食物的多样化,以促进食欲。

(四) 注意事项

正在进行血液和腹膜透析的患者不需要严格限制蛋白质摄入量。

三、高能量膳食

(一) 特点

高能量膳食是能量供给量高于正常人标准的膳食。基础代谢率增高、机体组织修复或体力消耗增加时,机体能量消耗量增加,对能量的需要量大幅度升高,需从膳食中补充。

(二) 适用对象

高能量膳食适用于代谢亢进者,如甲状腺功能亢进症、癌症、严重烧伤和创伤、高热、消瘦和体重不足、营养不良和吸收障碍综合征者;体力消耗增加者,如运动员、重体力劳动者等。

(三) 配制要求

1. 尽可能增加主食量和菜量　高能量膳食主要通过增加主食量和调整膳食内容来增加能量的供给。成年人每天能量摄入量应大于 8.37 MJ(2000 kcal),增加摄入量应循序渐进、少量多餐,避免造成胃肠功能紊乱。

2. 推荐热能与氮之比为(100~200):1 因蛋白质摄入量过低易导致负氮平衡,如能量摄入不足,可能将所摄入的蛋白质用于能量需要而被消耗。

3. 供给量应根据病情调整 病情不同对能量的需要量也不同。一般患者以每天增加 1.26 MJ(300 kcal)左右为宜。

4. 防止血脂升高 应尽量降低膳食中胆固醇及糖类的摄入量,调整饱和与不饱和脂肪酸的比例。

5. 增加其他营养素含量 由于膳食中蛋白质的摄入量增加,维生素 A 和钙的需要量也随之增多,故应增加膳食中维生素 A、胡萝卜素和钙的含量。

6. 提高摄入量 可采用增加餐次的方法,少量多餐可达到治疗目的。摄入量的增加应该循序渐进,不可一次性大量给予,以免造成胃肠功能紊乱。

(四)注意事项

肥胖症、糖尿病、尿毒症患者不宜使用高能量膳食,并应注意患者血脂和体重的变化。

四、低能量膳食

(一)特点

低能量膳食饮食中所提供的能量低于正常需要量。目的是减少体脂贮存,降低体重,或者减轻机体能量代谢负担,以控制病情。

(二)适用对象

低能量膳食适用于需要减轻体重的患者,如单纯性肥胖;也适用于为了控制病情减少机体代谢负担的患者,如患糖尿病、高血压、高脂血症、冠心病等疾病患者。

(三)配制要求

1. 能量 根据医嘱规定计算总能量后配制膳食,成年患者每日能量摄入量比平日减少 2.09~4.18 MJ(500~1 000 kcal),减少量视患者情况而定,但每日总能量摄入量不宜低于 4.18 MJ(1 000 kcal),以防体脂动员过快,引起酮症酸中毒。

2. 蛋白质 由于限制总能量,膳食中蛋白质的供能比例相应提高,至少占总能量的 15%~20%,保证蛋白质的供给不少于 1 g/kg 体重,并且优质蛋白质应占 50% 以上。

3. 糖类和脂肪 减少总能量的同时又要保证蛋白质的摄入量,就必须相应减少膳食中糖类和脂肪的供给量。

4. 食盐 患者体重减轻后可能会出现水钠潴留,故应适当减少食盐的摄入量,一般每日不超过 5 g。

5. 矿物质和维生素 由于进食量减少,易出现矿物质(如钙、铁)、维生素(如维生素 B_1)的不足,必要时可用制剂补充。

（四）注意事项

采用低能量膳食的患者,活动量不宜减少,否则难以达到预期效果。减肥患者应同时增加运动量,并注意饮食与心理平衡,防止出现神经性厌食症。由于主食量的减少易引起膳食中其他营养素的不足,故应注意及时补充,必要时可服用维生素和矿物质制剂。低能量膳食不适用于妊娠肥胖者。

五、低脂肪膳食

（一）特点

低脂肪膳食又称低脂膳食或少油膳食,此类膳食需限制膳食中脂肪的摄入量。

（二）适用对象

低脂肪膳食适用于Ⅰ型高脂蛋白血症、急慢性胰腺炎、胆囊炎、胆石症等患者;脂肪消化吸收不良,如肠黏膜病、胃切除、短肠综合征和肥胖症等患者。

（三）配制要求

1. 脂肪　根据我国居民日常膳食实际情况,可将脂肪限量程度分为以下三种。

1）严格限制　脂肪供能占总能量的10%以下,或成人每天不超过20g。必要时可采用完全不含脂肪的纯糖类膳食。

2）中度限制　脂肪占总能量的20%以下,或成人每天不超过40g。

3）轻度限制　脂肪占总能量的25%以下,或成人每天不超过50g。

2. 其他营养素　一般除脂肪外,其他营养素应力求平衡。可适当增加豆类、豆制品、新鲜蔬菜和水果的摄入。脂肪泻易导致脂溶性维生素与矿物质的丢失,应注意补充。随着患者病情好转,脂肪摄入量应逐渐递增。

（四）注意事项

脂溶性维生素的吸收和运输有赖于脂肪的参与,严格限制膳食脂肪可造成脂溶性维生素的缺乏。因此,必要时可补充能溶于水的脂溶性维生素制剂。

六、低胆固醇膳食

（一）特点

低胆固醇膳食是将膳食所用的胆固醇限制在较低水平的膳食。主要通过控制总能量,减少饱和脂肪酸、多不饱和脂肪酸和胆固醇的摄入量。

（二）适用对象

低胆固醇膳食适用于具有高胆固醇血症、高三酰甘油血症、冠心病及有冠心病危险因素的患者。

（三）配制要求

1. 能量　膳食应控制总能量的摄入量,使之达到或维持理想的体重,避免肥胖。

2. 胆固醇　每日摄入量控制在 300 mg 以下，但在限制的同时应注意保证优质蛋白质的供给。

3. 脂肪　不论来源如何，由脂肪提供的能量不应超过总能量的 20%～25% 或全日供给量不超过 50 g 为宜。

4. 维生素、矿物质和膳食纤维　适当选用粗粮、杂粮、新鲜蔬菜和水果，以满足维生素、矿物质和膳食纤维的供给量。

(四) 注意事项

低胆固醇膳食不适用于正在生长发育期的儿童、孕妇和创伤恢复期患者。

七、限钠(盐)膳食

(一) 特点

限制限钠(盐)膳食中钠的含量，以减轻由于水、电解质代谢紊乱而出现的水、钠潴留。限盐以限制食盐、酱油及味精的摄入为主。临床上限钠膳食一般分为以下三种。

1. 低盐膳食　全日供钠约 2 000 mg。每天烹调用盐限制在 2～4 g 或酱油 10～20 ml，如用味精，应少于 1 g。忌用咸蛋、鲜肉腊肠等咸食。

2. 无盐膳食　全日供钠约 1 000 mg。烹调时不加食盐或酱油，可用糖、醋等调味。忌用咸食。

3. 低钠膳食　全日供钠不超过 500 mg。除无盐膳食的要求外，忌用油菜、芹菜等蔬菜及松花蛋、豆腐干等含钠高的食物。

(二) 适用对象

限钠(盐)膳食适用于患有心功能不全、急慢性肾炎、肝硬化腹水、高血压、水肿、先兆子痫等疾病患者。

(三) 配制要求

1. 根据病情变化随时调整钠盐限量　如肝硬化腹水患者，开始时可用无盐或低钠膳食，然后逐渐改为低盐膳食，待腹水消失后可恢复正常饮食。对有高血压或水肿的肾小球肾炎、肾病综合征、妊娠子痫患者，使用利尿剂时用低盐膳食；不使用利尿剂而水肿严重者，用无盐或低钠膳食。最好根据 24 h 尿钠排出量、血钠和血压等指标确定是否需要限钠及限钠程度。

2. 根据食量合理选择食物　有时为了增加患者的食欲或改善营养状况，对食量少者可适当放宽食物选择范围。

3. 改变烹调方式以减少膳食含钠量并增进食欲　食盐是最重要的调味剂，限钠(盐)膳食比较乏味。因此，应合理烹调以提高患者的食欲。

(四) 注意事项

对某些年纪大、贮钠能力迟缓的患者，心肌梗死患者，回肠切除术后、黏液性水肿和重型甲状腺功能低下合并腹泻患者,限钠应慎重。最好根据血钠、血压和尿钠排出量等临床指标确定是否限钠及限制程度。

八、低嘌呤膳食

(一) 特点

嘌呤在体内代谢的最终产物是尿酸,如果嘌呤代谢紊乱,血清中的尿酸水平升高,引起高尿酸血症,出现痛风。此类患者必须限制膳食中的嘌呤含量。

(二) 适用对象

低嘌呤膳食适用于痛风患者及无症状高尿酸血症者。

(三) 配制要求

低嘌呤膳食限制外源性嘌呤的摄入,增加尿酸的排泄。

1. 嘌呤　选用嘌呤含量低于 150 mg/100 g 的食物。

2. 能量　每天摄入能量应较正常人减少 10%～20%。肥胖症患者应逐渐递减,以免出现酮血症,促进尿酸生成。

3. 蛋白质　每天摄入蛋白质 50～70 g,并以含嘌呤少的谷类、蔬菜类为主要来源,可用植物蛋白代替含嘌呤高的动物蛋白,或选用含核蛋白很少的乳类、干酪、鸡蛋等动物蛋白。

4. 糖类和脂肪　每天糖类摄入量占总能量的 60%～65%。果糖可促进核酸的分解,增加尿酸生成,故应少用蜂蜜等富含果糖的食物。痛风患者多伴有高脂血症和肥胖症,且脂肪可减少尿酸排泄,故应适量限制。每天脂肪摄入量应占总能量的 20%～25%,即 40～50 g。

5. 矿物质和维生素　B族维生素和维生素 C 可促进尿酸盐的溶解,宜增加摄入富含维生素的蔬菜和水果。

6. 鼓励选食碱性食品　碱性食品可以降低血清和尿液的酸度,甚至使尿液呈碱性,从而增加尿酸在酸中的可溶性。

7. 禁烟戒酒　尤其是啤酒,饮啤酒易导致痛风的发作。酒精在体内经代谢转化为乳酸,易在体内堆积,抑制肾脏排泄尿酸。鼓励多喝白开水。

(四) 注意事项

嘌呤广泛存在于各类食物中,但含量高低不等,需结合病情确定限制程度,以免出现蛋白质营养不良。

　拓展阅读 6-4　常见食物的嘌呤含量

九、高纤维素膳食

(一) 特点

高纤维素膳食又称多渣膳食,是一种增加膳食纤维数量的膳食。每天所供膳食纤维的数量为 20～35 g,可以增加肠道蠕动,促进粪便排出;产生挥发性脂肪酸,具有滑泻作用;吸收水分,使粪便软化,利于排出;减轻结肠管腔内压力,改善憩室病症状;可与胆汁酸结合,增加粪便中胆汁酸的排出,有利于降低血清胆固醇水平。

(二) 适用对象

高纤维素膳食适用于单纯性(弛缓性)便秘、肥胖症、高脂血症、糖尿病等疾病患者,也可用于误吞异物者。

(三) 配制要求

高纤维素膳食要求多食茎、叶类蔬菜,保证每天摄入膳食纤维 40 g 以上,刺激肠蠕动。单纯性便秘及误吞异物者可选用韭菜、芹菜、麸皮等含粗纤维丰富的食物。烹调时适当增加植物油的用量,也利于排泄。膳食中添加有润肠通便作用的蜂蜜、芝麻、核桃、香蕉等食物。

(四) 注意事项

长期过多使用膳食纤维可能发生腹泻并增加胃肠胀气,影响食物中如钙、镁、铁、锌及一些维生素的吸收利用。

十、低纤维素膳食

(一) 特点

低纤维素膳食是一种膳食纤维(植物性食物)和肌肉、结缔组织(动物性食物)含量极少,易于被消化的膳食。

(二) 适用对象

低纤维素膳食适用于消化道狭窄并有阻塞危险者,如食管或肠管狭窄、食管静脉曲张、肠憩室病、各种急慢性肠炎、痢疾、伤寒、肠道肿痛、肠道手术前后、痔瘘患者等疾病患者。低纤维素膳食亦可作为全流质膳食之后,软食或普食之间的过渡膳食提供给患者。

(三) 配制要求

(1) 食物应细软、渣少,便于咀嚼和吞咽。不宜用富含膳食纤维的食物,如蔬菜、水果、粗粮、坚果,含结缔组织多的动物跟腱以及老的肌肉等。宜用嫩的瘦肉、蔬菜中的嫩叶、花果部分,瓜类应去皮,水果类用果汁。

(2) 将食物切碎煮烂,做成泥状,禁用刺激性调味品。

(3) 限制水果蔬菜易引起维生素和矿物质缺乏,必要时可补充相应制剂。

(四) 注意事项

长期缺乏膳食纤维易导致便秘、痔疮、肠憩室及结肠肿瘤等疾病的发生,也易导致高脂血症、动脉粥样硬化和糖尿病等,故少渣膳食不宜长期使用,待病情好转应及时调整。

十一、麦淀粉膳食

（一）特点

麦淀粉膳食中麦淀粉蛋白质含量仅为 $0.4\%\sim0.6\%$。

（二）适用对象

麦淀粉膳食使用时需避开严格控制蛋白质摄入量的肾衰竭、尿毒症患者。

（三）配制要求

（1）肾衰竭患者不能把氮代谢产物正常排出，因此需限制膳食中的蛋白质摄入量。但为了改善患者的蛋白质营养状况，在允许摄入的蛋白质总量内应选用适量的奶、蛋、瘦肉类优质蛋白质。

（2）以麦淀粉代替部分或大部分主食，减少米、面的摄入量，使蛋白质摄入总量控制在慢性肾衰竭患者肾功能能够承受的范围内，达到既减轻肾脏负荷又改善蛋白质营养不良的状况。

（3）按照患者肾功能损害程度确定其蛋白质摄入量。一般以内生肌酐清除率、血尿素氮、血肌酐的检测结果来确定允许摄入的蛋白质总量，每日摄入量为 $20\sim40\,g$。

（4）给予高糖类、适量的脂肪以供给所需的热能。

（5）可把麦淀粉做成面饼、蒸饺、面条、饼干、面糊及各种糕点食用。

（四）注意事项

免用一切刺激性食品和调味品，有水潴留者应限制钠盐，无尿、少尿时需同时限制钾盐。禁用豆类、坚果等含植物蛋白丰富的食物。

第三节　医院诊断膳食

一、潜血试验膳食

拓展阅读6-5　大便潜血试验

（一）适用对象

潜血试验膳食适用于各种消化道出血、胃癌、消化性溃疡、伤寒等原因不明的贫血患者和怀疑有消化道出血者症状的患者。

（二）基本原理

粪便中混有肉眼或显微镜下见不到的血称为潜血，常用联苯胺法检测。血红蛋白中的铁色素能催化过氧化氢，将联苯胺氧化为蓝色的联苯胺蓝。根据蓝色的深浅可判断潜血数量。铁会干扰实验结果，故膳食中应禁用富含铁的食物。

（三）试验方法

试验期为 3 天。前 2 天作为预备期,第 3 天开始检查粪便有无隐血。通常减少红肉的摄入,可吃鸡蛋和白颜色的菜,禁用肉类、肝、动物血、深色蔬菜及其他含铁丰富的食物。

（四）食物选择

禁用动物血、肉类、肝、蛋黄、绿叶蔬菜等;可选用含铁低的食物,如牛乳、蛋清、豆制品、去皮马铃薯、去皮藕、胡萝卜、大白菜、豆芽菜、花菜、米、面、馒头、梨、苹果等。

二、尿浓缩试验膳食

（一）适用对象

尿浓缩试验膳食适用于需要进行尿浓缩试验的患者。尿浓缩试验膳食也称为干膳食试验。

（二）基本原理

尿浓缩试验能反映肾脏远曲小管及集合小管功能。正常人的肾脏有浓缩能力,即在饮水量少的情况下,各种代谢物能在较少的尿中排出,故尿比重增高。当肾功能受到损害时,这一功能受到影响。据此原理,在一定时间内限制患者的饮水量,同时收集尿液,测其比重,可观察肾脏对原尿的浓缩功能。

（三）试验方法

试验期为 1 天。自试验当天早晨 7 时开始至晚 7 时止,有时应根据患者的生活习惯而定;12 h 内要严格限制水分,全天膳食中水分总量控制在 500～600 ml。此外,不再饮水,以利尿液浓缩。天热时可饮水 80 ml,但无须测定实际摄入含水量,只需将烹调菜肴、制作米饭、馒头时所用的水量记录,一般可按食物成分表中含水量来计算,计算全天膳食中的水分。收集 12 h 尿液送检,测定尿比重。

（四）食物选择

膳食内容可食炒米饭、米饭、馒头、烤馒头片、油条、面包、烙饼、炒鸡蛋、熏鱼、烧牛肉、炒肉丝、土豆、豆腐干等,烹调时尽量不加水,或加少量水。禁食含水量多的食物,如饮料、汤类、粥、水果、白菜、冬瓜、豆腐等。

三、胆囊造影试验膳食

（一）适用对象

胆囊造影试验膳食常用于慢性胆囊炎、胆石症、怀疑有胆囊疾病的患者,检查胆囊及胆管功能。

（二）基本原理

首先口服造影剂,部分造影剂经小肠吸收进入肝脏,与胆汁一起进入胆管和胆囊,经 X 线显影可见胆囊、胆管的大小和形态。再进食高脂肪膳食,观察摄入脂肪后胆囊收缩与排空的状况。

(三) 试验方法

试验期为 2 天。造影前 1 天午餐进高脂肪餐,使胆汁排空。造影前 1 天晚餐,进无脂肪纯糖类膳食;除主食外,不加任何含脂肪及蛋白质的食物。造影前 1 天晚 8 时服碘造影剂,服药后禁饮水和一切食物。检查日早晨用肥皂水灌肠,排便、排气;免早餐,拍摄第一张片子,观察胆囊显影情况;再拍摄第二张片子,观察胆囊收缩情况。摄片后立即服高脂肪餐,通常为 2 个油煎鸡蛋,或食用 40 g 含 40% 脂肪的奶油巧克力,于餐后 15～30 min 拍摄第三张片子观察胆管情况。再过 1 h 后拍摄第四张片子,观察胆囊收缩情况;若不收缩,1 h 后再拍摄一张片子。

(四) 食物选择

高脂肪餐:如牛奶、鸡蛋、肥肉、乳酪、油煎鸡蛋 2 只(烹调油 50 g)。纯糖类膳食:如大米粥、红枣粥、藕粉、果酱、面包、米饭、馒头、糖包子、无油甜酱瓜等。

四、内生肌酐试验膳食

(一) 适用对象

内生肌酐试验膳食适用于测试肾盂肾炎、尿毒症、重症肌无力等各种疾病肾功能损害程度的患者。

(二) 基本原理

肌酐是体内蛋白质和含氮物质代谢的终产物,随尿液经肾脏排出体外。内生肌酐主要是由肌肉肌酸转化而来,在机体内有较恒定的内生量,在血浆中的浓度较为稳定,由肾小球滤过后排出体外,肾小管既不重吸收又不分泌,因此其清除率是反映肾小球滤过功能十分灵敏的指标,也是检测早期肾损害既简便又有效的方法。

(三) 试验方法

试验期为 3 天,前 2 天是准备期间,最后 1 天为试验期,进食低蛋白质膳食,每天膳食中蛋白质总量限制在 40 g 内。避免食用肉类,在蛋白质限量范围内可选用牛乳、鸡蛋和豆类食物,蔬菜、水果不限。全天主食不超过 300 g,以免蛋白质超量。

(四) 食物选择

可用马铃薯、甘薯、藕粉、甜点心等含糖类的低蛋白质食物充饥。忌饮茶和咖啡,停用利尿剂。

五、口服葡萄糖耐量试验膳食

(一) 适用对象

口服葡萄糖耐量试验膳食适用于协助诊断糖尿病的患者。

（二）基本原理

正常人口服一定量葡萄糖后，血糖先升高，人体将其合成糖原储存后血糖又逐渐恢复至空腹水平。因此，可用口服葡萄糖耐量试验观察血糖的变化及有无糖尿，从而辅助诊断糖尿病。

（三）试验方法

试验前数天，患者可进正常膳食。若患者进食量很少，在试验前 3 天每天进食糖类 250～300 g，停用胰岛素和肾上腺皮质激素等药物。若患者已严格限制含糖类食物和热能，或最近体重减轻，则需进食以上膳食 7 天后方能试验。试验当天应卧床休息，清晨抽空腹血测血糖，同时留尿标本。然后取葡萄糖 100 g 溶于 300～400 ml 水中，嘱患者服下。服糖后 30、60、120、180 min 各抽血 1 次，同时留尿标本，进行血糖定量和尿糖定性测定。

（四）食物选择

选择粳米、富强粉、猪瘦肉、四季豆、油菜、茭白、番茄、鸡蛋、干粉丝等。

　拓展阅读 6-6　口服葡萄糖耐量试验前膳食参考食谱

第四节　营养支持

营养支持（nutritional support）是指经口、肠道或肠外途径为患者提供较全面的营养素。积极、合理的营养支持是现代临床综合治疗中不可缺少的重要组成部分。有效的营养支持可提高疾病的临床治愈率，降低病死率，增加机体抵抗力，减少并发症，有利于疾病的康复。营养支持早已不再局限于外科，已经成为一门由多个学科组成的学科。

一、营养支持的重要性

（1）营养支持有利于维持生命体征的平稳。
（2）营养支持不加重器官功能的损害，营养供给与目前代谢状况相适应。
（3）营养支持有利于病情缓解、疾病恢复。
（4）避免与营养支持操作技术有关的并发症发作。

二、营养支持的常用途径

迄今为止，营养支持的方式有两种，即肠内营养（enteral nutrition）和肠外营养（parenteral nutrition）。在选择使用时，可单独使用，也可联合使用。通常是选择最简单、最有效、最符合患者生理需求，又能达到营养支持目的的方法。如患者处于清醒状态，且胃肠功能尚好，能经口进食，则应首选肠内营养支持，选择一种或多种治疗膳食综合治疗。若无法使用经口营养支持时，可考虑鼻饲、胃或空肠置管滴入营养液，如高营养液体流食、混合奶、匀浆膳食、要素膳食、组件膳食,或需特殊配置的营养液。无法耐受经肠营养者,则必须选择完全胃肠外营养。

三、肠内营养

肠内营养支持是指对于不能耐受正常膳食的患者,经口服或管饲途径,将只需化学性消化或不需消化,由中小分子营养素组成的营养液直接注入胃肠道提供营养素的方法。肠内营养支持能保持对消化道的适当负荷,维持消化道功能。与肠外营养相比,具有不良反应轻、更接近正常生理状态等特点。临床应用时,一般应遵循"当胃肠道有功能时,应首先采用肠内营养"的原则,以利于有效改善患者的营养状态和免疫功能。

(一)肠内营养制剂

根据肠内营养制剂的组成,将肠内营养制剂分为非要素制剂、要素制剂、组件制剂和特殊治疗制剂四类。

1. **非要素制剂** ①混合奶,包括普通混合奶和高能量高蛋白混合奶;②匀浆制剂,包括商品匀浆制剂和自制匀浆制剂(表6-1);③以整蛋白或蛋白质水解物为氮源的非要素制剂。

表6-1 匀浆制剂参考食谱

餐次	食物和用量(食部)
早餐	鸡蛋50g、馒头50g、牛乳250ml、白糖50g、豆油5g、食盐2g
午餐	大米50g、猪瘦肉75g、牛乳250ml、内酯豆腐125g、胡萝卜100g、青菜100g、白糖50g、豆油5g、盐2g
晚餐	馒头75g、鸡75g、牛乳250ml、内酯豆腐125g、胡萝卜100g、青菜100g、白糖50g、豆油10g、盐2g

2. **要素制剂** 可分为以水解蛋白为氮源的要素制剂和以氨基酸为氮源的要素制剂。

3. **组件制剂** 组件即营养素组件。组件制剂也称不完全营养制剂,是以某种或某类营养素为主的肠内营养制剂。组件制剂可对完全营养制剂进行补充或强化,以弥补完全营养制剂在适应个体差异方面欠缺灵活的不足;亦可采用2种或2种以上的组件制剂构成组件配方,以满足患者的特殊需要。

组件制剂包括蛋白质组件、脂肪组件、糖类组件、维生素组件和矿物质组件。根据蛋白质含量不同,蛋白质组件又可分为:①标准型要素,蛋白质含量为8%;②高氮型要素,蛋白质含量为17%。

4. **特殊治疗制剂** 临床常用的有婴儿制剂、肝衰竭制剂、肾衰竭制剂、肺疾病制剂、创伤制剂、先天性氨基酸代谢缺陷症制剂等。一般情况下,肠内营养制剂的能量应能满足基础能量消耗、活动消耗和疾病应激时的能量消耗。能量和蛋白质的比例要适当,通常能量∶氮为 150∶1。成人每摄入 4.184 kJ(1 kcal)能量需供给 1 ml 水,儿童需 1.5 ml。

(二)肠内营养途径与输注方式

1. 途径　肠内营养途径有口服、食管造瘘、胃造瘘、空肠造瘘以及鼻胃、鼻十二指肠、空肠置管等,临床较为常用的有鼻胃、鼻十二指肠、空肠置管以及胃、空肠造瘘等。一般预计肠内营养不超过 4 周的,可优先考虑鼻胃、鼻十二指肠置管;预计肠内营养需 4 周以上者,则应考虑空肠造瘘。

2. 输注方式　肠内营养输注方式可分为一次性输注、间歇重力滴注和连续滴注。

1)一次性输注　将配制好的肠内营养液用注射器缓慢注入鼻饲管,每天 6~8 次,每次约 200 ml。一般患者初期不易耐受,会出现恶心、呕吐、腹胀、腹痛、腹泻等不适,大多会逐渐适应,无须特殊处置。一次性输注方式仅适用于经鼻胃置管或胃造瘘患者,空肠置管或空肠造瘘患者不宜采用,以免导致肠管扩张。

2)间歇重力滴注　将肠内营养液置于无菌输液袋中,营养液在重力作用下经输液管、喂养管缓慢滴入胃肠内,每次 250~500 ml,每天 4~6 次,滴速一般为 20~30 ml/min。多数患者可耐受这种喂养。间歇重力滴注法优点是类似正常餐次,患者有更多的离床活动时间;缺点是可能发生胃排空延缓。

3)连续滴注　肠内营养液置于密封袋或瓶中,经输液管嵌入输注泵内,在泵的带动下连续滴注,一般可持续 16~24 h。连续滴注适用于危重患者及十二指肠或空肠近端喂养患者。滴注时输注速度由慢到快,营养液浓度由低到高,便于患者逐步适应。连续滴注的优点是输注效果更接近胃肠道的工作状态,营养素吸收好,胃肠道不良反应轻;缺点是持续时间长,患者不便离床活动。

(三)肠内营养适应证

肠内营养的可行性主要决定小肠是否具有能吸收提供的各种营养素的功能。所以,当患者原发疾病或因治疗与诊断的需要而不能或不愿经口摄食,或摄食量不足以满足需要时,首先应考虑采用肠内营养。

1. 经口摄食障碍疾病　经口摄食障碍患者类型包括:①口腔或咽喉炎症、食管化学性灼伤、上消化道术后等经口进食困难者;②大面积烧伤、脓毒血症、甲状腺功能亢进、获得性免疫缺陷综合征等营养物质消耗增加而相对经口摄食不足者;③脑血管意外、头部外伤等丧失吞咽功能者。

2. 胃肠道疾病

1)短肠综合征　由于肠扭转、肠系膜血管栓塞、克罗恩病等小肠部分或广泛切除的患者,术后早期需肠外营养,逐步过渡到肠内营养,具体时间取决于胃肠道功能恢复的程度。

2)胃肠道瘘　肠内营养制剂易于吸收,对胃肠道刺激小,能有效降低瘘孔的排出液,改善患者的营养状况。对于高位胃十二指肠瘘患者,可空肠造瘘,由瘘口输注;对于近端有 10 cm 以上功能良好的小肠肠瘘患者,可由胃内喂养。必要时可与肠外营养联合应用。

3）炎性肠道疾病　溃疡性结肠炎、肠结核等炎性肠道疾病严重时应采用肠外营养支持,病情缓解后应逐步过渡到肠内营养。肠内营养有利于防止肠道黏膜萎缩和菌群易位。

4）顽固性腹泻　吸收不良综合征、小肠憩室炎等导致的顽固性腹泻者,应用肠内营养有助于疾病的恢复和营养状况的改善。

5）急性胰腺炎　急性期应首选肠外营养支持,恢复期宜采用空肠喂养,可减少胰腺外分泌,利于肠道功能早日恢复。

6）结肠手术前准备　应用无渣肠内营养制剂可避免菌群失调,降低术后感染的危险,也便于术后护理。

3. 胃肠道外疾病

1）围手术期　择期手术患者在术前进行肠内营养支持,可改善患者的营养状况和免疫功能,提高手术耐受力,减少术后并发症。术后肠蠕动恢复后,尽早采用肠内营养,有利于患者早日恢复。

2）肿瘤放化疗期间　此时可引起厌食、恶心、呕吐、腹泻、味觉改变、黏膜溃疡等不良反应。肠内营养制剂中的氨基酸混合物和蛋白质水解物可降低胰液与胰酶的分泌,保护小肠黏膜,同时减轻照射对小肠黏膜吸收氨基酸和低聚肽能力的影响。肠内营养支持有助于改善化疗、放疗引起的不良反应,改善患者的营养状况,具有辅助治疗作用。

3）烧伤、创伤急性期　分解代谢激素如儿茶酚胺、糖皮质激素及胰高血糖素升高,合成代谢激素受到抑制,持续的高分解代谢导致消耗增加。肠内营养支持可以迅速纠正负氮平衡,改善营养状态,减少并发症。

4）肝衰竭　应用肝功能衰竭制剂,纠正血浆氨基酸谱的紊乱,改善营养状态。

5）肾衰竭　应用肾衰竭制剂,补充必需氨基酸和组氨酸,满足机体代谢的需要,同时又减轻氮质血症。

6）心血管疾病　严重心力衰竭患者每日经口摄入能量不足 1000 kcal 时,应采用肠内营养支持。

7）先天性氨基酸代谢缺陷病　苯丙酮尿症等先天性氨基酸代谢缺陷病是由于缺乏某种氨基酸代谢中的某种酶而引起的遗传性疾病,应用去除这种氨基酸的特殊肠内营养制剂是本病的主要治疗手段。

（四）肠内营养并发症及处理

1. 胃肠道并发症　肠内营养最常见的胃肠道并发症是腹泻、恶心、呕吐。

1）腹泻　营养制剂选择不当、营养液渗透压过高、输注速度过快、营养液温度过低、低蛋白血症、乳糖酶缺乏、肠道菌群失调等都能引起腹泻,去除不利因素可缓解。

2）恶心、呕吐　要素制剂中的氨基酸和短肽多有异味,使用调味剂仍有 10%～20% 的患者会出现恶心、呕吐。处理方法:①减慢输注速度,降低渗透压;②对症处理,如加用止吐剂等。

2. **代谢并发症**　营养液配方无法适应所有个体,个别患者可能出现代谢并发症。常见的是脱水和高血糖症,但发病率明显低于肠外营养,预防及处理的关键是认真监测,及时纠正。

3. **感染并发症**　营养液污染、输液系统污染、吸入性肺炎等可引起感染并发症,严格规范操作、加强护理、认真监测可以预防。一旦发生感染并发症,加用抗生素即可。

4. **置管并发症**

1) 经鼻置管　长期经鼻置管可引起鼻翼部糜烂、咽喉部溃疡、声音嘶哑、鼻窦炎、中耳炎等并发症。对长期经鼻置管者,应加强局部护理;预计需置管 4 周以上者,应选择胃或空肠造瘘。

2) 胃造瘘　常见的并发症是胃与腹前壁固定不严密,导致胃内容物漏出,引起腹腔内感染。一旦发生胃造瘘,应及时重新缝合。

3) 空肠造瘘　并发症主要是瘘口周围渗漏和肠梗阻。渗漏多由技术疏漏致瘘口周围固定不严造成,梗阻则由肠蠕动异常所致。

(五) 肠内营养护理

肠内营养的并发症发生率虽然较低,但仍有与肠外营养相似的并发症。对于肠内营养患者,应建立一整套完善的护理制度,使并发症减少到最低限度,保证肠内营养的顺利实施。其护理要点如下。

(1) 严格记录肠内营养剂名称、体积、浓度、滴注速度。

(2) 喂养前应先确定管端位置,胃内喂养以吸出胃内容物证实,如胃内无内容物或管端在十二指肠或空肠,则依靠 X 线片证实。

(3) 胃内喂养时,床头要抬高 30°或 45°角,以免反流误吸。

(4) 胃内喂养开始阶段,每隔 3~4 h 检查胃残留物,其量不应大于前 1 h 输注量的 2 倍。营养液成分恒定后,每天检查胃残留物 1 次,其量应小于 150 ml,如残留物过多,应降低滴速或停止输注数小时。

(5) 每 24 h 更换输液管和输液袋。

(6) 每次间歇输注后或投给研碎药物后,应以 20 ml 左右温水冲洗,保持喂养管通畅。

(7) 前 5 天每天记录能量及蛋白质(氮)的摄入量。成分恒定后,每周记录 1 次。

(8) 每天上午 8 时收集 24 h 尿,记录尿量并作尿素氮及肌酐排出量分析。肠内营养监测开始阶段每周 2 次,营养液成分稳定后每周 1 次。主要监测血钠、钾、钙、磷、镁等离子水平,以及总蛋白、清蛋白、转铁蛋白、胆红素、三酰甘油、胆固醇、血糖、尿糖、尿素氮和凝血酶原时间等。

四、肠外营养

肠外营养支持是对暂时或永久不能进食,或进食不能吸收的患者通过肠道外通路(静脉途径)输注营养物质,提供能量,纠正或预防营养不良,改善营养状态,并使胃肠道得到充分休息的营养治疗方法。

肠外营养根据患者营养需要的满足程度,可分为完全肠外营养（total parenteral nutrition，TPN)和部分肠外营养(partial parenteral nutrition，PPN)。根据置管方式还可分为中心静脉营养（central parenteral nutrition，CPN)和周围静脉营养（peripheral parenteral nutrition，PPN)。中心静脉营养也称为完全肠外营养,即糖类、氨基酸、脂肪、维生素、矿物质和水等营养物质均经静脉输入。周围静脉营养是部分营养物质经静脉输入,是对患者肠内营养摄入不足的补充。

(一)肠外营养制剂

1. 制备肠外营养制剂的基本要求　肠外营养制剂的成分包括蛋白质(氨基酸)、脂肪、糖类、维生素、微量元素、电解质和水等,均系中小分子营养素。制备肠外制剂的基本要求:①液体量按 1 kcal/ml 计算,能量一般为 30 kcal/(kg·d);②应无菌、无毒、无热源;③pH 值和渗透压应适宜;④应具有良好的相容性和稳定性;⑤包装材料应无菌、无热源。

2. 肠外营养制剂的组成成分

1) 葡萄糖溶液　葡萄糖在体内利用率高,是人体的主要供能物质,高浓度的葡萄糖常作为肠外营养的主要能量来源。肠外营养配方中一般常用 25％～50％的葡萄糖溶液,每天提供葡萄糖 200～250 g,最多不超过 300 g,占总能量的 60％～70％。葡萄糖溶液的渗透压较高,经周围静脉输入易引起血栓性静脉炎,只能经中心静脉输入。机体利用葡萄糖的能力有限,输入太快可发生高血糖、糖尿及高渗性脱水。超量补充葡萄糖易转化为脂肪而沉积在肝脏组织内,引起脂肪变性。

2) 脂肪乳剂　肠外营养中所应用的脂肪是以大豆油或红花油为原料,经卵磷脂乳化制成的脂肪乳剂,临床常用的有 10％、20％和 30％的脂肪乳剂。输注时,通常在最初的 15～30 min 内速度不超过 1 ml/min,30 min 后可逐渐加快,输注过快易出现发热、畏寒、心悸、呕吐等急性反应。脂肪乳剂常与葡萄糖溶液合用,成人每天 1～2 g/kg,可提供总能量的 30％～50％。

脂肪乳剂的优点在于:①与高渗葡萄糖、电解质溶液同时输入,可降低营养液浓度,减少血管壁的损伤;②脂肪释放的能量是糖类的 2 倍,可以在不增加液体总量的前提下提供更多的能量;③提供能量的同时,又保证了亚油酸、亚麻酸等必需脂肪酸的摄入;④脂肪的呼吸商为 0.7,比糖类和蛋白质都低,提供相同能量时产生的二氧化碳最少,可减轻呼吸功能受损患者的代谢负担。但脂肪代谢紊乱、动脉硬化、肝硬化、血小板减少等疾病患者应慎用脂肪乳剂。

3) 氨基酸溶液　疾病状态下,非必需氨基酸在蛋白质合成代谢中与必需氨基酸具有同样重要的作用。临床常用的复方氨基酸溶液一般均含有 8 种必需氨基酸和数量不等的非必需氨基酸。氨基酸溶液的用量可根据体表面积或体重计算,一般为 6～8 g/m² 或 0.15～0.2 g/(kg·d)。根据组成成分,一般氨基酸溶液可分为两大类:一类是平衡氨基酸溶液,除含 8 种必需氨基酸外,还含有 8～12 种非必需氨基酸,适用于大多数患者;另一类是特殊复方氨基酸溶液,可分别应用于肾衰竭、肝衰竭及严重创伤等疾病患者。

4)水和电解质 成人每天液体摄入量以 3 000 ml 左右为宜。无额外丢失时,钠、镁、钙等离子可按生理需要量补给。临床常用的电解质溶液有 10%氯化钠、10%氯化钾、10%葡萄糖酸钙、25%硫酸镁及有机磷制剂等。

5)维生素和微量元素 维生素一般可按生理需要量补充,但维生素 D 例外。长期应用含维生素 D 的肠外营养制剂可使代谢性骨病加重。微量元素一般无须特殊补充。

3. **肠外营养制剂的配方原则** 可根据病情按下列程序配制肠外营养制剂。

(1)确定当天拟补充的总能量、总氮量及总液体量。

(2)根据总能量和总液体量确定葡萄糖溶液的浓度及用量。若加用脂肪乳剂,通常占总能量的 30%左右。

(3)根据总氮需要量选用合适的氨基酸溶液。

(4)加入适量电解质溶液及复合维生素。

原则上,一般不主张在肠外营养液中加入其他药物。但有时病情需要限制入水量,或其他静脉途径难以维持,不得不将各种药物加入肠外营养制剂中一并输入。近来有报道关于各种药物对肠外营养制剂的配伍禁忌,但尚不成熟,工作中应尽量避免混合使用。

(二) 肠外营养适应证

肠外营养的基本适应证是胃肠道功能严重障碍或衰竭患者。换言之,凡需要进行营养支持,又不能或不宜接受肠内营养的患者,都是肠外营养的适应证。

1. *消化系统疾病*

1)消化道瘘 一般早期宜采用肠外营养支持,病情稳定后应尽早改为肠内营养。

2)炎性肠道疾病 肠外营养支持是治疗炎性肠道疾病的重要手段。对于溃疡性结肠炎、肠结核、克罗恩病等,肠外营养可减少肠蠕动和消化液分泌,保证肠道充分休息。肠外营养支持有助于急性期患者的炎症控制、缓解症状,还能够维持儿童患者的生长发育。

3)短肠综合征 小肠大部切除的患者手术后 2 个月内,无法经胃肠道吸收营养物质,需完全肠外营养。在接下来 6 个月至 2 年的肠功能代偿期,可逐步尝试肠内营养,肠外营养逐渐减少。2 年后,可根据肠道功能恢复情况适当少量进食,但仍需辅以肠内、肠外营养作为必要的补充。

4)急性重症胰腺炎 禁食可使重症胰腺炎患者呕吐、腹部疼痛等症状减轻,肠外营养不但可满足禁食时机体的营养需要,还能使肠道充分休息,减少胰液、胰酶分泌,利于重症急性胰腺炎的治疗。

5)胃肠道梗阻 常见有贲门癌、幽门梗阻、高位肠梗阻、新生儿胃肠道闭锁等。

6)其他 一些疾病可影响小肠的运动和吸收功能,如长期顽固性恶心呕吐、严重腹泻、硬皮病、系统性红斑狼疮、小肠黏膜萎缩、放射性肠炎、炎性粘连性肠梗阻、胃肠活动减弱、食道贲门失弛缓症、多发性肠瘘、广泛的不易手术切除的克罗恩病等。

2. **大面积烧伤、严重复合伤、破伤风等** 此类患者处于强烈的应激状态,代谢旺盛、大量消耗,营养状况迅速恶化,迫切需要补充营养。同时,与分解代谢有关的氮、钾、磷等从渗出液中大量流失。另外,儿茶酚胺、胰高血糖素、生长激素与糖皮质激素等分泌增加,蛋白质及脂肪分解,糖异生活跃,水钠潴留。肠外营养可有效改善患者的营养状态,减少继发感染、低蛋白血症、多脏器损害等并发症。

3. **严重感染与败血症** 此类患者持续高热使能量需求增加,食欲减退会引起营养摄入不足。患者会出现负氮平衡、低蛋白血症,日趋消瘦。对于此类患者应尽早采用肠外营养支持。

4. **围手术期** 营养不良者术后易发生切口裂开、延迟愈合、合并感染、胃排空延迟等并发症,术后恢复较慢。围手术期营养支持可以改善患者的营养状况,提高手术耐受力,减少并发症,促进术后恢复。

5. **急性肾衰竭** 患者多伴有胃肠道黏膜水肿,表现为厌食、恶心、吸收不良。急性肾小管坏死时,蛋白分解增加,每天可达 150 g 以上,同时大量的钾离子释放至细胞外。透析治疗时,血浆中游离氨基酸平均每小时丢失近 2 g,蛋白质损失进一步增加。诸多因素均可促使患者的营养状况迅速恶化,从而使已受损的肾功能更不易恢复。肠外营养可有效改善患者的营养状况,有助于缩短病程,减少并发症。

6. **妊娠** 如果妊娠剧吐与神经性厌食早孕反应所致的严重恶心、妊娠呕吐超过5～7 天,应采用肠外营养支持,以保护孕妇及胎儿。神经性厌食可以引起患者严重的营养不良,特别是消化道分泌受抑制所引起的营养不良难以纠正时,亦应采用肠外营养支持。

7. **其他** 如神志不清、肺内吸入高度危险倾向、腹膜炎、肿瘤化疗或放疗引起的胃肠道反应等短期内不能经肠内营养支持者,均可采用肠外营养支持。

(三) 肠外营养并发症及处理

根据其性质和发生原因,肠外营养并发症可归纳为置管并发症、感染并发症和代谢并发症三大类,大多数并发症是可以预防和治疗的。

1. **置管并发症** 均与中心静脉导管的置入技术及护理有关。常见的置管并发症有气胸、血胸、血肿,损伤胸导管、动脉、神经以及空气栓塞等。此外,护理不当也可造成导管脱出、折断等并发症,借助 X 线检查可确定深静脉导管放置部位,若能严格按照操作规程和熟练掌握操作技术,这些并发症是可以预防的。出现静脉血栓可用尿激酶或链激酶等作纤溶处理。在每升肠外营养制剂中加 3 000 U 肝素可减少血栓形成的机会。

2. **感染并发症** 在导管置入、营养液配制及输注过程中极易发生感染,导管性败血症是肠外营养常见的严重并发症。营养液是良好的培养基,可使细菌迅速繁殖,导致脓毒血症。因此,每个步骤都必须严格按无菌操作技术规定进行。在中心静脉营养治疗过程中,如果患者突然出现寒战高热而无法用其他病因来解释时,则应考虑导管性败血症。应立即拔除旧导管,进行导管头及血细菌和真菌培养,同时辅以周围静脉营养。

必要时应根据药物敏感试验配合抗生素治疗。导管性败血症的预防措施包括：①置管过程的严格无菌技术；②在超净工作台配制营养液；③采用全封闭式输液系统；④定期消毒穿刺点皮肤并更换敷料等。

3. 代谢并发症 与对病情动态监测不够、治疗方案选择不当或未及时纠正有关，加强监测并及时调整治疗方案可以预防代谢并发症的发生。

1) 液体超负荷 液体量过多可致心肺功能衰竭，对老年人、心肺功能和肾功能不全者，应特别注意控制液体输入量与输液速度。

2) 代谢紊乱 常表现为低血糖反应、高血糖反应及高渗性非酮性昏迷。对于应用肠外营养支持的患者，应每天测定尿糖2～4次，每周测定血糖2～3次，以便及时发现血糖异常，及早处理。低血糖反应是由于持续输入高渗葡萄糖，刺激胰岛细胞增加胰岛素分泌，使血中有较高的胰岛素水平。若突然停用含糖溶液，有可能导致血糖急性下降，发生低血糖反应，甚至低血糖性昏迷，严重者危及生命。在高糖液体输完后，以等渗糖溶液维持数小时过渡后再改用无糖溶液，可以避免诱发低血糖。高血糖反应系指在开始应用肠外营养时，输入的葡萄糖总量过多或速度过快，导致单位时间内摄入的糖量过多，超出机体耐受的限度。特别是患者有糖尿病、隐性糖尿病或感染等情况时，易导致高血糖的发生。控制糖的输入速度，严格监测血糖和尿糖，对需要葡萄糖量较大的隐性糖尿病患者适当补充胰岛素，可减少高血糖反应的发生。非酮性高渗性糖尿病昏迷是因高血糖未被及时发现及控制，患者被大量利尿、脱水，最后发生昏迷。患者一旦发生非酮性高渗性糖尿病昏迷，应立即给予大量低渗盐水纠正高渗环境，同时加用适量胰岛素以降低血糖。治疗既要积极及时，又要防止过量输入低渗盐水而引发脑水肿。

3) 肝脏损害 长期肠外营养可致肝功能损害，一般表现为转氨酶和碱性磷酸酶升高。肠外营养影响肝功能的因素较复杂，多与营养液中的某些成分有关，如过量的葡萄糖、高剂量的脂肪、长期大量应用氨基酸制剂等。目前尚无有效的预防措施。

4) 酸碱平衡失调 高糖溶液的 pH 值为 3.5～5.5，大量输入时可影响血液 pH 值。氨基酸溶液中的精氨酸、组氨酸、赖氨酸及胱氨酸等碱基代谢后可产生氢离子，导致高氯性酸中毒。除肾衰竭者，代谢性碱中毒在肠外营养中较少出现。

5) 电解质紊乱 最常见的是低钾、低镁及低磷。长期肠外营养治疗的患者，大量磷、钾、镁离子从细胞外进入细胞内，导致低磷、低钾和低镁血症。尤其是有肠外瘘的患者更应注意补充钾、镁、磷。

6) 代谢性骨病 长期肠外营养患者会出现骨质软化症、骨质疏松症、纤维性骨炎、佝偻病等。

另外，长期肠外营养患者也易出现胆石症及肠道黏膜萎缩，后者又容易导致肠内细菌易位，发生内源性感染性并发症。有资料提示，补充谷氨酰胺可预防肠道黏膜萎缩，保护肠屏障功能。当然，最有效的预防措施是尽早恢复肠内营养。

(四) 肠外营养护理

对肠外营养患者进行护理时要注意观察患者的神志改变，有无水钠潴留或脱水现象,有无低钾、低钙、低磷症状,有无发热等。肠外营养的护理要点归纳如下。

1. 周围静脉营养时静脉选择要点　①首先选择手背静脉,如穿刺失败再改用前臂静脉。②宜选择管径较粗的静脉,减少静脉炎等并发症。③选择静脉分叉处穿刺,以避免插管时血管移位。④不宜选择紧靠动脉的静脉,以防形成动静脉瘘。⑤插管不要跨关节,防止插管弯曲及移位。⑥尽量避免选用下肢静脉,以防活动减少而诱发血栓形成。

2. 导管护理内容　①导管穿刺处保持干燥,每天更换敷料,如有污染应及时更换。②静脉导管与输液器接头应牢固,并用无菌敷料包裹,以防导管脱落与污染。③按无菌操作要求,每天更换输液管。④防止管道扭曲、导管堵塞、输液瓶内气体进入输液管。⑤输液瓶进气管的前端应装有无菌棉过滤装置,使进入输液瓶内的空气经过过滤。⑥不可经肠外营养管道输血、抽血。测试中心静脉压及加压时,应绝对细心,以防止污染输液管道。⑦必要时用肝素抗凝。⑧拔管时,应按无菌技术操作,并剪下导管尖端做细菌培养。

3. 基础值测量　每天测体温、血压、脉搏和体重,记录液体出入量。

4. 血生化监测　开始肠外营养的前3天,应每天测血糖、电解质(钾、钠、氯、钙、磷)。稳定后每周测2次。如代谢状况不稳定应增加检测次数。高血糖患者每天测3～4次血糖或尿糖。

5. 肝肾功能检测　每周测1～2次血胆红素、转氨酶、尿素氮及肌酐。

6. 血气分析　开始时每天测1次,稳定后必要时监测。

7. 氮平衡监测　每天测量尿氮排出量,计算氮平衡。

8. 营养评价　包括体重、上臂围、肱三头肌皮褶厚度、肌酐-身高指数、血浆清蛋白浓度、血清运铁蛋白浓度、免疫功能试验(血白细胞计数、皮肤超敏反应)等,每周测1次。

(李鹏飞、王俊翠、庞倩)

数字课程学习

○PPT 课件　○导入案例解析　○复习与自测　○更多内容……

第七章　常见疾病患者的营养与膳食调配

章前引言

　　营养治疗是研究人体处于各种病理状态下的营养需求,并根据疾病的诊断、患者的病情等情况,通过合理的膳食安排、科学的烹调加工和膳食制度,以及各种营养支持,改善患者的代谢,提高机体对疾病的抵抗能力,防止并发症的发生,积极地促使疾病转归,从而使患者早日康复。

　　随着医学的发展和医学模式的转变,营养治疗在疾病治疗中的作用越来越受到人们的重视。合理及时的营养治疗是临床疾病综合治疗中不可缺少的组成部分,营养治疗对疾病的发展及转归有着十分重要的作用及影响。

● 学习目标 ●

1. 知道常见疾病患者的膳食调配。
2. 根据不同的疾病,给予患者正确的营养指导。

▶ 思政小课堂　让中医药更好地造福人类健康

思维导图

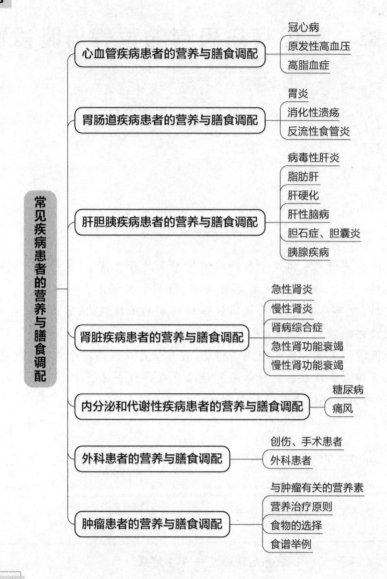

心血管疾病患者的营养与膳食调配 —— 冠心病 / 原发性高血压 / 高脂血症

胃肠道疾病患者的营养与膳食调配 —— 胃炎 / 消化性溃疡 / 反流性食管炎

肝胆胰疾病患者的营养与膳食调配 —— 病毒性肝炎 / 脂肪肝 / 肝硬化 / 肝性脑病 / 胆石症、胆囊炎 / 胰腺疾病

常见疾病患者的营养与膳食调配

肾脏疾病患者的营养与膳食调配 —— 急性肾炎 / 慢性肾炎 / 肾病综合症 / 急性肾功能衰竭 / 慢性肾功能衰竭

内分泌和代谢性疾病患者的营养与膳食调配 —— 糖尿病 / 痛风

外科患者的营养与膳食调配 —— 创伤、手术患者 / 外科患者

肿瘤患者的营养与膳食调配 —— 与肿瘤有关的营养素 / 营养治疗原则 / 食物的选择 / 食谱举例

案例导入

　　患者,男性,60 岁。患者阵发性胸痛半年,持续 1 h,平时在快走及上坡时诱发,休息 3～5 min 后好转。心电图正常,平板运动试验(+)。吸烟史 25 年,有冠心病家族史。心电图示:$V_1 \sim V_4$ ST 段弓背向上抬高。三酰甘油(TG)浓度 1.6 mmol/L,总胆固醇浓度(TC)6.8 mmol/L,高密度脂蛋白胆固醇(HDL - C)浓度 1.0 mmol/L,低密度脂蛋白胆固醇(LDL - C)浓度 4.9 mmol/L。

　　诊断:冠心病、血脂异常。

> 问题：
>
> 1. 诱发冠心病的危险因素有哪些？
> 2. 应给予该患者哪些营养指导？

第一节　心血管疾病患者的营养与膳食调配

心血管疾病是一系列涉及循环系统的疾病。随着经济的发展和生活水平的提高，心血管疾病已成为严重威胁人类健康和生命的一类疾病，常见的心血管病有高脂血症、高血压、冠心病等。这些疾病除了与年龄、遗传、肥胖等因素有关外，还与膳食因素关系比较密切，故合理膳食是防治心血管疾病的重要措施。

一、冠心病患者的营养与膳食调配

冠状动脉粥样硬化性心脏病简称冠心病（coronary heart disease），是指由于冠状动脉粥样硬化使血管腔狭窄或阻塞导致心肌缺血、缺氧而引起的心脏病。引起冠心病的危险因素有高脂血症、高血压、糖尿病、肥胖、吸烟和缺少体力活动等。

（一）营养护理原则

1. 控制总能量摄入　能量摄入过多易引起肥胖，而肥胖是冠心病的重要危险因素，因此应控制总能量的摄入。能量摄入以维持患者的理想体重为宜。

2. 控制脂肪摄入　脂肪的数量和质量都很重要。建议每天脂肪摄入量占总能量的 20%～25%。适当增加多不饱和脂肪酸（P）的供给，减少饱和脂肪酸（S）的摄入，预防膳食的 P/S 比值应大于 1，治疗膳食的 P/S 比值应大于 2。

3. 低胆固醇　作为预防膳食时，每天胆固醇的摄入量应限制在 300 mg 以下。作为治疗膳食时，每天胆固醇的摄入量应低于 200 mg。禁用含胆固醇高的食物。

4. 适量蛋白质　建议每天蛋白质的摄入量占总能量的 10%～15%，增加大豆及其制品的摄入。

5. 供给充足的维生素和矿物质　维生素 E 能防止脂质过氧化，降低心肌耗氧量；维生素 C 可使已增高的胆固醇水平降低，增加血管弹性；铬缺乏可引起糖代谢和脂代谢紊乱，增加动脉硬化的危险性；缺镁可引起血管硬化和心肌损害。

6. 限制钠盐　钠盐摄入过多是原发性高血压的危险因素，而高血压又是冠心病的危险因素，因此建议每天食盐的摄入量低于 6 g。

（二）膳食调配

1. 宜用食物　玉米、小米、豆类及其制品、深海鱼类、水果、海带、木耳、香菇、洋葱、大蒜等。

2. 忌(少)用食物 肥肉、油炸食品、动物内脏、蟹黄、鱼子、咸菜、大酱、食用糖、蜂蜜等。

(三) 食谱举例

冠心病患者的参考食谱见表 7-1。

表 7-1 冠心病患者的参考食谱

餐次	食物和用量(食部)
早餐	玉米花卷 50 g、小米粥(小米 30 g)、脱脂牛奶 200 ml
午餐	米饭(大米 125 g)、豆腐虾仁(豆腐 100 g、虾仁 50 g)、番茄炒蛋(番茄 80 g、低胆固醇鸡蛋 50 g)、炒西兰花胡萝卜(西兰花 100 g、胡萝卜 30 g)、苹果 100 g
晚餐	米饭(大米 125 g)、清蒸鱼(小黄鱼 100)、香菇菜心(青菜 100 g、香菇 30 g)、拌黄瓜(黄瓜 100 g)
全天	植物油 20、盐 4 g 糖类 257 g、蛋白质 76 g、脂肪 35.7 g、能量 1 816 kcal

在线案例 7-1 原发性高血压

二、原发性高血压患者的营养与膳食调配

原发性高血压(essential hypertension)是指以血压升高为特征,原因不明的独立疾病,占高血压患者的 90% 以上。引起高血压的危险因素包括高钠盐饮食、超重与肥胖、吸烟、饮酒、长期精神紧张等。

(一) 营养护理原则

微视频 7-1 原发性高血压营养护理原则

1. 控制体重 成年人随着体重的增加,患高血压的危险性也增加,超重使发生高血压的危险性增加 2~6 倍。当高血压患者体重下降后,其血压也常随之下降。因此,高血压患者应控制体重,使其维持在理想范围内。

2. 限制钠盐的摄入 钠盐的摄入量与高血压的发病率呈正相关。因此,高血压患者应限制钠盐的摄入,减少烹调用调料,并少食各种腌制品。

3. 减少膳食脂肪 高血压患者每天脂肪的摄入量应控制在总能量的 25% 以下。

4. 注意补钾 钾对心肌细胞有保护作用,还可增加钠的排出量,起到降压作用。因此,高血压患者应食用含钾丰富的食物。

5. 注意补钙 补钙可使患者的血压下降,因此高血压患者应注意补钙。含钙丰富的食物有奶类及其制品、豆类及其制品等。

6. 补充维生素 C 橘子、大枣、番茄、小白菜、油菜、芹菜叶、莴笋叶等食物中均含有丰富的维生素 C,多食用此类新鲜蔬菜、水果,有助于高血压病的防治。

(二) 膳食调配

1. 宜用食物 奶类及其制品、豆类及其制品、鱼、虾、芹菜、番茄、胡萝卜、黄瓜、小

白菜、油菜、芹菜叶、莴笋叶、木耳、海带、猕猴桃、橘子、大枣、香蕉、苹果等。

2. 忌(少)用食物　动物油、油炸食物、腌制品、虾米、蛤贝类、松花蛋、含钠高的绿叶蔬菜、辛辣刺激性食物、烟、酒、咖啡、浓茶等。

(三) 食谱举例

高血压患者的参考食谱见表7-2。

表7-2　高血压患者的参考食谱

餐次	食物和用量(食部)
早餐	麸皮面包50 g、小米粥(小米30 g)、低脂牛奶250 ml
午餐	米饭(大米125 g)、清蒸鱼(鲈鱼150 g)、蒜泥拌海带丝(海带丝100 g、大蒜10 g)、青菜木耳(青菜100 g、木耳5 g)、香蕉100 g
晚餐	米饭(大米125 g)、肉末豆腐(豆腐150 g、瘦肉50 g)、冬瓜番茄汤(冬瓜100 g、番茄50 g)、拌黄瓜(黄瓜100 g)
全天	植物油20 g、食盐4 g 糖类289 g、蛋白质73 g、脂肪43 g,能量1 834 kcal

三、高血脂患者的膳食与营养调配

高脂血症(hyperlipidemia)是指机体血浆中的三酰甘油或(和)胆固醇的水平升高,可以表现为高三酰甘油血症、高胆固醇血症、混合型高脂血症。三酰甘油和胆固醇在血浆中都是以脂蛋白的形式存在的,因此严格地说高脂血症应该称为高脂蛋白血症。高脂血症是一类较常见的疾病,其发病原因除与遗传因素有关外,主要与饮食因素有关,年龄、肥胖、性别等也是重要因素。

(一) 营养护理原则

1. 控制总能量摄入　能量的摄入以维持患者的理想体重为宜。

2. 限制脂肪和胆固醇的摄入　建议患者每天脂肪的摄入量占总能量的20%～25%,每天胆固醇的摄入量应限制在300 mg以下。高胆固醇血症患者每天胆固醇的摄入量应低于200 mg,脂肪的摄入量占总能量的20%以下。

3. 适量的糖类和蛋白质　建议患者每天糖类的摄入量占总能量的55%～65%。高三酰甘油血症患者每天糖类的摄入量占总能量的50%～55%。高脂血症患者每天蛋白质的摄入量占总能量的13%～15%为宜。

4. 充足的维生素、矿物质和膳食纤维　建议患者多吃新鲜的蔬菜和水果,适当吃些粗粮和豆类。

　　拓展阅读7-1　改善生活方式的建议

(二) 膳食调配

1. 宜用食物　粗粮、深海鱼类、去皮鸡肉、瘦肉、奶类及其制品、豆类及其制品、芹菜、油菜、韭菜、茄子、大蒜、蘑菇、黑木耳、植物油等。

2. 忌(少)用食物 动物性油脂(鱼油除外)、肥肉、动物内脏、蟹子、鱼子、蛤贝类、油酥甜点心、冰激凌、水果糖、蜂蜜、刺激性食物等。

(三) 食谱举例

高脂血症患者的参考食谱见表 7-3。

表 7-3 高脂血症患者的参考食谱

餐次	食物和用量(食部)
早餐	花卷 50 g、豆浆麦片粥(豆浆 100 ml、燕麦片 20 g、白糖 10 g)
午餐	馒头 100 g、清蒸鱼(小黄鱼 100 g)、素炒油菜(油菜 150 g)、苹果 125 g
晚餐	米饭 100 g、土豆鸡块(土豆 150 g、鸡肉 50 g)、番茄豆腐汤(番茄 100 g、豆腐 50 g)
全天	糖类 265 g、蛋白质 72 g、脂肪 28 g、胆固醇 142 mg、多不饱和脂肪酸 5.1 g、饱和脂肪酸 3.4 g、能量 1 600 kcal

第二节 胃肠道疾病患者的营养与膳食调配

胃肠道是消化系统重要的组成部分,胃肠道疾病和饮食的关系很密切,合理饮食治疗可使之缓解,饮食不当则可致病。

一、胃炎患者的营养与膳食调配

胃炎(gastritis)是指由于各种病因引起的胃黏膜的炎症,根据病程的长短可分为急性胃炎和慢性胃炎。

(一) 急性胃炎

细菌或病毒感染、物理因素、化学因素和严重的应激可导致急性胃炎(acute gastritis)的发生。

1. 营养护理原则

1) 去除病因 解除致病因素对胃黏膜的刺激。

2) 食物性状要求 急性期禁食,缓解后可给予流质饮食,病情好转后可给予少渣半流质饮食继而改为少渣软食。

3) 少量多餐 为减轻胃负担,建议每天进食 5~7 次,每次适量。

4) 若伴呕吐 应注意补液,可口服补液盐溶液。

5) 若伴肠炎、腹泻、腹胀 应减少脂肪的摄入,禁用易胀气的食物。

2. 膳食调配

1) 宜用食物　粥、藕粉、面条、软米饭、馒头、面包、鸡蛋、豆腐、鱼肉、瘦肉类、黄瓜、茄子、丝瓜、冬瓜、土豆、番茄等。

2) 忌(少)用食物　含膳食纤维多的食物、易胀气的食物、刺激性食物及调味品、酒及含酒精饮料、产气的饮料、浓茶、浓咖啡等。

3. 食谱举例　急性胃炎患者的参考食谱见表7-4。

表7-4　急性胃炎患者的参考食谱

餐次	食物和用量(食部)
早餐	烤面包1片、蒸嫩蛋羹(鸡蛋1个)、大米粥(大米50 g)
加餐	脱脂牛奶200 ml
午餐	碎冬瓜肉末烂面(面条100 g、冬瓜50 g、肉末50 g)、番茄烩土豆(土豆100 g、番茄50 g)
加餐	烤苹果150 g
晚餐	蘑菇末鸡肉末粥(大米50 g、蘑菇末50 g、鸡肉末50 g)、烩丝瓜(丝瓜100 g)
加餐	脱脂牛奶冲藕粉(脱脂牛奶200 ml、藕粉25 g)
全天	植物油10 g、食盐2 g 糖类145 g、蛋白质55 g、脂肪35 g、能量1 100 kcal

(二) 慢性胃炎

　在线案例7-2　慢性胃炎

慢性胃炎(chronic gastritis)是指不同病因引起的慢性胃黏膜炎症。临床表现为病程迁延,反复发作。幽门螺杆菌感染是慢性活动性胃炎的主要病因。

1. 营养护理原则

1) 去除病因　彻底治愈急性胃炎,戒烟戒酒,避免对胃黏膜有强烈刺激的饮食和药物等。

2) 食物性状要求　可给予半流质饮食或软食。

3) 少食多餐　建议每天进食4~5次,定时定量,细嚼慢咽,不宜过多过饱。

4) 营养素齐全　适当增加优质蛋白、含纤维少的蔬菜和水果。

2. 膳食调配

1) 宜用食物　软米饭、馒头、花卷、面包、粥、牛奶、豆浆、鸡蛋、豆腐、鱼肉、瘦肉类、黄瓜、茄子、丝瓜、冬瓜、土豆、番茄等。胃酸分泌减少者可多食用浓肉汤、浓鱼汤和适量的糖醋食物。

2) 忌(少)用食物　肥肉、奶油、油炸食物、洋葱、辣椒、胡椒、芥末、咖喱、浓茶、浓咖啡等。

3. 食谱举例　慢性胃炎患者的参考食谱见表7-5。

表 7-5　慢性胃炎患者的参考食谱

餐次	食物和用量(食部)
早餐	果酱面包(面包 50 g、果酱 25 g)、酱豆腐(豆腐 50 g)、皮蛋瘦肉粥(大米 50 g、瘦肉 50 g、皮蛋半只)
加餐	牛奶饼干、酸奶
午餐	软饭(大米 100 g)、番茄烩鱼片(番茄 100 g、青鱼 50 g)、丝瓜烩肉丸(丝瓜 100 g、瘦猪肉 50 g)
加餐	鲜榨橙汁 200 ml
晚餐	鲜肉馄饨(馄饨皮 100 g、鸡蛋 1 个、瘦猪肉 50 g)、烩胡萝卜(胡萝卜 100 g)
全天	植物油 15 g、食盐 3 g 糖类 340 g、蛋白质 95 g、脂肪 50 g,能量 2 300 kcal

二、消化性溃疡患者的营养与膳食调配

消化性溃疡(peptic ulcer)是指由于胃酸和胃蛋白酶的消化作用,黏膜发生的炎症和坏死性病变而形成的慢性溃疡,分为胃溃疡、十二指肠溃疡。致病因素有幽门螺杆菌感染、饮食、精神因素、药物、吸烟、遗传等。合理的营养治疗有利于改善消化性溃疡患者的营养状况,促进溃疡愈合。

　📖 拓展阅读 7-2　消化性溃疡的临床表现

(一)营养护理原则

1. 营养丰富,清淡易消化　选用营养价值高和维生素含量丰富的食物,经加工烹调使其变得细软易消化。补充足够的能量、蛋白质和维生素。

2. 合理烹调　宜采用蒸、煮、氽、烧、烩和焖等烹调方法加工食物,使食物易消化。不宜采用爆炒、干炸、烟熏、生拌、腌腊等烹调方法。

3. 少食多餐　建议每天进食 5~7 餐,定时定量、细嚼慢咽。

4. 随病情变化调整饮食

(1)急性发作时或出血刚停止后的患者宜选流质饮食,特点是饮食呈完全流体状态或到口中即溶化为液体,宜选用易消化且无刺激性的食物,以蛋白质和糖类为主。

(2)病情已稳定、自觉症状明显减轻或基本消失的患者宜选少渣半流质饮食,特点是饮食呈少渣半流体状态,宜选用极细软、易消化、营养较全面的食物。

(3)病情稳定、进入恢复期的患者以软食为宜。特点是食物细软、易消化、营养全面。食物选择除流质、少渣半流质外,还可食用软米饭、包子、水饺、碎菜等。

(二)膳食调配

1. 宜用食物　馒头、软米饭、面条、面包、粥、藕粉、牛奶、鸡蛋、豆腐、瘦肉、鱼、香蕉、胡萝卜、南瓜、番茄、冬瓜、丝瓜、白菜等。

2. 忌(少)用食物　刺激性食物及调味品,生、冷、硬、过热和产气多的食物,含膳食

纤维多的食物,酒或含酒精饮料。

(三) 食谱举例

消化性溃疡患者的参考食谱见表 7－6。

表 7－6　消化性溃疡患者的参考食谱

餐次	食物和用量(食部)
早餐	馒头(面粉 50 g)、鸡蛋羹(鸡蛋 50 g)、大米粥(大米 50 g)
加餐	豆浆 250 ml
午餐	软米饭(大米 100 g)、肉末冬瓜(冬瓜 200 g,瘦猪肉 50 g)
加餐	牛奶 250 ml
晚餐	馄饨[面粉 100 g、白菜 200 g、猪肉(肥瘦)75 g]
全天	糖类 253 g、蛋白质 68 g、脂肪 48 g,能量 1 700 kcal

三、反流性食管炎患者的营养与膳食调配

反流性食管炎(reflux esophagitis)是指胃内容物反流入食管,引起不适症状和(或)并发症的一种疾病。反流性食管炎的典型症状为烧心、反酸和胸骨后疼痛。超重是反流性食管炎的危险因素,反流性食管炎患者多伴有肥胖,尤以腹型肥胖易发。经常过量饮烈酒、浓茶、咖啡等也可引起反流性食管炎。

(一) 营养护理原则

1. 能量　其摄入以维持患者的理想体重为宜。超重、肥胖的患者应减轻体重。

2. 糖类　建议患者每天糖类的摄入量占总能量的 55%～60%。

3. 脂肪　建议患者每天脂肪的摄入量占总能量的 20%～25%。

4. 蛋白质　患者蛋白质的供应和健康人基本一致,每天蛋白质的摄入量占总能量的 10%～15%。

5. 维生素和矿物质　其需要量可参考我国居民营养素参考摄入量中的 RNI 或 AI 来确定。患者要摄入足量的源自天然食物中的维生素和矿物质。

6. 膳食纤维　患者的需求量和健康人一致,建议患者每天摄入膳食纤维 20～35 g。

(二) 膳食调配

1. 宜用食物　米饭、馒头、面条、鸡蛋、豆腐、瘦肉、鸡肉、虾、苋菜、小白菜、油菜、丝瓜、豆芽、黑木耳、猕猴桃等。

2. 忌(少)用食物　油炸(煎)食物、刺激性食物、坚硬食物、酒、咖啡、浓茶等。

(三) 食谱举例

反流性食管炎患者的参考食谱见表 7－7。

表7-7 反流性食管炎患者的参考食谱

餐次	食物和用量(食部)
早餐	青菜鸡蛋面(面条100g、青菜100g、鸡蛋50g)
午餐	米饭(大米100g)、清炒虾仁(河虾75g、小葱25g)、炒苋菜(苋菜200g、大蒜40g)、丝瓜肉丝汤(丝瓜100g、瘦肉20g)
晚餐	米饭(大米100g)、三鲜炖豆腐(内酯豆腐100g、火腿100g、鸡肉50g、黑木耳10g)、豆芽肉丝(豆芽200g、瘦肉20g)
加餐	猕猴桃150g
全天	糖类280g、蛋白质80g、脂肪48g、能量1870kcal

第三节 肝胆胰疾病患者的营养与膳食调配

肝、胆、胰是人体重要的消化腺。肝脏是各种物质在体内代谢的枢纽,与糖、蛋白质、脂肪、维生素等的代谢密切相关。胆囊可浓缩、储存由肝细胞产生和分泌的胆汁。

一、病毒性肝炎患者的营养与膳食调配

病毒性肝炎(viral hepatitis)是指由肝炎病毒引起的一种以肝脏损害为主的全身性传染病。常见的病毒性肝炎分为甲型、乙型、丙型和戊型。我国是乙型病毒性肝炎的高发区。营养治疗是病毒性肝炎治疗的基本措施之一,其目的是减轻肝脏负担,保护肝脏。

(一)营养护理原则

(1)病毒性肝炎急性发病期,应选择清淡易消化、刺激性小、少渣的食物,少量多餐,尽可能照顾患者的口味。当患者因恶心、食欲差、疼痛而不能摄入足量的食物时,应辅以静脉营养。

(2)病情一旦好转,建议供给高蛋白质、高维生素、适量糖类与能量、低脂肪的饮食,以利于患者的恢复。

(3)少食多餐,建议每天进食4~5餐,每餐食量不宜过多,严禁暴饮暴食,以免增加肝脏的负担。

(二)膳食调配

1. 宜用食物 馒头、米饭、花卷、面条、奶类及其制品、豆类及其制品、瘦肉、鱼、虾、香菇、木耳、银耳、平菇、蘑菇、各种新鲜蔬菜和水果等。

2. 忌(少)用食物 粽子、油酥点心、肥肉、动物油、人造奶油、蟹黄、油炸(煎)食物、辛辣刺激性食物和调味品、香肠、腊肠、腌肉等。

（三）食谱举例

病毒性肝炎患者的参考食谱见表 7-8。

表 7-8　病毒性肝炎患者的参考食谱

餐次	食物和用量（食部）
早餐	麻酱卷（面粉 50 g、麻酱 5 g）、煮鸡蛋 1 个、拌菠菜松（菠菜 100 g、豆干 20 g、冬笋 10 g）、红豆粥（大米 50 g、红豆 10 g）
加餐	蛋糕 30 g、牛奶 200 ml
午餐	馄饨（面粉 100 g、瓜片 50 g、瘦肉末 50 g、葱 50 g）、炝甘蓝胡萝卜腐竹（甘蓝 100 g、胡萝卜 25 g、鲜腐竹 30 g）
加餐	煮苹果 150 g、甜豆浆 200 ml
晚餐	鸳鸯卷（面粉 100 g）、清蒸鲫鱼（鲫鱼 100 g）、金针菇肉丝汤（金针菇 75 g、鸡脯肉 25 g）
加餐	香蕉 100 g
全天	植物油 20 g 糖类 317 g、蛋白质 87 g、脂肪 47 g，能量 2 062 kcal

二、脂肪肝患者的营养与膳食调配

肝脏是脂类合成、转运及利用的场所，正常情况下肝脏不储存过多的脂肪。当肝内脂肪的分解与合成失去平衡，或者脂肪的储存发生障碍，脂肪就会在肝实质细胞内过量聚积。如果脂肪储存总量超过常量的 1 倍，或者组织学上肝实质的脂肪浸润超过 30%～50%，则称为脂肪肝（fatty liver）。引起脂肪肝的危险因素包括摄入过量的糖类和脂肪，以及高脂血症、糖尿病、肝炎等。

（一）营养护理原则

1. 控制总能量的摄入　适当控制总能量的摄入，有利于患者肝功能的恢复。

2. 控制糖类的摄入　高糖类食物是造成肥胖及脂肪肝的重要因素，控制糖类的摄入有利于减轻患者的体重、治疗脂肪肝。

3. 摄入适量的脂肪　摄入过量脂肪使能量难以控制，对减轻患者的体重和控制病情不利。因此，应给予脂肪肝患者适量的脂肪。

4. 高蛋白质饮食　可提供抗脂肪肝因子，有利于将脂肪转运出肝脏，防止肝内脂肪的浸润。

5. 摄入充足的维生素　患者食用富含多种维生素的食物，可保护肝细胞及防止毒素对肝细胞的损害。

6. 摄入足量的膳食纤维　有助于调节患者的血糖和血脂水平。

（二）膳食调配

1. 宜用食物　谷类、高蛋白低脂肪的肉类（如鱼、虾、鸡肉等）、新鲜的蔬菜、水果、菌藻类等。

2. 忌(少)用食物 甜食及甜点,动物内脏、脑等富含胆固醇的食物,酒及含酒精的饮料。

(三) 食谱举例

脂肪肝患者的参考食谱见表7-9。

表7-9 脂肪肝患者的参考食谱

餐次	食物和用量(食部)
早餐	香菇菜包(面粉50 g、青菜50 g、香菇30 g)、酱汁黄豆(黄豆30 g)、拌黄瓜(黄瓜100 g)、豆浆200 ml
午餐	米饭(大米100 g)、番茄烩豆腐(番茄100 g、豆腐100 g)、桂花鸭(鸭150 g)、萝卜丝虾皮汤(萝卜丝50 g、虾皮少许)
加餐	西瓜500 g
晚餐	米饭(大米100 g)、清蒸鲈鱼(鲈鱼120 g)、莴笋肉片(莴笋100 g、瘦肉50 g)、蘑菇鸡蛋白汤(蘑菇50 g、鸡蛋白1个)
全天	植物油5 g、食盐3 g、酱油0.5 ml 糖类230 g、蛋白质83 g、脂肪40 g、能量1 616 kcal

三、肝硬化患者的营养与膳食调配

肝硬化(liver cirrhosis)是由一种或多种原因引起的,以肝细胞弥漫性纤维化、假小叶和再生结节为组织学特征的慢性进行性肝病。引起肝硬化的病因有病毒性肝炎、慢性酒精中毒、营养障碍、遗传代谢性疾病、胆汁淤积、自身免疫病、某些药物或毒物等,欧美国家以慢性酒精中毒为主,我国以病毒性肝炎为多见。

(一) 营养护理原则

 微视频7-2 肝硬化营养护理原则

由于病情的轻重不同,肝硬化患者所处的病程阶段不同,在营养治疗过程中应根据患者肝功能的受损程度制订合理的营养供给标准。

1. 肝功能损害较轻者

1) 充足的能量 具体用量可以根据患者的自然情况、病情和营养状态而定。

2) 充足的蛋白质 可以按每日1.2～1.5 g/kg体重供给,其中优质蛋白质宜占总蛋白质的40%以上。

3) 适宜的糖类 每天糖类的推荐摄入量为350～500 g。

4) 适宜的脂肪 脂肪的摄入量以每日0.7～0.8 g/kg体重为宜,其来源以富含长链三酰甘油的植物油为主。

5) 充足的维生素 在营养治疗的过程中,应多选用富含多种维生素的食物。

6）适宜的矿物质　应根据患者的具体情况，注意钾、锌、铁、镁等矿物质的补充。

2. 肝功能严重受损者

1）充足的能量　摄入足够的能量有助于改善患者的营养状态，减少体内氨的产生。

2）适当限制蛋白质的摄入　为减轻患者的中毒症状，患者每天蛋白质的摄入量应限制在 50～55 g。

3）充足的糖类　患者每天糖类的摄入量宜占总能量的 70% 左右。

4）限制脂肪的摄入　建议患者每天脂肪的适宜摄入量为 40～50 g。

5）充足的维生素　如患者膳食摄入不足可以通过复合维生素制剂予以补充。

(二) 膳食调配

1. 宜用食物　馒头、包子、花卷、发糕、面包、奶类及其制品、豆腐、蛋类、嫩的畜禽瘦肉类、鱼虾类、冬瓜、丝瓜、茄子、生菜、白菜、菜花、西红柿等。

2. 忌(少)用食物　肥肉、油煎(炸)食物、含粗纤维多的食物、产气多的食物、辛辣刺激性食物和调味品、酒类和含酒精的饮料等。

(三) 食谱举例

肝硬化患者的参考食谱见表 7 - 10。

表 7 - 10　肝硬化患者的参考食谱

餐次	食物和用量(食部)
早餐	糖三角(面粉 50 g、白糖 10 g)、卤鸡蛋(鸡蛋 50 g)、炝拌香椿腐竹(香椿 75 g、鲜腐竹 50 g)、绿豆粥(大米 50 g、绿豆 10 g)
加餐	豆浆 200 ml
午餐	水饺(面粉 125 g、鲜香菇 100 g、胡萝卜 75 g、鸡脯肉 50 g)、紫菜海米汤(紫菜 10 g、海米 5 g)
加餐	冲藕粉(藕粉 25 g、糖 20 g)、鲜桃 150 g
晚餐	椒盐花卷(面粉 100 g)、葱烧海参(海参 75 g、葱 75 g)、西红柿蛋花汤(西红柿 75 g、鸡蛋 25 g)、拌黄瓜金针菇(金针菇 75 g、黄瓜 50 g)
加餐	脱脂牛奶 200 ml、苹果 150 g
全天	植物油 20 g 糖类 391 g、蛋白质 104 g、脂肪 48 g，能量 2 430 kcal

四、肝性脑病患者的营养与膳食调配

肝性脑病(hepatic encephalopathy)是指由严重肝病引起的，以意识障碍、行为异常及昏迷为主要临床表现的中枢神经系统功能失调综合征。高蛋白食物摄入过多、感染、便秘等可诱发肝性脑病的发生。

📖 拓展阅读 7-3　肝性脑病的营养代谢特点

（一）营养护理原则

1. 适宜的能量　推荐每日能量的摄取标准为 25～30 kcal/kg，具体的用量可以根据患者的病情予以调整。

2. 严格限制蛋白质的摄入　1、2 期肝性脑病患者每天蛋白质的摄入量宜限制在 20 g 以内；3、4 期肝性脑病患者发病初期的数日内需要禁食蛋白质。待患者意识恢复后每天蛋白质的摄入量可从 20 g 起开始逐渐增量，每隔 2～3 天可以调整 1 次，每天蛋白质的摄入量最多不超过 1 g/kg。

3. 充足的糖类　患者每天糖类的摄入量宜占总能量的 75% 左右。

4. 适量的脂肪　脂肪的摄入量不宜过多，以每日 0.5～0.7 g/kg 体重为宜。

5. 充足的维生素　由于患者进食少、消化与吸收差等原因，单纯靠饮食无法满足机体的需要，可以通过维生素制剂给予补充。

6. 少量多餐　根据病情，每天可安排进食 4～6 餐。

（二）膳食调配

1. 宜用食物　藕粉、米粉、米汤、米粥、面条、少纤维的水果、果汁、果酱、大豆制品、鸡蛋、牛奶、油菜、黄瓜、胡萝卜等。

2. 忌（少）用食物　猪肉、牛肉、羊肉、辛辣刺激性食物和调味品等。

（三）食谱举例

肝性脑病患者的参考食谱见表 7-11。

表 7-11　肝性脑病患者的参考食谱

餐次	食物和用量（食部）
早餐	红枣干粥（大米 75 g、大枣 5 枚）、炒碎菜（油菜 100 g、豆干 15 g）
加餐	蛋糕 30 g、西瓜汁（西瓜 200 g）
午餐	蔬菜鸡蛋面（细面条 100 g、黄瓜丝 100 g、胡萝卜丝 50 g、鸡蛋 25 g）、紫菜海米汤（紫菜 10 g、海米 5 g）
加餐	冲藕粉（藕粉 25 g、糖 20 g）
晚餐	二米粥（大米 35 g、小米 35 g）、葱花豆腐（豆腐 50 g）、炒碎菜（金瓜 125 g）
加餐	冲藕粉（藕粉 25 g、糖 20 g）
全天	植物油 25 g 糖类 322 g，蛋白质 40 g，脂肪 35 g，能量 1 764 kcal

五、胆石症和胆囊炎患者的营养与膳食调配

胆石症（cholelithiasis）是指胆道系统的任何部位发生结石的疾病。胆囊炎

（cholecystitis）是指胆囊管阻塞、细菌性感染或化学性感染引起的胆囊感染性的病变。胆石症、胆囊炎是胆道系统的常见病和多发病，二者常同时存在，且互为因果。

（一）营养护理原则

（1）急性胆囊炎或慢性胆囊炎急性发作期的重症患者应禁食，所需营养由静脉途径给予补充。

（2）进食初期，先给予高糖类的流质饮食；待患者病情缓解后改为低脂半流质饮食或低脂少渣软食。

（3）少食多餐，建议每天进食 5～7 餐。

（4）饮食宜清淡，不宜过冷。

（5）多饮水，建议每天饮水 1 000～1 500 ml。

（二）膳食调配

1. 宜用食物　藕粉、米粉、米汤、果汁、米粥、面片、大豆制品、鸡蛋、瘦肉、鱼虾类、香菇、木耳、新鲜的蔬菜和水果等。

2. 忌（少）用食物　肥肉、动物油、油炸（煎）食物、动物内脏、蟹黄、鱼子、刺激性食物和调味品等。

（三）食谱举例

胆石症和胆囊炎患者的参考食谱见表 7-12。

表 7-12　胆石症和胆囊炎患者的参考食谱

餐次	食物和用量（食部）
早餐	混合面发糕（面粉 50 g、豆面 15 g）、炒碎菜（甘蓝 100 g、豆干 15 g）、低脂甜牛奶（低脂牛奶 250 ml、白糖 10 g）
加餐	苏打饼干 30 g、甜豆浆 250 ml
午餐	肉丝面片（面粉 100 g、小白菜 125 g、瘦肉丝 25 g）、番茄蛋花汤（番茄 75 g、鸡蛋白 20 g）
加餐	冲藕粉（藕粉 25 g、糖 20 g）
晚餐	二米粥（大米 25 g、小米 25 g）、花卷 50 g、佛手瓜鸡丝（佛手瓜 125 g、鸡丝 25 g）
加餐	煮苹果（苹果 150 g）
全天	植物油 15 g 糖类 331 g、蛋白质 68 g、脂肪 29 g、能量 1 857 kcal

六、胰腺疾病患者的营养与膳食调配

正常情况下，胰腺分泌的各种消化酶以无活性的酶原形式存在，进入十二指肠后转变为有活性的消化酶。当某些因素使胰腺内消化酶被激活导致胰腺自身组织消化，引起胰腺水肿、出血和坏死，产生胰腺炎（pancreatitis）。合理的营养支持可减轻胰腺的负担，促进受损胰腺组织的修复。

(一) 营养护理原则

1. 急性胰腺炎

(1) 发病初期应禁食,所需营养由静脉途径给予补充。

(2) 症状缓解后,给予纯糖类的流质饮食,从少量开始逐渐加量,每天 5～6 餐。

(3) 恢复初期在适应一段时间后,可以逐渐增加一些细软、易消化、少渣、无脂肪的食物。恢复期为帮助受损的胰腺组织修复,可逐渐增加一些含适量蛋白质但低脂肪的食物,如鸡蛋白、嫩豆腐等。

2. 慢性胰腺炎

1) 充足的能量 推荐每日能量摄取标准为 30～35 kcal/kg 体重。

2) 充足的糖类 患者每日糖类摄入量应在 300 g 以上。

3) 限制脂肪和胆固醇的摄入 脂肪每日摄入量应控制在 20～30 g,病情好转后可逐渐增加至 40～50 g。胆固醇每日摄入量应少于 300 mg。

4) 适宜的蛋白质 选用含脂肪低、优质蛋白质的食物,如蛋清、豆腐、鸡肉、鱼、虾等。

5) 充足的维生素 多选用富含维生素 A、维生素 C 和 B 族维生素的食物。

6) 少量多餐,避免暴饮暴食。

(二) 膳食调配

1. 宜用食物 藕粉、米粉、米汤、新鲜菜汁、果汁、绿豆汤、红豆汤、素馄饨、素面片、蛋清、豆腐、豆浆、脱脂牛奶、鸡肉、鱼虾类、油菜、小白菜、黄瓜等。

2. 忌(少)用食物 肥肉、动物油、各种油炸(煎)食物、凉拌菜、生冷的瓜果、腊肉、辛辣刺激性食物和调味品、酒及含酒精的饮料等。

(三) 食谱举例

胰腺疾病患者的参考食谱见表 7－13。

表 7－13　胰腺疾病患者的参考食谱

餐次	食物和用量(食部)
早餐	二米粥(大米 35 g、小米 35 g)、鸡肉炒碎菜(油菜 125 g,胡萝卜 25 g,鸡肉 35 g)
加餐	冲藕粉(藕粉 35 g、糖 10 g)
午餐	素面条(细面条 100 g、嫩黄瓜 100 g)、清蒸鱼(草鱼 150 g)
加餐	绿豆汤(绿豆 25 g)
晚餐	馄饨(面粉 100 g、小白菜 100 g、猪里脊 50 g)、熘豆腐(豆腐 75 g)
加餐	红豆汤(红小豆 25 g)
全天	植物油 25 g 糖类 293 g、蛋白质 77 g、脂肪 40 g、能量 1 843 kcal

第四节 肾脏疾病患者的营养与膳食调配

肾脏是人体泌尿系统的重要器官之一。其功能是通过尿液的生成和排泄来实现排泄代谢废物和被摄入人体的有害物质、调节水和电解质平衡、维持渗透压、调节酸碱平衡等。每天有 1800 L 血液流经肾脏,生成 1.5～2.0 L 尿液,肾脏通过改变尿液的成分、数量、电解质浓度来调节和稳定机体内环境。因此,肾脏功能出现异常,会严重影响人体健康,甚至危及生命。

肾脏疾病与营养因素密切相关,合理的营养支持对于预防或减缓肾脏疾病的发生非常重要。肾脏疾病患者的营养膳食调配主要是通过控制饮食中蛋白质摄入的质和量,以及其他营养素的摄入量来减少体内氮代谢物,减轻肾脏负担,预防和治疗由氮代谢产物蓄积引起的尿毒症,维持患者的营养需要,改善营养不良状况,增强抗病能力,延缓病情的发展或恶化。

一、急性肾炎患者的营养与膳食调配

急性肾炎即急性肾小球肾炎(acute glomerulonephritis),分为原发性和继发性两种。继发性肾小球肾炎可由红斑狼疮、过敏性紫癜、高血压、糖尿病等引起。而原发性肾小球肾炎是抗原抗体反应引起的免疫性疾病,其病变主要在肾小球。其发病机制是由溶血性链球菌感染后的变态反应所引起的双侧肾小球弥漫性损害的疾病。此病可发生于任何年龄,但以儿童多见,临床以血尿、蛋白尿、高血压和少尿等症状和体征为主要特点。该病发病急、病症重。如发现早、治疗及时,肾功能基本可恢复正常。但如不及时治疗可以演变为慢性肾炎和肾衰竭,严重者甚至可致死亡。

(一)营养护理原则

根据急性肾炎的临床症状可知,与该病相关的营养因素主要是:蛋白质、部分矿质元素(如钠、钾)、水和维生素的摄入量,以及能量的供给和控制等。这些因素调控恰当,会起到有效减轻症状,恢复肾脏功能的作用;如调控不当,则会使病情加重。临床经验提示,营养因素的调控在治疗过程中起着不可忽视的作用。

急性肾炎营养护理的目的在于减轻肾脏负担,辅助肾小球组织修复,减轻或消除临床症状,预防并发症的发生。

1. 低蛋白饮食 蛋白质的摄入量应根据具体情况而定。随着患者尿量的增减,每日蛋白质摄入量在 0.6～0.8 g/kg 体重范围内增减。其中优质蛋白应占 60%,全天蛋白质的供给量应平均分配到各餐中。

2. 水分的控制 如无水肿可不控制饮水量;如有水肿,应控制饮水量,减少肾小球内压力。饮水量估算法:前一天 24 h 的排尿量再加上 500～800 ml(含食物中的水分和静脉滴注量)即为适宜饮水量。

3. 限钠、限磷和控钾　一般全天钠盐摄入量应小于 5 g,包括食用的咸菜类、腌制品和酱油。如无水肿和高血压时可不限制钠盐。磷的每日摄入量应在 600～800 mg 以下(每克蛋白质含磷 15 mg)。当处于少尿或无尿状态时,应严格控制钾的摄入量,限制食用含钾丰富的食物。

4. 适量供给能量　急性肾炎患者的治疗是以休息、药物和营养治疗相结合,严重者以卧床休息为主。因此,每日摄入能量不宜过高,可按每日 6 270～8 360 kJ(1 500～2 000 kcal)供给。糖类和脂肪为主要来源,脂肪含量不宜过高。

5. 供给充足的维生素　以满足机体需要,尤其应多摄入富含维生素 C 的蔬菜和水果。

(二) 膳食调配

(1) 病情较轻、肾功能正常者无须限制蛋白质的摄入;若出现肾功能障碍,应尽量增加奶、蛋、瘦肉等优质蛋白的供给。

(2) 注意供给足量的糖类和适量的脂肪。由于限制蛋白质的摄入,该病患者能量供给以糖类和脂肪为主要来源。脂肪的摄入量不能过高,一般不超过全天总能量的30%。且应以不饱和脂肪酸的油脂为主,以免加重消化道负担。

(3) 应多摄入富含维生素 C 的蔬菜和水果,满足机体需要。

(4) 应多选用消肿利尿的食物,如赤豆、茯苓、冬瓜、鲫鱼等。

(5) 应尽量避免食用含钾丰富的食物,如红枣、香菇、贝类、豆类及橘子、鲜橙等。

(6) 限制或禁忌食品:限制香料、刺激性食物及调味品,如胡椒、大蒜、辣椒等。

(三) 食谱举例

急性肾小球肾炎患者的参考食谱举例见表 7-14。在该食谱中,蛋白质供给以鸡蛋、精肉为主,确保优质蛋白达标;蔬菜和水果选取钠、钾含量低的;低盐;注重糖类提供足够的热量;严格控盐和蛋白质。

表 7-14　急性肾小球肾炎患者的参考食谱

餐次	食物和用量(食部)
早餐	稀饭(大米 30 g)、红糖面包或豆沙包(富强粉 100 g、红糖 20 g)
加餐	水果(如苹果、葡萄、西瓜等 50 g)
午餐	米饭(大米 120 g)、精肉冬瓜汤(冬瓜 300 g、猪肉 25 g)、凉拌西红柿(西红柿 200 g、白砂糖 25 g)
加餐	水果(如苹果、葡萄等 50 g)
晚餐	馒头(标准粉馒头 100 g)、洋葱炒鸡蛋(洋葱 100 g、鸡蛋 50 g)
全天	植物油 23 g,食盐 2 g 糖类 278 g、蛋白质 40 g,脂肪 33 g,能量 1 635 kcal

二、慢性肾炎患者的营养与膳食调配

慢性肾炎是慢性肾小球肾炎(chronic glomerulonephritis)的简称,是多种病因引起的双侧肾小球弥漫性损害,大多数起病隐匿,病程较长,发展缓慢,临床表现多变,病情相对稳定。本病也可反复急性发作,严重者发展为肾衰竭和尿毒症,从而危及生命。临床表现为水肿、蛋白尿、高血压和氮质血症。营养护理的主要目的是尽可能保留残余肾功能,减轻或消除症状;增强机体抵抗力,预防感染;减少发作诱因,防止病情恶化。

与该病有关的营养因素大致与急性肾炎相同。主要是蛋白质、部分矿质元素(如钠、钾)、水和维生素的摄入量,以及能量的供给和控制等。

(一) 营养护理原则

由于慢性肾炎的分型较多,临床表现错综复杂,营养护理的原则应主要依据患者的肾功能水平来确定营养素的供给种类和数量,并限制种类。对于肾功能损害不严重的轻型患者,膳食限制不必太严格,但应密切关注患者的病情变化,以便随时调整营养支持方案。

1. 限制蛋白质摄入　长久大量的蛋白尿可使血浆蛋白质浓度降低,患者常伴有营养不良,一般呈负氮平衡。如出现少尿,蛋白质代谢产物不能顺利排出,从而在体内蓄积,引发肾功能损害。蛋白质的摄入量应根据肾功能损害程度来确定。

(1) 病程短、病情轻、无肾功能损害者,膳食蛋白质不必严格限制,以每日蛋白质摄入量<1.0 g/kg 体重为宜,其中优质蛋白质应占 50%～65%。

(2) 病程长,伴有蛋白尿或低蛋白血症,但肾功能正常者,每日蛋白质摄入量为1.0 g/kg 体重加上尿蛋白丢失量。

(3) 肾功能减退出现氮质血症者,每日蛋白质摄入量应控制在 0.5 g/kg 体重。

2. 限制钠盐　根据病情及水肿程度采用低盐或无盐饮食。有水肿和高血压者,应限制钠盐的摄入,以每日 2～3 g 为宜。水肿严重者,每日食盐摄入量应在 2 g 以下,或采用无盐饮食。同时,定期检查血钠、血钾水平,防止低钠血症和低钾血症的发生。

3. 补充足够的能量　供给能量以维持正常体重为原则。成年患者每日能量供给为 125～146 kJ/kg 体重。

4. 足量维生素　由于食欲减退,患者很容易出现维生素缺乏等。保持充足的维生素供应,以满足机体所需。但当患者出现高血钾时,应慎重选择蔬菜和水果。

5. 控制摄水量　当患者无明显水肿或出现高血压时,每日液体摄入量一般不超过1 000 ml。

6. 注意微量元素的补充　由于肾功能损害及氮质潴留,可导致铁利用障碍、促红细胞生成素分泌减少,最终引起贫血,有时还会伴随锌的缺乏。

(二) 膳食调配

(1) 宜选用淀粉类、藕粉、山药、蜂蜜、食用糖等高糖类食物。

(2) 多食新鲜的蔬菜和水果,选择绿色蔬菜、酸性水果以及含钙、铁丰富的蔬菜和水果。

(3) 应多补充含铁、B 族维生素、维生素 C 丰富的食物如红枣、桂圆、西红柿、萝卜等。

（4）限用油炸、油煎和过于油腻的食物。

（5）患者还应禁酒和酒精饮料、戒烟。

（三）食谱举例

慢性肾小球肾炎患者的参考食谱举例详见表 7-15。该食谱蛋白质供给量适当提高，以鸡蛋、鱼肉为主提供优质蛋白；蔬菜和水果选取钠、钾含量低的，并注意提供维生素；低盐；注重糖类提供足够的热量；适当增加红枣滋补。总体口味较淡，严格控盐。

表 7-15　慢性肾小球肾炎患者的参考食谱

餐次	食物和用量（食部）
早餐	稀饭加糖（大米 30 g、白糖 15 g）、枣花卷（富强粉 50 g、干红枣 10 g）
加餐	牛奶加糖（鲜牛奶 200 g、白糖 20 g）
午餐	馒头（标准粉馒头 150 g）、西葫芦炒鸡蛋（西葫芦 200 g、鸡蛋 80 g）
加餐	水果（如苹果、葡萄等 100 g）
晚餐	米饭（大米 120 g）、清炖鲫鱼或鲢鱼（鲫鱼或鲢鱼 100 g、青菜 100 g）
全天	植物油 30 g、食盐 2 g 糖类 303 g，蛋白质 63 g，脂肪 50 g，能量 1 914 kcal

三、肾病综合征患者的营养与膳食调配

肾病综合征（nephrotic syndrome）是由多种病因或疾病引起的肾小球毛细血管滤过膜严重损伤所致的一组临床综合征。最常见的是急性肾小球肾炎，最严重的并发症是急性肾衰竭，临床表现为大量蛋白尿、低蛋白血症、水肿和高脂血症。肾病综合征分为原发性和继发性两大类，多见于幼儿及少年儿童。

营养护理的目的是补偿丢失的蛋白质，减轻水肿；防止高胆固醇血症及三酰甘油浓度升高；调节体内水、电解质平衡。

（一）营养护理原则

针对该病的临床特点，不难看出蛋白质的摄入量是主要影响因素，其次是水和脂肪的摄入量，矿物质和维生素的摄入种类和数量也有很大影响。此外，能量的供给量以及提供能量的营养素种类也不容忽视。

1. 蛋白质摄入　进食高蛋白饮食虽可提高血浆蛋白水平，改善氮平衡，但也可引起肾小球的高滤过，加重蛋白尿，加速肾小球硬化。同时，高蛋白饮食可激活肾组织内肾素-血管扩张素系统，使血压升高，血脂升高，肾功能进一步恶化。故肾病综合征患者在能量供给充足的情况下，每日蛋白质的适宜供给量应是 0.8～1.0 g/kg 体重，也有建议在此基础上再加上尿蛋白的丢失量。在患病初期肾功能尚好时，可供给高蛋白膳食以弥补尿蛋白的丢失。

2. 钠盐摄入量　一般每日控制在 3～5 g，水肿明显者应根据血总蛋白量和血钠水

平进行调整。

3. 脂肪摄入量　高血脂和低蛋白血症并存,应首先纠正低蛋白血症;脂肪的供给量应低于总能量的30%,限制胆固醇和饱和脂肪酸的摄入量,增加不饱和脂肪酸的摄入量。

4. 水的控制　明显水肿者,应限制进水量。适宜进水量为前一日24 h尿液量加500~800 ml。

5. 微量元素及维生素　大多数肾病综合征患者均伴有不同程度的矿质元素、水及维生素D代谢紊乱。这与大量蛋白尿导致钙、铁等排泄增加有关,同时也与机体的利用率下降有关。需注意补充含维生素D、维生素C、铁、钙等丰富的食物。

6. 能量控制　充足的能量可提高蛋白质的利用率,能量供给一般为每日125~146 kJ/kg体重。其中糖类供能应占60%。

7. 增加膳食纤维　膳食纤维尤其是可溶性膳食纤维可起到降脂和防止酸中毒的作用。

(二) 膳食调配

(1) 肾病综合征患者常伴有胃肠黏膜水肿及腹水,影响消化吸收,因此应选用易消化、清淡、半流质饮食。

(2) 各种米面、蛋类、畜禽瘦肉、蔬菜和水果以及各种植物油等均可食用。尽可能选鱼、肉、蛋、奶等优质蛋白食物。

(3) 尽量选择含维生素、钙、铁丰富的食物,如新鲜的绿叶蔬菜、牛奶、芝麻酱等。

(4) 由于限钠,膳食口味清淡,可能影响食欲,故可适量加糖或醋进行调味。

(5) 限制或禁忌食品包括:高钠食品,如咸菜、泡菜、咸蛋、松花蛋等腌制品;辣椒、芥末、胡椒等刺激性食品或调味品;富含饱和脂肪酸的动物油等。

(6) 可选用具有消肿和滋养功效的中医药膳,如鲤鱼煨大蒜、黄芪炖母鸡等。

(三) 食谱举例

肾病综合征患者的参考食谱举例见表7-16。该食谱以65 kg体重人群为例。其能量供给水平在2 000~2 200 kcal,其中糖类供能应占60%;脂肪供能控制在30%以下;蛋白质供给量保持在适当水平,并且优质蛋白占到2/3;膳食纤维应多一些,可以起到降血脂、防止酸中毒的作用。

表7-16　肾病综合征患者的参考食谱

餐次	食物和用量(食部)
早餐	稀饭加糖(大米50 g、白糖15 g)、花卷(富强粉50 g)、鸡蛋羹(鸡蛋80 g)
加餐	牛奶加糖(鲜牛奶200 g、白糖20 g)
午餐	馒头(标准粉馒头150 g)、冬瓜炖肉(冬瓜200 g、瘦牛肉80 g)、山芹拌木耳(木耳20 g、山芹100 g)

（续表）

餐次	食物和用量（食部）
加餐	水果（如苹果、葡萄等 200 g）
晚餐	米饭（大米 150 g）、鲤鱼煨大蒜（鲤鱼 100 g，大蒜 30 g）
全天	植物油 30 g，食盐 2 g 糖类 335 g，蛋白质 87 g，脂肪 54 g，能量 2 174 kcal

四、急性肾衰竭患者的营养与膳食调配

急性肾衰竭（acute renal failure）是由各种原因引起的肾功能急剧减退、代谢产物潴留而导致体内水与电解质紊乱，酸碱平衡失调和氮质血症等临床综合征。临床主要表现为肾小球滤过率明显降低所致的进行性氮质血症，以及由于肾小管重吸收和排泄功能低下所致的水、电解质和酸碱平衡失调。根据临床表现和病程可分为三期：少尿或无尿期、多尿期和恢复期。在少尿或无尿期，病情危急，患者容易出现水肿、高血压、氮质血症、代谢性酸中毒及电解质紊乱，严重者可出现心力衰竭和尿毒症。

急性肾衰竭患者营养护理的目的是调节水、电解质平衡，改善氮质潴留，尽可能地供给足够的营养素。

（一）营养护理原则

由于急性肾衰竭三个时段的症状有较大不同，各阶段的营养护理方案也有很大区别，分述如下。

1. 少尿或无尿期　这是病情危急，充满多变的关键时期，膳食护理需谨慎。

1）供给充足的能量　患者由于能量摄入严重不足，加之机体在应激状态下的高分解代谢，机体处于负氮平衡状态。充足的能量可以提高蛋白质的利用率，防止或降低体内脂肪及蛋白质的分解，减少负氮平衡。一般每日能量摄入维持在 4 180～6 270 kJ。

2）限制蛋白质摄入量　采用高生物价低蛋白饮食；蛋白质的每日摄入量为 15～20 g。若少尿期持续时间较长，丢失蛋白质较多时，除补充高生物价低蛋白饮食外，尚可酌情选用要素饮食。

　　拓展阅读 7-4　要素饮食

3）钾、钠的供给　少尿期由于排尿量异常，机体所处的高分解状态和摄入量的不足可导致严重的矿质元素代谢紊乱。此期宜采取低钠、限钾，以免因外源性钾增多加重高钾血症。

4）控制液体摄入量　少尿期应严格限制液体摄入量，一般每日维持在 500～800 ml，并根据尿量的增减及时调整液体摄入量。

5）供给充足的维生素　注意维生素的补充，有利于增强自身抵抗力。

2. 多尿期　早期营养护理的原则与少尿期相同。当患者病情有了转机，尿量增多、血尿素氮下降、食欲好转时，可适当增加营养，加速机体修复。

1）能量供给要充足 每日能量应维持在 8 360～12 540 kJ（2 000～3 000 kcal）。

2）适当限制蛋白质 每日蛋白质供给量保持在 0.5～0.8 g/kg，且优质蛋白占 50% 以上。

3）钾和钠的供给 钠的供应视患者水肿和高血压情况而定。因多尿期患者体内钾随尿液排出较多，应适当补充钾盐。

4）控制液体摄入量 主要取决于前一日的尿量，并根据尿量的增减及时调整液体摄入量。

3. **恢复期** 随着患者身体状况的不断好转，膳食供给应随时调整。一般要供给充足能量，每日 12 540 kJ（3 000 kcal）；逐渐增加生物价高的蛋白质食品，可由每日 0.5～0.8 g/kg 逐渐增加到 1.0 g/kg 或更多些，优质蛋白质占 30%～50%；尿量恢复正常后，每日液体摄入量可达 1 500～2 000 ml；钠、钾摄入量应根据患者血、尿中钠、钾的含量而定。

（二）膳食调配

（1）宜选用果汁、糖、乳类，配以麦淀粉的面条、饼干等来提供能量。

（2）限量使用蛋类、奶类和瘦肉等优质蛋白质食物等。

（3）血钾升高者可选用冬瓜、丝瓜、藕粉、西兰花等低钾食物。

（4）可多选用藕粉、淀粉、蔗糖、粉丝、山药、桂圆、红枣等。少尿期应以葡萄糖、蔗糖等纯糖流质为主。

（5）食物烹调用植物油为准。

（6）忌食或少食葱、蒜、辣椒、芥末、胡椒、酒、咖啡等辛辣刺激性食物；尽量少食动物内脏、脑以及油炸、油煎食品；限制钠盐与酱油的使用。

（三）食谱举例

急性肾衰竭患者的参考食谱举例见表 7-17。该食谱低蛋白质供给量，优质蛋白达 55% 以上；注意适当补钾，选用含钾较丰富的西红柿、西葫芦；保持低盐；注重糖类提供足够的热量。

表 7-17 急性肾衰竭多尿期患者的参考食谱

餐次	食物和用量（食部）
早餐	淀粉面条（麦淀粉 50 g、小油菜 20 g）、鸡蛋（鸡蛋 40 g）
加餐	水果（苹果 200 g）
午餐	烙饼（麦淀粉 100 g）、西红柿炒鸡蛋（西红柿 150 g、鸡蛋 60 g）、西葫芦炒肉（西葫芦 150 g、精肉 20 g）
加餐	水果（葡萄 100 g）
晚餐	麦淀粉蒸饺（麦淀粉 120 g、西葫芦 200 g、瘦猪肉 40 g）
全天	植物油 45 g，食盐 3 g 糖类 310 g，蛋白质 27 g，脂肪 69 g，能量 1 969 kcal

五、慢性肾衰竭患者的营养与膳食调配

慢性肾衰竭(chronic renal failure)是因肾脏结构和功能均严重损害引起的一组临床综合征,包括氮质代谢产物潴留,水和电解质紊乱及酸碱平衡失调等,常危及生命。由于出现高氮质血症与酸中毒,患者临床表现为疲倦、乏力、厌食、恶心、呕吐、头痛、嗜睡、抽搐、瘙痒、出血倾向等。

按照肾功能损害的程度,临床上把整个病程分为:肾功能不全代偿期、肾功能不全失代偿期、尿毒症早期和尿毒症晚期。

慢性肾衰竭患者的护理的目的是尽量纠正体内各种氨基酸比例失调现象,改善负氮平衡;纠正电解质紊乱;维持患者的营养需要,增强抗病能力,避免多器官损害,缓解病情,延长寿命。

在线案例7-3 如何及早发现肾病

(一)营养护理原则

与慢性肾衰竭相关的营养因素主要是:蛋白质水平、总能量的来源、矿物质元素(如钠、钾)的供给标准、水分的摄入量等。

1. 限制蛋白质摄入　根据患者的肾功能水平和肾小球滤过率调整蛋白质的摄入量。一般肾功能不全代偿期每日蛋白质摄入量为 $0.7\sim0.8\,g/kg$ 体重,肾功能不全失代偿期为 $0.6\sim0.7\,g/kg$ 体重,尿毒症期为 $0.5\,g/kg$ 体重,尿毒症晚期为 $0.3\sim0.4\,g/kg$ 体重。

2. 限制钠盐　无明显水肿和高血压的患者,不必严格限制食盐;有水肿和高血压时应低盐饮食;有严重的水肿和高血压时,应无盐或少钠饮食。

3. 补充足够的能量　总能量的摄入量最好根据体重给予,一般每日能量摄入量维持在 $125\sim146\,kJ/kg$ 体重。60 岁以上的患者建议摄入能量 $125\,kJ/kg$ 体重,消瘦或肥胖患者可酌情予以加减。

4. 水分的摄入　当尿量趋于正常时,不必限制水的摄入量;少尿时,患者每日摄入的液体量应为前一天 24 h 的尿液量加 500 ml。当患者出现水肿或心力衰竭时,应严格限制各种水分的摄入。

5. 摄入足量维生素　由于患者进食减少,容易出现水溶性维生素缺乏。但维生素 C 不可过量,因为维生素 C 可能增加血液中草酸盐浓度,导致草酸盐在软组织内沉积,加重肾功能损害。

(二)膳食调配

总的原则是以低蛋白、麦淀粉饮食为主。

1. 选用高能量、低蛋白的食物　蛋白质的供给应以高生物价的优质蛋白为主,如鸡蛋、瘦肉和牛奶等;减少豆类、豆制品以及坚果的摄入,以减轻肾脏负担。宜多选麦淀粉、藕粉、凉粉、粉丝、马铃薯、白薯、山药、芋头等;适量选用米、面、蛋、奶、鱼、虾等。

2. 慎选水果和蔬菜　伴有高血钾的患者应禁食香蕉、黄豆、水果干等富钾食物；伴有低钙高磷血症的患者宜少食芹菜、葫芦、大蒜、柿子、红果、炒制西瓜子等富磷食物。

3. 低钠饮食患者应忌食腌制及高钠食物　如咸菜、松花蛋、紫菜等。

4. 低蛋白饮食患者　如出现葡萄糖耐量降低，血糖轻度上升时，可采取多餐进食的办法。

5. 禁食动物油脂和刺激性食物　如辣椒、咖喱、芥末等。

（三）食谱举例

慢性肾衰竭患者的参考食谱举例见表 7-18。该食谱保证足够的能量；低钠；严格控制蛋白质的供给水平；注重以鸡蛋、鱼肉为主提供优质蛋白；蔬菜和水果可提供维生素，但应注意钠、钾、磷含量不宜过高，必要时可先除钾再食用；注意低盐；注重糖类提供足够的热量。

表 7-18　慢性肾衰竭患者的参考食谱

餐次	食物和用量（食部）
早餐	牛奶(鲜牛奶 200 g)、糖包(玉米淀粉 40 g，富强粉 10 g，白糖 20 g)、鸡蛋(鸡蛋 40 g)
加餐	水果(苹果 200 g)
午餐	包子(玉米淀粉 80 g，富强粉 30 g，白菜 150 g)、西红柿汤(西红柿 150 g，鸡蛋 40 g)
加餐	水果(西瓜 100 g)
晚餐	混面馒头(玉米淀粉 80 g，富强粉 20 g)、山药炒肉(山药 200 g，瘦猪肉 50 g)
全天	植物油 30 g、食盐 2 g 糖类 330 g、蛋白质 41 g、脂肪 47 g、能量 1 907 kcal

第五节　内分泌和代谢性疾病患者的营养与膳食调配

一、糖尿病患者的营养与膳食调配

📖 在线案例 7-4　2 型糖尿病

糖尿病(diabetes mellitus)是由多种病因引起的、以慢性高血糖为特征的代谢紊乱性疾病，是一种常见病和多发病。临床表现有多饮、多食、多尿、体重减轻、皮肤瘙痒、四肢酸痛等症状。久病可引起多系统的损害，出现心血管、肾、眼、神经等组织的慢性进行性病变。

糖尿病分为以下四型：1 型糖尿病、2 型糖尿病、其他特殊类型糖尿病和妊娠糖尿病。①1 型糖尿病：多发生于儿童和青少年，起病急，胰岛 β 细胞受损，胰岛素绝对缺乏所导致的糖尿病。②2型糖尿病：多发生于中老年，起病缓慢、隐匿，主要由胰岛素抵抗为主伴胰岛素相对缺乏，或胰岛素分泌缺陷为主伴胰岛素抵抗引起的糖尿病。③其他特殊类型糖尿病：某些内分泌疾病、感染、化学物品和其他少见的遗传、免疫综合征所致的糖尿病。④妊娠糖尿病：一般在妊娠后期发生，其发病与妊娠期进食过多以及胰岛素抵抗有关，大部分患者分娩后可以恢复正常。

糖尿病的病因目前尚未完全阐明，一般认为与遗传、环境等多种因素有关。长期摄入高能量、高脂肪、低膳食纤维的膳食及营养不平衡等易诱发糖尿病。营养治疗对于提高糖尿病患者的生存质量、减少并发症有着重要作用。

（一）营养护理原则

　　微视频7-3　糖尿病营养护理原则

1. **合理控制能量的摄入量**　能量的供给量应根据患者的病情、血糖、尿糖、性别、年龄、体重、身高、活动量的大小以及有无并发症确定。患者能量的摄入量以维持或略低于标准体重为宜。

2. **保证糖类的摄入量**　糖类若摄入不足易引起酮血症，不利于控制病情。建议患者每天糖类的摄入量占总能量的50%～60%为宜。

食物中的糖类组成不同，血糖升高的幅度也不同，其影响程度可以用血糖指数（glycemic index，GI）来衡量。食物的GI越低，其对血糖的升高反应越小。一般规律是粗粮的GI低于细粮，复合糖类的GI低于精制糖，多种食物混合的GI低于单一食物。因此糖尿病患者宜多选用粗粮、复合糖类，食物品种要尽量地多样化，少食用富含精制糖的甜点。

3. **适量的蛋白质**　建议患者每日膳食蛋白质的摄入量占总能量10%～20%。当患者伴有肾功能不全时，应根据患者肾功能的损害程度适当限制蛋白质的摄入量。患者膳食中的优质蛋白质应占总蛋白质的1/3以上。

4. **限制脂肪、胆固醇的摄入量**　建议糖尿病患者每日膳食脂肪的摄入量占总能量的20%～30%，其中饱和脂肪酸的摄入量占总能量的比例应少于10%。糖尿病患者每日胆固醇的摄入量应限制在300 mg以下，合并高脂血症患者每日胆固醇的摄入量应限制在200 mg以下。

5. **充足的维生素摄入量**　糖尿病患者易发生维生素缺乏。充足的维生素E、维生素C及β胡萝卜素可加强患者体内已减弱的抗氧化能力，补充B族维生素可改善患者的神经系统并发症，补充维生素C可防止患者的微血管病变。

6. **适宜的矿物质摄入量**　铬、镁、钙等与糖尿病关系密切，其中三价铬是葡萄糖耐量因子的组成成分，糖尿病患者钙不足易并发骨质疏松症，血镁低的糖尿病患者易并发视网膜的病变。因此，糖尿病患者应保证矿物质的摄入量满足机体的需要，适当增加钾、钙、镁、铬、锌等元素的摄入量，但应限制钠盐的摄入量，以防止和减轻高血压、肾功能不全等并发症。

7. 摄入丰富的膳食纤维　膳食纤维具有较好的防治糖尿病的作用,建议糖尿病患者每日膳食纤维的摄入量为 20～35 g。

8. 合理安排餐次　根据患者血糖和尿糖升高的时间、用药的时间及病情是否稳定等情况,结合患者的饮食习惯合理地分配餐次,一天至少进食三餐,且要定时、定量。

(二) 膳食调配

1. 宜用食物　荞麦面、莜麦面、玉米、燕麦、黑米、小米、大豆及其制品、牛奶、鸡蛋、瘦肉、鸡肉、鱼、芹菜、油菜、菠菜、白菜、菜花、茄子、西红柿、黄瓜等。

2. 忌(少)用食物　红糖、白糖、甜点心、甜饮料、雪糕、肥肉、猪油、牛油、羊油、奶油、煎炸食物、动物内脏、动物脑、鱼子、虾子、土豆、山药、芋头、藕、含果糖及葡萄糖含量高的水果等。

(三) 食谱举例

糖尿病患者的参考食谱见表 7 - 19。

表 7 - 19　糖尿病患者的参考食谱

餐次	食物和用量(食部)
早餐	咸面包 75 g、牛奶 200 ml
午餐	二米饭(大米 75 g、小米 50 g)、西红柿炒鸡蛋(西红柿 125 g、鸡蛋 55 g) 芹菜炒肉丝(芹菜 125 g、瘦猪肉 25 g)
晚餐	白菜阳春面(白菜 150 g、面粉 125 g)、鸡肉豆腐汤(豆腐 50 g、鸡肉 40 g)、煎带鱼(带鱼 50 g)、炒黄瓜(黄瓜 100 g)
全天	植物油 18 g、食盐 5 g 糖类 299 g、蛋白质 73 g、脂肪 54 g,能量 1 800 kcal

二、痛风患者的营养与膳食调配

痛风(gout)是嘌呤合成代谢紊乱和(或)尿酸排泄减少、血尿酸增高所引起的一组疾病。根据血尿酸增高的原因,痛风可以分为原发性痛风和继发性痛风。痛风多见于体型肥胖的中老年男性,女性发病率低,如有发病多在绝经后。通过饮食控制外源性嘌呤的摄入,减少尿酸的来源,可减少痛风急性发作的次数。

📖 拓展阅读 7 - 5　痛风的临床表现及分期

(一) 营养护理原则

1. 限制嘌呤的摄入量　急性期患者应严格限制嘌呤的摄入量,每日应限制在150 mg 以内,可选择嘌呤含量低的食物。在缓解期,根据患者的病情可以限量选用嘌呤含量中等的食物。禁用嘌呤含量高的食物,如动物内脏、沙丁鱼、凤尾鱼、浓肉汤等。

2. 控制能量的摄入量　痛风患者多伴有超重或肥胖,应控制能量的摄入使患者尽量达到或稍低于标准体重。

3. 低脂肪饮食　脂肪可减少尿酸的排泄,建议每日脂肪摄入量为 40～50 g。

4. 低蛋白质饮食　建议每日蛋白质的摄入量为 0.8～1.0 g/kg 体重。可选用奶类和蛋类,尽量不食用肉、鱼和禽类等;如一定要食用,可经煮沸弃汤后食用少量。

5. 合理供给糖类　建议每日糖类的摄入量占总能量的 55%～65%。

6. 充足的维生素和矿物质摄入量　多吃蔬菜和水果。因痛风易合并高血压和高脂血症等疾病,应注意限制钠盐的摄入量,通常每天 2～5 g。

7. 多饮水　建议每日摄入的液体量维持在 2 000～3 000 ml,以保证尿量。

(二) 膳食调配

1. 宜用食物　奶类、蛋类、精制谷类、水果类、卷心菜、芹菜、胡萝卜、茄子、西红柿、黄瓜、冬瓜、土豆、山芋、莴苣、葱头、白菜、南瓜等。

2. 忌(少)用食物　动物内脏、沙丁鱼、凤尾鱼、鱼子、浓肉汤、火锅汤、酵母粉、辛辣刺激性食物和调味品、酒等。

(三) 食谱举例

痛风患者的参考食谱见表 7-20。

表 7-20　痛风患者的参考食谱

餐次	食物和用量(食部)
早餐	馒头(面粉 50 g、白糖 10 g)、牛奶 250 ml
午餐	米饭(大米 100 g)、韭黄炒鸡蛋(韭黄 200 g、鸡蛋 50 g)、白菜猪血汤(白菜 200 g、猪血 100 g)
晚餐	苋菜蛋清面(苋菜 200 g、面条 150 g、蛋清 30 g)、甜酸黄瓜(黄瓜 250 g)、西瓜 300 g
加餐	葡萄 150 g、牛奶 250 ml
全天	植物油 20 g 糖类 283.4 g、蛋白质 61.2 g、脂肪 46.3 g、能量 1 798 kcal

第六节　外科患者的营养与膳食调配

营养不良可导致外科患者对手术的耐受力下降,患者术后易发生感染、切口延迟愈合等并发症,影响预后。在外科的死亡病例中,由营养不良直接或者间接引起者可达到 30%。合理的营养支持可提高外科患者对手术的耐受力,减少术后并发症的发生。

一、创伤或手术患者的营养与膳食调配

手术是一种创伤性的治疗手段,手术的创伤可引起机体一系列内分泌及代谢的变

化,导致患者体内营养物质的消耗增加、营养状况水平下降、免疫功能受损。患者术后能否顺利康复,机体的营养储备状况是重要影响因素之一。

(一) 术前

(1) 术前应尽量改善患者的血清总蛋白、血红蛋白和其他各项营养指标,最大限度地提高患者的手术耐受力。

(2) 术前改善患者营养状况的方式应根据其病情而定,尽量采用肠内营养。若患者严重营养不良并且伴有消化吸收功能障碍,可以选用要素型的营养制剂,或(和)采用肠外营养。

(3) 对于没有足够的时间纠正营养不良的限期手术患者,多采用肠外营养,必要时可以选用人血制品、新鲜全血或血浆,以迅速地改善患者的营养状态。

(4) 对于急诊手术患者,应采用中心静脉营养,以利于在术中、术后进行营养支持和生命体征的监测。

(二) 术后

术后应结合患者的病情和手术部位,确定饮食的种类、营养素的供给量、营养补充的途径和餐次分配,以达到保护患者手术和创伤的器官、纠正营养缺乏、促进伤口愈合的目的。

1. 能量摄入量　创伤和术后患者必须供给充足的能量以减少机体组织的消耗,促进创伤的修复。建议卧床休息的男性患者每日能量的摄入量为 2 000 kcal,卧床休息的女性患者每日能量的摄入量为 1 800 kcal。患者可以经常下床活动后,每日能量的摄入量应增加至 2 600~3 000 kcal。

2. 蛋白质摄入量　手术患者多伴有不同程度的蛋白质缺乏,不利于创伤的愈合恢复。因此,对术后患者应供给高蛋白膳食,以纠正负氮平衡,每日蛋白质的摄入量可达 100~140 g。

3. 糖类摄入量　建议患者每日糖类的摄入量以 300~400 g 为宜。

4. 脂肪摄入量　患者膳食中应含一定量的脂肪,建议每日脂肪的摄入量占总能量的 20%~30%。但肝、胆、胰手术后的患者,应注意限制每日脂肪的摄入量。

5. 维生素摄入量　如果患者手术或创伤前的营养状况良好,手术或创伤后无须供给太多的脂溶性维生素。但手术或创伤后水溶性维生素消耗、丢失较多,要供给足量的水溶性维生素。

6. 矿物质摄入量　矿物质的补充量与患者手术或创伤的严重程度有关,要结合患者的实验室检测结果及时补充,特别是钾、钠、镁和钙等。

(三) 食谱举例

创伤和手术患者的参考食谱见表 7-21。

表 7-21　创伤和手术患者的参考食谱

餐次	食物和用量(食部)
早餐	发糕 100 g、煮鸡蛋 50 g、酱猪肝 50 g、牛奶 250 ml
午餐	米饭(大米 150 g)、白菜炒豆腐(白菜 150 g、豆腐 100 g)、余丸子(鸡肉 50 g、瘦猪肉 50 g)
晚餐	馒头(面粉 150 g)、黄瓜炒虾仁(黄瓜 100 g、鲜虾 100 g)、番茄炒鸡蛋(番茄 150 g、鸡蛋 50 g)
加餐	蛋糕 50 g、牛奶 250 ml
全天	糖类 351.3 g、蛋白质 131.6 g、脂肪 83.5 g、能量 2 684 kcal

二、外科患者的营养与膳食调配

(一) 肠内营养

肠内营养是临床营养支持的重要手段之一,指对于消化功能障碍而不能耐受正常饮食的患者,通过胃肠道供给只需要化学性消化或者不需要消化的、由中小分子营养素组成的流质营养制剂的治疗方法。

📖 拓展阅读 7-6　肠内营养适应证

1. 口服饮食　是指在非自然饮食条件下,口服由极易吸收的中小分子营养素配制的营养液。口服的肠内营养液不一定要求等渗,冷饮、热饮、加调味剂或以其他饮料配制都可随患者的喜爱。

2. 管饲饮食　指对于上消化道通过障碍者,经鼻-胃、鼻-十二指肠、鼻-空肠置管,或经颈食管、胃、空肠造瘘置管,输注肠内营养制剂的营养支持方法。管饲营养输注系统一般包括喂养管、连接器、输注设备和储液器。

(二) 肠外营养

肠外营养是临床营养支持的重要手段之一,指无法通过胃肠道摄取营养或摄取营养物质不能满足自身代谢需要的患者,通过静脉途径输注包括氨基酸、糖类、脂肪、维生素和矿物质在内的营养素,提供能量,纠正或预防营养不良,改善患者营养状态,并使胃肠道得到充分休息的营养治疗方法。

1. 浅静脉途径　适用于需要短期肠外营养治疗的患者,疗程一般在 15 天以内,所用营养液的渗透压应小于 900 mOsm/L,以小于 600 mOsm/L 为宜。

2. 深静脉途径　适用于预计肠外营养治疗需 2 周以上的患者。由于选择管径较粗、血流较快的上/下腔静脉作为营养输注的途径,所以可以使用高渗溶液(渗透压＞900 mOsm/L)和高浓度的营养液,不受输入液体浓度与速度的限制,而且可以在 24 h 内持续不断地输注液体。

(三) 食谱举例

外科管饲患者的参考食谱见表 7-22。

表 7-22　外科管饲患者的参考食谱

餐次	食物和用量(食部)
早餐	馒头 50 g、鸡蛋 50 g、牛奶 250 ml、白糖 50 g、植物油 5 ml、盐 2 g
午餐	大米 50 g、青菜 100 g、胡萝卜 100 g、内酯豆腐 125 g、猪瘦肉 75 g、牛奶 250 ml、白糖 50 g、植物油 5 ml、盐 2 g
晚餐	馒头 75 g、青菜 100 g、胡萝卜 100 g、内酯豆腐 125 g、鸡肉 75 g、牛奶 250 ml、白糖 50 g、植物油 10 ml、食盐 2 g
全天	糖类 297 g、蛋白质 82.8 g、脂肪 92.2 g、能量 2 349 kcal

注　根据配方选择特定食物称量备用，将食物处理后煮熟，然后将每餐所需的食物全部混合，加适量水一起放入电动搅拌机内磨碎、搅拌成无颗粒糊状。

第七节　肿瘤患者的营养与膳食调配

肿瘤(tumor)是机体在各种致瘤因素的作用下，局部组织的细胞在基因水平上失去对其生长的正常调控，导致异常增生而形成的新生物，一般表现为局部肿块。肿瘤是一种严重危害人类健康、影响人类寿命的疾病。

📖 在线案例 7-5　胃贲门癌

一、与肿瘤有关的营养素

(一) 饮食中的促癌因素

1. 能量与癌　流行病学资料显示，能量摄入过多、超重、肥胖的人群，其乳腺癌、结肠癌、肝癌、胰腺癌、胆囊癌、前列腺癌和子宫内膜癌的患病危险性增加。

2. 脂肪与癌　研究表明，乳腺癌、结肠癌、子宫内膜癌和前列腺癌等与脂肪的摄入量，尤其是饱和脂肪酸含量较高的动物性脂肪的摄入量呈正相关。

3. 蛋白质与癌　流行病学调查及动物实验表明，饮食中蛋白质的摄入量过低或过高均可促进肿瘤的发生，所以饮食中蛋白质的摄入量应适当。

4. 纤维素与癌　研究显示，食物中的纤维素摄入减少可使大肠癌的发病率增加，而纤维素摄入过多易导致胃癌的发生。

5. 维生素与癌　维生素 A 缺乏与皮肤癌、胃癌、食管癌、结肠癌、直肠癌、肺癌和膀胱癌等的发生都有关。叶酸缺乏可使食管癌的危险性增加。

6. 矿物质与癌　有资料表明，碘缺乏或过量时，都会增加甲状腺癌的危险性。病例对照研究显示，碘缺乏与甲状腺癌的危险性增加存在相关性。当碘摄入量超过每日推荐摄入量的 100 倍时，可引发乳头型甲状腺癌。流行病学研究证明，缺钼地区人群中的食管癌的发病率较高。锌摄入过少或过多都会降低机体的免疫功能,增加患癌的危险性。

7. 吸烟与癌 相关资料分析表明,吸烟与肺癌的发生呈高度正相关。吸烟还可以增加喉癌、口腔癌、食管癌和膀胱癌等的发病率。

8. 饮酒与癌 有充分的流行病学证据表明,饮酒可以使原发性肝癌、口腔癌、咽癌、喉癌和食管癌等的发病率增高。

(二)饮食中的防癌因素及食物来源

1. 蔬菜类 十字花科的蔬菜富含吲哚类化合物,可以提高酶系统的活性,可以降低致癌物质的活力,阻断致癌物质损坏细胞。四季豆富含蛋白质、维生素和植物红细胞凝集素,在体外可抑制人体食管癌和肝癌细胞株的生长,对移植性肿瘤也有抑制作用。萝卜、南瓜、卷心菜和莴笋等蔬菜含有分解、破坏亚硝胺的物质,可消除其致癌作用。大蒜中含有的大蒜素和微量元素硒具有抗癌作用。另外,大蒜还含有某些脂溶性挥发油等,可以激活巨噬细胞,提高机体的免疫力。葱类富含谷胱甘肽,其可以与致癌物质结合,有解毒的功能。

2. 水果类 苹果除了含有苹果酸、酒石酸、柠檬酸、多糖类、多种维生素和矿物质外,还含有大量的纤维素和果胶,果胶可与致癌性放射性物质结合,使其排出体外,具有防癌作用。无花果的果实中含有大量葡萄糖、果糖、柠檬酸、苹果酸和蛋白质水解酶等,具有良好的抗癌作用。大枣含有大量的环磷酸腺苷及多种维生素,可改善机体的免疫功能,具有抗癌作用。

3. 动物性食物 牛奶、羊奶等奶类中都含有某些具有生物活性的特殊物质,具有抗癌作用。鱼类尤其是海鱼中含有丰富的锌、钙、硒和碘等元素,具有抗癌作用。

4. 豆类 大豆及其制品中含有丰富的异黄酮,对结肠癌和乳腺癌等均有明显的抑制作用。

5. 蕈类藻类 菇类食品如香菇、冬菇等富含蘑菇多糖,有明显的抗癌作用。木耳类如银耳、黑木耳等提取物中的多糖类,有很强的抑癌能力。海带含有藻酸,可促进排便,抑制致癌物质在消化道内的吸收,具有抗癌功效。

6. 参类 人参中含有蛋白质合成促进因子,对胃癌、结肠癌、胰腺癌和乳腺癌有明显的疗效,对癌症的症状有不同程度的改善作用。海参含有海参多糖,对肉瘤具有抑制作用。

7. 茶类 茶叶中含有丰富的茶多酚、叶绿素和多种维生素等,具有防癌的功能。

二、营养治疗原则

> 拓展阅读7-7 营养疗法是肿瘤患者必需的治疗措施

营养治疗可以提高患者对手术、放疗和化疗的耐受能力,减少患者术后感染的发生率,加速患者伤口的愈合。

(一)定期对患者作营养评价

定期对肿瘤患者进行营养评价,以便及早发现患者的营养问题,对出现的营养问题及早处理,比患者出现营养不良后再进行纠正更为有效。

(二) 注意坚持营养治疗

对抗肿瘤治疗的患者,在患者治疗前、治疗中及治疗后必须强调营养评价及营养治疗。患者出院后,要继续随访,使其营养治疗的方案可以继续实施。

(三) 合理选择食物,提供有效营养素

为维持患者体内的氮平衡,选用鸡蛋、牛奶、瘦肉和鱼类等富含优质蛋白质的食物,选择胡萝卜、西红柿、卷心菜、菠菜和菜花等富含维生素的食物,选用香菇、冬菇、银耳、黑木耳、海带、圆白菜、萝卜、南瓜、莴笋、大蒜和洋葱等具有抗癌作用的食物。

(四) 注意烹调方法及营养供给方式

饮食制作要多样化,注意食物的色、香、味、形,以增进患者的食欲,避免进食不易消化的食物。要根据患者的病情确定营养的供给方式,如果患者胃肠道功能良好,要尽可能采用肠内营养,并鼓励患者经口进食;如果患者因手术、重度厌食和疾病的影响经口进食困难或不足,可以通过管饲或静脉途径给予营养支持。

三、食物的选择

(一) 宜用食物

馒头、发糕、米饭、面条、鸡蛋、牛奶、瘦肉、鱼类、豆类及其制品、卷心菜、圆白菜、菠菜、菜花、茄子、莴笋、南瓜、萝卜、胡萝卜、西红柿、香菇、冬菇、银耳、黑木耳、海带、大蒜、洋葱、苹果、无花果、大枣等。

(二) 忌(少)用食物

腌制食品、烟熏食品、腐败变质食物、辛辣刺激性食物和调味品、酒等。

四、食谱举例

肿瘤患者的参考食谱见表 7 - 23。

表 7 - 23　肿瘤患者的参考食谱

餐次	食物和用量(食部)
早餐	发糕(面粉 50 g、玉米面 20 g)、芹菜拌腐竹(芹菜 50 g、腐竹 25 g)、小米粥(小米 50 g)
加餐	银耳莲子羹 150 ml(银耳 5 g、莲子 10 g、冰糖少许)
午餐	米饭 100 g、红焖黄鱼(黄鱼 300 g)、苦瓜肉片(苦瓜 200 g、瘦猪肉 30 g)
加餐	花生大枣饮 150 ml(花生仁 10 g、大枣 10 g、冰糖少许)
晚餐	面条(面粉 150 g)、肉丝炒胡萝卜丝(胡萝卜 150 g、瘦猪肉 30 g)、茄子炒青椒(茄子 200 g、青椒 50 g)

（续表）

餐次	食物和用量（食部）
加餐	牛奶（牛奶 200 ml、白糖 15 g）
全天	植物油 9 g 糖类 341.4 g、蛋白质 128.8 g、脂肪 45.5 g,能量 2 307.8 kcal

（宋蜜蜜、颜秉霞）

数字课程学习

○PPT 课件　　○导入案例解析　　○复习与自测　　○更多内容……

实训一 参观医院营养科

一、目的要求

1. 了解医院营养科的组织架构及科室的工作制度。
2. 说出医院营养师的工作职责。
3. 熟悉住院患者营养咨询的要求。
4. 归纳医院膳食的配制过程。

二、实训内容

1. 参观医院营养科的组织结构、日常工作开展情况、工作程序和管理制度。
2. 参观营养科诊疗相关设施,特别是营养配餐系统、制剂系统、营养食堂管理等条件。

三、实训步骤

1. 由任课老师带领学生到医院营养科。
2. 由营养科负责人做科室组织架构及科室的工作制度介绍。
3. 营养师带领学生在营养科内进行参观,并随时互动,介绍工作职责,及时解答相关疑问。
4. 跟随营养师深入病房,了解住院患者的营养情况,提供营养咨询。
5. 参观住院患者膳食的配制过程。
6. 参观结束,及时反馈。

四、思考讨论

要求每位学生写一篇参观营养科的心得体会,结合所学知识对营养科的重要性进行评价。

(曹新红)

实训二　老年人膳食指导

一、目的要求

通过对资料的分析,了解影响老年人营养的因素,熟悉老年人的营养需要和营养不良对老年人健康的影响,并能根据老年人的特点进行营养指导。

二、实训内容

(一) 案例介绍

患者,女,65岁,身高155 cm,体重65 kg。

病史:患者2个月前开始出现胸闷气短症状,呈阵发性发作,以胸前区为重,常于活动时或情绪激动时发作,每次发作时间不等,休息后缓解。近10天来,上述症状加重,伴咳嗽、咳痰,发作频繁,持续时间延长,遂来院就诊。血压120/90 mmHg,喜食咸食。

实验室检测:血、尿常规各项指标均正常。空腹血糖浓度8.2 mmol/L,血浆三酰甘油(TG)浓度9.0 mmol/L。

临床诊断:冠心病、高血压、2型糖尿病、肺炎。

(二) 任务要求

根据本案例特点,尝试解决以下问题:

1. 上述疾病的发生与哪些饮食因素有关?
2. 试为该老人开展合理营养指导。

三、实训步骤

(一) 实训准备

1. 课前复习老年人的年龄界定、生理特点、营养需要和膳食营养原则。
2. 搜集关于老年人常见的营养问题及原因资料。

（二）实训方法

1. **分组** 将班级学生分成小组，推选出组长；组长组织组员完成项目任务。

（1）根据患者的基本情况、病史、实验检查信息，评估患者健康状况。

（2）分析患者的膳食营养存在哪些问题，提出改进的建议。

（3）为这位老人撰写营养改善建议意见。

2. **汇报** 组长组织本组成员进行讨论、分析、整理成完整材料，并由组长进行汇报。

3. **互评** 根据各组组长的汇报，小组互评。

4. **点评** 指导教师根据各组组长的汇报情况和小组互评结果，进行点评。

四、思考讨论

1. 应如何安排该老年人合理膳食？

2. 根据讨论结果，撰写实训报告。

（颜秉霞）

实训三　糖尿病患者的食谱编制

一、目的要求

通过实训使学生对糖尿病患者的食谱编制有一个较全面的认识。能够根据患者的实际情况,利用所学的知识,用食品交换份法为患者编制食谱。

二、实训内容

(一)案例介绍

患者,女,42岁,办公室工作,身高165 cm,体重60 kg。

病史:患者1个月前无明显诱因出现食量逐渐增加,主食由每日300 g增加至每日459 g,而体重却逐渐下降,1个月内体重减轻了2 kg,同时出现口渴,喜欢多喝水,尿量增多。为求进一步诊断治疗来我院就诊。

实验室检测:空腹血糖浓度7.3 mmol/L,餐后血糖浓度12.1 mmol/L,余正常。

临床诊断:2型糖尿病。

(二)任务要求

根据所学有关糖尿病营养治疗的知识,应用食品交换份法为患者设计一日食谱。

三、实训步骤

(一)实训准备

复习糖尿病营养护理原则,学习糖尿病患者的食谱编制方法及步骤。

1. 食谱编制方法　糖尿病患者的食谱编制常用的方法有食品交换份法和食物成分表计算法。本实训介绍食品交换份法的编制。

食品交换份法是把常用食物按照营养价值及营养特点进行分类,同类食物在一定重量内所含蛋白质、糖类、脂肪和能量相近,不同类食物每份所提供的能量是相同的(约为90 kcal)。食品交换表见实训表3-1至实训表3-7。

实训表 3−1　主食类食品交换表

每份重量(g)	食 品 名 称
25	大米、小米、糯米、薏米、高粱米、米粉、面粉、玉米面、莜麦面、苦荞面、荞麦面、混合面、各种挂面、龙须面、通心粉、油条、油饼、红豆、绿豆、干豌豆、芸豆、干莲子、干粉条
35	馒头、花卷、窝窝头、烧饼、烙饼、咸面包
100	马铃薯
200	鲜玉米(1 个带棒心)

实训表 3−2　蔬菜类食品交换表

每份重量(g)	食 品 名 称
200	胡萝卜
250	豇豆、扁豆
350	菜花、南瓜
500	菠菜、大白菜、小白菜、圆白菜、茼蒿、茴香、韭菜、芹菜、苋菜、龙须菜、莴苣笋、西红柿、西葫芦、黄瓜、冬瓜、苦瓜、茄子、绿豆芽、鲜蘑、水浸海带、白萝卜

实训表 3−3　水果类食品交换表

每份重量(g)	食 品 名 称
150	柿子、香蕉、鲜荔枝
200	苹果、梨、桃、橙子、橘子、柚子、猕猴桃、杏、李子、葡萄
300	草莓
500	西瓜

实训表 3−4　肉、蛋类食品交换表

每份重量(g)	食 品 名 称
20	香肠、热火腿
25	肥瘦猪肉
35	熟叉烧肉、午餐肉、熟酱牛肉
50	瘦猪肉、瘦牛肉、瘦羊肉、鸭肉、鹅肉
60	鸡蛋、鸭蛋、鹌鹑蛋
80	带鱼、草鱼、鲤鱼、鲫鱼、大黄鱼、对虾、青虾
100	兔肉、鱿鱼

实训表 3-5 乳类食品交换表

每份重量(g)	食品名称
20	奶粉
25	脱脂奶粉、乳酪
130	无糖酸奶
160	牛奶、羊奶

实训表 3-6 大豆类食品交换表

每份重量(g)	食品名称
25	大豆、大豆粉
50	豆腐丝、豆腐干、油豆腐
100	豆腐
400	豆浆

实训表 3-7 油脂类食品交换表

每份重量(g)	食品名称
10	花生油、玉米油、豆油、香油、猪油、牛油、羊油
15	花生仁、杏仁、松子
30	葵花子、南瓜子

2. 食谱编制步骤

(1) 根据糖尿病患者的体重、身高、劳动强度等具体情况,确定患者每日能量的供给量,参见实训表 3-8。

实训表 3-8 糖尿病患者每日能量的供给量(g)

体型	卧床	轻体力劳动	中体力劳动	重体力劳动
消瘦	20~25	35	40	45~50
正常	15~20	30	35	40
肥胖	15	20~25	30	35

(2) 根据患者每日所需总能量,确定食品交换份数和每类食品份数。不同能量饮食内容的交换份数参见实训表 3-9。

实训表 3 - 9 不同能量所需的食品交换份数

能量(kcal)	总交换份	主食类	蔬菜类	鱼肉类	乳类	油脂类
1 000	12	6	1	2	2	1
1 200	14.5	8	1	2	2	1.5
1 400	16.5	9	1	3	2	1.5
1 600	18.5	10	1	4	2	1.5
1 800	21	12	1	4	2	2
2 000	23.5	14	1	4.5	2	2

（3）根据患者的饮食习惯，按照每日三餐固定进餐，早、中、晚三餐比例分别为20％、40％、40％，选择食物合理分配于三餐，并制订出一日食谱。如需加餐，按需要分配。

（二）实训方法

根据所学知识，应用食品交换份法为患者设计一日食谱，撰写实训报告。

（宋蜜蜜）

附录一　中国居民膳食营养素参考摄入量（2013 版）

附录二　常用食物一般营养成分表

见数字课程学习。

主要参考文献

［1］李焕勇. 护理营养学［M］. 大连：大连理工大学出版社，2017.

［2］季兰芳. 营养与膳食［M］. 4 版. 北京：人民卫生出版社，2019.

［3］张金沙. 营养与膳食［M］. 北京：人民卫生出版社，2014.

［4］王翠玲. 营养与膳食［M］. 北京：人民卫生出版社，2014.

［5］邬全喜. 烹饪营养与配餐［M］. 成都：电子科技大学出版社，2020.

［6］孙长颢. 营养与食品卫生学［M］. 7 版. 北京：人民卫生出版社，2012.

［7］任森. 营养与膳食［M］. 3 版. 北京：科学出版社，2020.

［8］王江琼. 营养与膳食［M］. 武汉：华中科技大学出版社，2014.

［9］张金梅. 营养与膳食［M］. 北京：高等教育出版社，2014.

［10］田颖. 食品营养与卫生学［M］. 武汉：华中科技大学出版社，2015.

［11］张爱珍. 临床营养学［M］. 3 版. 北京：人民卫生出版社，2012.

［12］孙长颢. 现代营养学的发展历程、现状和展望［J］. 中华预防医学杂志，2008，42(增刊).

［13］李苹苹. 公共营养学实务［M］. 北京：化学工业出版社，2012.

［14］胡玉华，梁金香. 营养与膳食［M］. 武汉：华中科技大学出版社，2010.

［15］李胜利. 营养与膳食［M］. 2 版. 北京：科学出版社，2009.

［16］杨柳清，贾丽娜. 营养与膳食［M］. 北京：高等教育出版社，2012.

［17］葛可佑. 中国营养素培训教材［M］. 北京：人民卫生出版社，2005.

［18］吴伟平. 生物化学［M］. 北京：北京出版社，2020.

［19］吴立玲. 病理生理学［M］. 北京：北京大学医学出版社，2014.

［20］王陇德. 健康管理师［M］. 2 版. 北京：人民卫生出版社，2019.

中英文对照索引

第一章

营养(nutrition) 003

营养素(nutrient) 003

食物(food) 003

营养价值(nutritive value) 004

营养学(nutriology) 004

膳食营养素参考摄入量(dietary reference intake, DRI) 006

膳食营养素推荐供给量(recommended dietary allowance, RDA) 006

平均需要量(estimated average requirement, EAR) 007

推荐摄入量(recommended nutrient intake, RNI) 007

适宜摄入量(adequate intake, AI) 007

可耐受最高摄入量(tolerable upper intake level, UL) 007

第二章

基础代谢(basal metabolism) 014

基础代谢率(basal metabolic rate, BMR) 014

体力活动水平(physical activity level, PAL) 015

食物特殊动力作用(specific dynamic action, SDA) 015

能量需要量(estimated energy requirement, EER) 015

蛋白质(protein) 016

必需氨基酸(essential amino acid) 016

条件必需氨基酸(conditional essential amino acid) 016

非必需氨基酸(nonessential amino acid) 016

完全蛋白质(complete protein) 017

半完全蛋白质(partially complete protein) 017

不完全蛋白质(incomplete protein) 017

蛋白质消化率(digestibility of protein) 018

蛋白质生物学价值(biological value, BV) 019

蛋白质净利用率(net protein utilization, NPU) 019

蛋白质效率比(protein efficiency ratio, PER) 019

氨基酸评分(amino acid score, AAS) 020

脂类(lipid) 021

必需脂肪酸(essential fatty acid, EFA) 021

二十碳五烯酸(eicosapentaenoic acid, EPA) 023

二十二碳六烯酸(docosahexoenoic acid, DHA) 023

糖类(carbohydrate) 023

脱氧核糖核酸(deoxyribonucleic acid, DNA) 025

膳食纤维(dietary fiber) 026

维生素(vitamin) 027

视黄醇结合蛋白(retinol-binding protein, RBP) 030

视黄醇当量(retinol equivalems, RE) 030

焦磷酸硫胺素(thiaminpyrophosphate, TPP) 032

三磷酸盐硫胺素(thiamintriphosphate, TTP) 032

单磷酸硫胺素(thiamin monophoshpate, TMP)

032

腺苷三磷酸（adenosine triphosphate，ATP）　032

硫胺素焦磷酸（thiamine pyrophosphate，TPP）
　032

胸苷三磷酸（thymidine triphosphate，TTP）　033

胸苷一磷酸（thymidine monophosphate，TMP）
　033

黄素单核苷酸（flavin mononucleotide，FMN）
　034

二核苷酸（flavin adenine dinucleotide，FAD）　034

还原型烟酰胺腺嘌呤二核苷酸磷酸（reduced
nicotinamide adenine dinucleotide phosphate，
NADPH）　035

矿物质（mineral）　039

第三章

谷类（grain）　051

薯类（tuber）　051

营养质量指数（index of nutrition quality，INQ）
　052

坚果（nut）　056

第四章

体重指数（body mass index，BMI）　075

平衡膳食宝塔（balanced dietary pyramid　078

母乳喂养（breast feeding）　089

混合喂养（mixed feeding）　090

第五章

膳食调查（dietary survey）　101

称重法（weighing method）　102

记账法（account-checking method）　103

询问法（questionnaire method）　104

食物频率法（food frequency method）　104

化学分析法（chemical analysis）　104

营养缺乏症（nutritional deficiency disease）　107

第六章

治疗膳食（therapeatic diet）　125

试验膳食（pilot diet）　125

普通膳食（general diet）　127

半流食（semi-liquid diet）　128

流食（liquid diet）　128

营养支持（nutritional support）　139

肠内营养（enteral nutrition）　139

肠外营养（parenteral nutrition）　139

完全肠外营养（total parenteral nutrition，TPN）
　144

部分肠外营养（partial parenteral nutrition，PPN）
　144

中心静脉营养（central parenteral nutrition，CPN）
　144

周围静脉营养（peripheral parenteral nutrition，
PPN）　144

第七章

冠心病（coronary heart disease）　151

原发性高血压（essential hypertension）　152

高脂血症（hyperlipidemia）　153

胃炎（gastritis）　154

急性胃炎（acute gastritis）　154

慢性胃炎（chronic gastritis）　155

消化性溃疡（peptic ulcer）　156

反流性食管炎（reflux esophagitis）　157

病毒性肝炎（viral hepatitis）　158

脂肪肝（fatty liver）　159

肝硬化（liver cirrhosis）　160

肝性脑病（hepatic encephalopathy）　161

胆石症（cholelithiasis）　162

胆囊炎（cholecystitis）　162

胰腺炎（pancreatitis）　163

急性肾小球肾炎（acute glomerulonephritis）　165

慢性肾小球肾炎（chronic glomerulonephritis）
　166

肾病综合征（nephrotic syndrome）　168

急性肾衰竭（acute renal failure）　170

慢性肾衰竭（chronic renal failure）　172

糖尿病（diabetes mellitus）　173

血糖指数（glycemic index，GI）　174

痛风（gout）　175

肿瘤（tumor）　179